UROGINECOLOGIA

MANUAL SOGIMIG

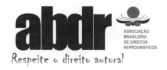

MANUAL SOGIMIG

UROGINECOLOGIA

Carlos Henrique Mascarenhas Silva
Especialista em Ginecologia e Obstetrícia com áreas de atuação em Medicina Fetal e Ultrassonografia em Ginecologia e Obstetrícia pela FEBRASGO.
Research Fellow em Medicina Fetal no King's College Hospital – London-UK. Coordenador dos Serviços de Medicina Fetal/Ultrassom e Ginecologia e Obstetrícia do Hospital Mater Dei – Belo Horizonte/Brasil.
Membro da Câmara Técnica em Ginecologia e Obstetrícia do Conselho Federal de Medicina/CFM.
Presidente da SOGIMIG – Associação de Ginecologistas e Obstetras de Minas Gerais.

Cláudia L. Soares Laranjeira
Formada em Medicina pela UFMG.
Titulada em Ginecologia e Obstetrícia pela FEBRASGO.
Mestre em Obstetrícia e Ginecologia pela UFMG.
Membro da Coordenação do Serviço de Ginecologia e Obstetrícia e Supervisora do Programa de Residência Médica (PRM) em Obstetrícia e Ginecologia da Rede Mater Dei de Saúde em Belo Horizonte-MG.
Membro da Uromater/Mais Saúde da Rede Mater Dei.
Diretora Administrativa da SOGIMIG Biênio 2017-2019.
Membro da Comissão Nacional do TEGO/FEBRASGO.

Liv Braga de Paula
Mestre em Saúde da Mulher pela Faculdade de Medicina da UFMG.
Professora de Ginecologia e Obstetrícia da FAMINAS.
Coordenadora do Curso de Medicina da FAMINAS-BH.

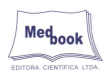

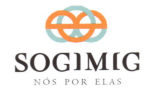

Manual Sogimig de Uroginecologia
Direitos exclusivos para a língua portuguesa
Copyright © 2019 by
MEDBOOK – Editora Científica Ltda.

Nota da editora: Os autores desta obra verificaram cuidadosamente os nomes genéricos e comerciais dos medicamentos mencionados, assim como conferiram os dados referentes à posologia, objetivando fornecer informações acuradas e de acordo com os padrões atualmente aceitos. Entretanto, em virtude do dinamismo da área da saúde, os leitores devem prestar atenção às informações fornecidas pelos fabricantes para que possam se certificar de que as doses preconizadas ou as contraindicações não sofreram modificações, principalmente em relação a substâncias novas ou prescritas com pouca frequência.

Os autores e a editora não podem ser responsabilizados pelo uso impróprio nem pela aplicação incorreta de produto apresentado nesta obra. Apesar de terem envidado esforço máximo para localizar os detentores dos direitos autorais de qualquer material utilizado, os autores e a editora estão dispostos a acertos posteriores caso, inadvertidamente, a identificação de algum deles tenha sido omitida.

Editoração Eletrônica: Elza Ramos
Capa: Adielson Anselme

Reservados todos os direitos. É proibida a duplicação ou reprodução deste volume, no todo ou em parte, sob quaisquer formas ou por quaisquer meios (eletrônico, mecânico, gravação, fotocópia, distribuição na Web ou outros), sem permissão expressa da Editora.

CIP-BRASIL. CATALOGAÇÃO NA PUBLICAÇÃO
SINDICATO NACIONAL DOS EDITORES DE LIVROS, RJ

S579m

Silva, Carlos Henrique Mascarenhas
Manual SOGIMIG de Uroginecologia / Carlos Henrique Mascarenhas Silva, Cláudia L. Soares Laranjeira, Liv Braga de Paula. - 1. ed. - Rio de Janeiro : Medbook, 2018.
208 p. : il. ; 28 cm.

ISBN 978-85-8369-040-5

1. Uroginecologia - Manuais, guias, etc. I. Laranjeira, Cláudia L. Soares. II. Paula, Liv Braga de. III. Título.

18-52830	CDD: 616.6
	CDU: 616.6

Vanessa Mafra Xavier Salgado - Bibliotecária - CRB-7/6644
27/09/2018   03/10/2018

MEDBOOK – Editora Científica Ltda.
Avenida Treze de Maio 41/salas 803 e 804 – Cep 20.031-007 – Rio de Janeiro – RJ
Telefones: (21) 2502-4438 e 2569-2524 – **www.medbookeditora.com.br**
contato@medbookeditora.com.br – vendasrj@medbookeditora.com.br

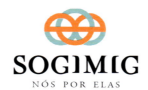

Diretoria 2017–2019

PRESIDENTE: *Carlos Henrique Mascarenhas Silva*

VICE-PRESIDENTE: *Alberto Borges Peixoto*

DIRETORA ADMINISTRATIVA: *Cláudia Lourdes Soares Laranjeira*

DIRETORA ADJUNTA: *Liv Braga de Paula*

DIRETOR COMERCIAL E FINANCEIRO: *Délzio Salgado Bicalho*

DIRETORA SOCIOCULTURAL: *Thelma de Figueiredo e Silva*

DIRETOR CIENTÍFICO: *Sandro Magnavita Sabino*

DIRETORA DE VALORIZAÇÃO E DEFESA PROFISSIONAL: *Inessa Beraldo de Andrade Bonomi*

DIRETOR DE AÇÕES SOCIAIS: *Márcio Alexandre Hipólito Rodrigues*

DIRETORA DE RELAÇÕES INSTITUCIONAIS: *Cláudia Lúcia Barbosa Salomão*

DIRETOR DE ENSINO E RESIDÊNCIA MÉDICA: *Gabriel Costa Osanan*

DIRETOR DE MARKETING E COMUNICAÇÃO: *Eduardo Batista Cândido*

DIRETORA DE TECNOLOGIA DA INFORMAÇÃO E MÍDIAS SOCIAIS: *Ana Lúcia Ribeiro Valadares*

DIRETORA DAS VICE-PRESIDÊNCIAS E DIRETORIAS REGIONAIS: *Ines Katerina Damasceno Cavallo Cruzeiro*

CONSELHO CONSULTIVO

Ataíde Lucindo Ribeiro Jr.
Benito Pio Vitório Ceccato Júnior
Cláudia Navarro Carvalho Duarte Lemos
Frederico José Amedée Péret
Gerson Pereira Lopes
Márcia Salvador Géo
Marco Túlio Vaintraub
Mário Dias Corrêa Júnior
Ricardo Mello Marinho
Silvan Márcio de Oliveira

CONSELHO CONSULTIVO NATO

Agnaldo Lopes da Silva Filho
Maria Inês de Miranda Lima
Marcelo Lopes Cançado
Victor Hugo de Melo
João Pedro Junqueira Caetano

Colaboradores

ADRIANA GOMES LUZ

Professora Doutora, Divisão de Obstetrícia, Departamento de Tocoginecologia, Faculdade de Ciências Médicas da UNICAMP.

ADRIANA PICCINI

Fisioterapeuta, Mestranda do Programa de Pós-Graduação em Ciências da Reabilitação da Universidade Federal de Alfenas – UNIFAL-MG.

ANA PAULA GONÇALVES MIRANDA GAZZOLA

Mestre em Ciências da Reabilitação pela UFMG. Membro do Grupo de Pesquisa em Disfunções do Assoalho Pélvico HC-UFMG. Preceptora do estágio em Saúde da Mulher HC-UFMG. Fisioterapeuta em Saúde da Mulher da Rede Hospitalar Mater Dei e da Clínica Instituto Nascer.

ANDREISA PAIVA MONTEIRO BILHAR

Doutorado em Ginecologia pela Universidade Federal de São Paulo. Coordenadora do Setor de Uroginecologia e Disfunção do Assoalho Pélvico da Maternidade-Escola Assis Chateaubriand da Universidade Federal do Ceará.

APARECIDA MARIA PACETTA

Sub-Chefe do Setor de Uroginecologia e Disfunções do Assoalho Pélvico da Disciplina de Ginecologia do Hospital das Clínicas da Faculdade de Medicina da USP. Assistente-Doutora da Clínica Ginecológica do Hospital das Cínicas da Faculdade de Medicina da USP. Doutora em Ginecologia-Uroginecologia pela Faculdade de Medicina da USP.

ARNOLD PETER PAUL ACHERMANN

Médico Residente Sênior da Disciplina de Urologia da Faculdade de Ciências Médicas da UNICAMP.

AUGUSTA MORGADO

Médica Uroginecologista do Serviço de Disfunção do Assoalho Hospital e Maternidade Santa Joana – São Paulo-SP.

BARBARA ZEIGER

Médica Residente de Uroginecologia Nível R4 da Faculdade de Ciências Médicas na Santa Casa de São Paulo-SP.

BRUNO MELLO RODRIGUES DOS SANTOS

Professor Adjunto de Urologia da Faculdade de Medicina da UFMG. Doutor em Cirurgia pela Faculdade de Medicina da UFMG. Titular da Sociedade Brasileira de Urologia (SBU) e da Sociedade Brasileira de Cirurgia Minimamente Invasiva e Robótica (Sobracil). Urologista da Rede Mater Dei de Saúde.

BRUNNO RAPHAEL IAMASHITA VORIS

Fellow em Transplante Renal e Urologista pela UNICAMP.

CARLA VASCONCELOS CARVALHO

Doutora e Mestre em Direito pela Faculdade de Direito da UFMG. Professora Universitária e Advogada.

CARLOS ANTÔNIO DEL ROY

Doutor em Ciências da Saúde EPM e Responsável pelo Hospital e Maternidade Sepaco – São Paulo-SP. Chefe do Serviço de Disfunção do Assoalho Pélvico do Hospital e Maternidade Santa Joana – São Paulo-SP.

CÁSSIO LUIS ZANETTINI RICCETTO

Professor Livre-Docente de Urologia na Faculdade de Ciências Médicas da UNICAMP.

CLÁUDIA L. SOARES LARANJEIRA

Formada em Medicina pela UFMG. Titulada em Ginecologia e Obstetrícia pela FEBRASGO. Mestre em Obstetrícia e Ginecologia pela UFMG. Subcoordenadora do Serviço de Ginecologia e Obstetrícia e Supervisora do Programa de Residência Médica (PRM) em Obstetrícia e Ginecologia da Rede Mater Dei de Saúde em Belo Horizonte-MG. Membro da Uromater/Mais Saúde da Rede Mater Dei. Diretora Administrativa da SOGIMIG Biênio 2017-2019. Membro da Comissão Nacional do TEGO/FEBRASGO.

ELYONARA MELLO DE FIGUEIREDO

Professora Associada do Departamento de Fisioterapia da UFMG.

ELZA LÚCIA BARACHO

Mestre em Ciência da Reabilitação pela UFMG. Professora e Coordenadora do Curso de Pós-Graduação de Fisioterapia na Saúde da Mulher pela FCMMG. Coordenadora do Serviço de Fisioterapia Pélvica do Hospital Mater Dei/Mais Saúde.

FERNANDA SILVA LOPES

Formada em Ginecologia e Obstetrícia pela Universidade Federal do Piauí (UFPI) e Endoscopia Ginecológica pela Universidade Federal do Ceará (UFC). Pós-Graduação de Ultrassonografia em Ginecologia e Obstetrícia pela Faculdade de Tecnologia em Saúde/Escola de Ultrassonografia de Ribeirão Preto (FATESA/EURP) – SP.

GABRIELLA FERREIRA VIEIRA

Especialista em Fisioterapia na Saúde da Mulher. Mestranda em Ciências da Reabilitação pela UFMG. Fisioterapeuta da Clínica TopPhysio – Fisioterapia Personalizada. Supervisora de Estágio em Saúde da Mulher da Universidade Salgado de Oliveira (UNIVERSO) – Belo Horizonte.

GINO PIGATTO FILHO

Médico Urologista do Hospital do Idoso Zilda Arns.

GIULIANE JESUS LAJOS

Professora Doutora da Divisão de Obstetrícia do Departamento de Tocoginecologia da Faculdade de Ciências Médicas da UNICAMP.

HELGA ELISA MARQUESINI GONZALES MONACO

Especialização em Uroginecologia e Disfunções do Assoalho Pélvico da Disciplina de Ginecologia do Hospital das Clínicas da Faculdade de Medicina da USP. Especialização em Sexualidade Humana pela Faculdade de Medicina da USP.

JORGE MILHEM HADDAD

Doutor em Medicina pela USP. Chefe do Grupo de Uroginecologia e Assoalho Pélvico da Disciplina de Ginecologia do HC-FMUSP. Presidente da Sociedade Brasileira de Uroginecologia e Assoalho Pélvico – UROGINAP-BR. Ex-Representante Latino-Americano da International Urogynecologycal Association.

KATHIANE LUSTOSA AUGUSTO

Mestrado em Ciências Médico-Cirúrgicas da Universidade Federal do Ceará. Coordenadora do Setor de Endometriose da Maternidade-Escola Assis Chateaubriand da Universidade Federal do Ceará.

KELLY CRISTINE DE LACERDA RODRIGUES BUZATTI

Médica Coloproctologista da Rede Mater Dei de Saúde e do Hospital das Clínicas da UFMG. Mestrado e Doutorado pela Faculdade de Medicina da UFMG.

LEONARDO ROBSON PINHEIRO SOBREIRA BEZERRA

Professor Adjunto de Ginecologia e Obstetrícia da Universidade Federal do Ceará. Orientador de Mestrado e Doutorado da Pós-Graduação em Ciencias Médico-Cirúrgicas da Universidade Federal do Ceará. Coordenador da Residência Médica de Endoscopia Ginecológica da Maternidade-Escola Assis Chateaubriand da Universidade Federal do Ceará.

LIV BRAGA DE PAULA

Mestre em Saúde da Mulher pela Faculdade de Medicina da UFMG. Professora de Ginecologia e Obstetrícia da FAMINAS. Coordenadora do Curso de Medicina da FAMINAS-BH.

LÚCIA CÂMARA CASTRO OLIVEIRA

Doutora em Cirurgia do Aparelho Digestivo pela Universidade de São Paulo. Titular da Sociedade Brasileira de Coloproctologia (TSBCP) e *International Fellow* da Sociedade Americana de Cirurgiões Colorretais (FASCRS). *Fellow* em Cirurgia Colorretal pela Cleveland Clinic Florida.

LUCIANA DADALTO

Doutora em Ciências da Saúde pela Faculdade de Medicina da UFMG. Mestre em Direito Privado pela PUC Minas. Sócia Fundadora da Luciana Dadalto Sociedade de Advogados. Administradora do portal www.testamentovital.com.br.

LUCIANA PISTELLI GOMES FREITAS

Médica do Grupo de Uroginecologia e Assoalho Pélvico da Disciplina de Ginecologia do HC-FMUSP. Médica do Grupo Multiassistencial de Assoalho Pélvico do Hospital Israelita Albert Einstein.

LUIZ GUSTAVO OLIVEIRA BRITO

Professor Doutor da Divisão de Ginecologia do Departamento de Tocoginecologia da Faculdade de Ciências Médicas da UNICAMP.

MAITA POLI DE ARAÚJO

Médica pela Universidade de Santo Amaro. Mestrado e Doutorado (Ginecologia) pela Escola Paulista de Medicina – Universidade Federal de São Paulo (EPM-UNIFESP). Pós-Doutorado pela Universidade do Porto/UNIFESP (Projeto Mundus 17). Especialista em Medicina do Exercício e do Esporte pela Sociedade Brasileira de Medicina do Exercício e do Esporte (SBMEE). Professora na Faculdade de Medicina da Universidade Anhembi – Morumbi-SP. Chefe do Setor de Ginecologia do Esporte da EPM-UNIFESP. Ginecologista do Check-Up Fleury.

MANOEL JOÃO BATISTA CASTELLO GIRÃO

Professor titular do Departamento de Ginecologia da Escola Paulista de Medicina – UNIFESP.

MÁRCIA SALVADOR GÉO

Ginecologista Obstétrica e Uroginecologista. Membro do Conselho Consultivo da SOGIMIG. Vice-Presidente Assistencial Operacional e Diretora Clínica da Rede Mater Dei de Saúde.

MARAIR GRACIO FERREIRA SARTORI

Professora Associada Livre-Docente e Chefe do Setor de Uroginecologia e Cirurgia Vaginal do Departamento de Ginecologia da Escola Paulista de Medicina – UNIFESP.

MARIA BEATRIZ ALVARENGA DE ALMEIDA

Graduada em Fisioterapia pela Faculdade de Ciências Médicas de Minas Gerais. Mestre em Ciências da Saúde pelo Instituto de Previdência dos Servidores do Estado de Minas Gerais – IPSEMG. Especialista em Fisioterapia na Saúde da Mulher pela ABRAFISM/COFFITO. Professora e Coordenadora da Disciplina e do Estágio Supervisionado de Fisioterapia em Saúde da Mulher na Ciências Médicas de Minas Gerais (CMMG). Membro da Uromater/Mais Saúde da Rede Mater Dei.

MARIANA BERTONCELLI TANAKA

Médica Residente Sênior da Disciplina de Urologia da Faculdade de Ciências Médicas da UNICAMP.

MARIANA FURTADO MEINBERG

Mestre em Saúde da Mulher pela Faculdade de Medicina da UFMG. Doutoranda em Saúde da Mulher pela Faculdade de Medicina da UFMG. Médica Assistente Ginecologista/Obstetra do Hospital das Clínicas da UFMG e da Maternidade Odete Valadares/FHEMIG.

MARIANA SOUZA BODELAO

Médica Assistente Ginecologista/Obstetra do Hospital das Clínicas da UFMG e da Maternidade Odete Valadares/FHEMIG.

MARILENE VALE DE CASTRO MONTEIRO

Professora Adjunta do Departamento de Ginecologia e Obstetrícia da Faculdade de Medicina da UFMG. Coordenadora do Serviço de Uroginecologia do Hospital das Clínicas da UFMG.

MÚCIO BARATA DINIZ

Coordenador do Serviço de Uroginecologia e Urodinâmica do Hospital Vila da Serra. Mestre em Ginecologia pela Faculdade de Medicina da UFMG.

NATÁLIA MARTINHO

Fisioterapeuta Especializada em Saúde da Mulher pela UNICAMP. Mestre em Biociências Aplicada à Saúde pela Universidade Federal de Alfenas – UNIFAL-MG. Doutoranda do Programa de Pós-Graduação em Ciências da Cirurgia da Faculdade de Ciências Médicas da UNICAMP. Docente do Curso de Fisioterapia do Centro Universitário de Espírito Santo do Pinhal – UNIPINHAL.

NIRIANA LARA SANTOS MEINBERG

Médica Assistente da Prefeitura de Belo Horizonte.

PAULO PALMA

Professor Titular de Urologia da UNICAMP.

RACHEL SILVIANO BRANDÃO CORRÊA LIMA

Uroginecologista da Rede Mater Dei de Saúde. Pós-Graduação em Uroginecologia na Universidade de Londres.

RICARDO HISSASHI NISHIMOTO

Titular da Sociedade Brasileira de Urologia (SBU). Titular da Sociedade Brasileira de Cirurgia Minimamente Invasiva e Robótica (SOBRACIL). *Fellow* na Clinique Saint Augustin – Bordeaux/França. Urologista da Rede Mater Dei de Saúde.

RODRIGO GOMES DA SILVA

Médico Coloproctologista da Rede Mater Dei de Saúde e do Hospital das Clínicas da UFMG. Doutorado pela Faculdade de Medicina da UFMG. Professor do Departamento de Cirurgia da UFMG.

ROGÉRIO DE FRAGA

Professor Adjunto da Disciplina de Urologia da UFPR. Chefe do Serviço de Distúrbios Miccionais do Hospital de Clínicas da UFPR.

SARA ARCANJO LINO KARBAGE

Mestrado em Saúde Coletiva pela Universidade de Fortaleza. Coordenadora do Setor de Urodinâmica da Maternidade-Escola Assis Chateaubriand da Universidade Federal do Ceará.

SERGIO BRASILEIRO MARTINS

Vice-Chefe do Setor de Uroginecologia e Cirurgia Vaginal do Departamento de Ginecologia da Escola Paulista de Medicina – UNIFESP.

SIMONE BOTELHO

Professora Associada da Universidade Federal de Alfenas – UNIFAL-MG. Coordenadora do Programa de Pós-Graduação em Ciências da Reabilitação da UNIFAL-MG. Pesquisadora Colaboradora no Departamento de Cirurgia da Faculdade de Ciências Médicas da UNICAMP.

SIMONE DOS REIS BRANDÃO DA SILVEIRA

Mestre em Ciências pela Faculdade de Medicina da USP. Responsável pela Uroginecologia do Hospital Universitário da USP. Doutoranda da Faculdade de Medicina da USP.

THIAGO HOTA

Preceptor da Residência de Urologia do Hospital Nossa Senhora das Graças. Médico Urologista do Hospital do Idoso Zilda Arns.

VIRGÍNIA CÉLIA DE CARLI RONCATTI

Responsável pelo Setor de Reconstrução Pélvica do Hospital Heliópolis – São Paulo. Membro do Departamento Científico da Associação Latino-Americana do Piso Pélvico.

ZSUZSANNA ILONA KATALIN DE JÁRMY DI BELLA

Mestre e Doutora pela Escola Paulista de Medicina. Professora Adjunta Livre-Docente do Departamento de Ginecologia da Escola Paulista de Medicina.

Apresentação

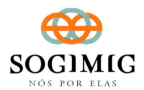

A busca constante pelo aperfeiçoamento científico e pela qualificação de excelência dos médicos ginecologistas e obstetras de Minas Gerais permeia todas as ações promovidas pela Associação de Ginecologistas e Obstetras de Minas Gerais (SOGIMIG) em seu dia a dia. Na verdade, esses pilares motivaram a fundação da entidade – que tem como missão principal o cuidado com a saúde da mulher – há quase 75 anos.

Nesses anos, muitas transformações ocorreram tanto na prática como na formação médica. Transitamos de um período em que o conhecimento científico estava restrito a poucos médicos e sua obtenção era demorada, difícil e dispendiosa, exigindo, muitas vezes, visitas e contatos com os melhores Centros de Ciência do mundo, e chegamos a uma época em que as informações estão ao alcance de nossas mãos nas telas dos modernos dispositivos eletrônicos. Vale ressaltar, no entanto, que a dificuldade para escolher os melhores livros, revistas e artigos científicos tem sido um problema.

Oferecer conteúdos técnicos de excelência: este é um dos objetivos do pilar científico da SOGIMIG. Nossa intenção é auxiliar os ginecologistas, obstetras e demais médicos interessados na especialidade a prestarem assistência de qualidade às mulheres. Nesta "filosofia existencial", a Associação publicou diversos livros, que vão desde as seis edições do *Manual Sogimig de Ginecologia e Obstetrícia* até os *Manuais de Emergências em Ginecologia* e *Emergências em Obstetrícia*.

Nosso intuito agora é oferecer conteúdos ainda mais aprofundados em cada área de atuação e em cada subespecialidade. Para isso recebemos contribuições de especialistas dos mais variados serviços de Ginecologia e Obstetrícia do Brasil e do exterior. Entendemos que existe um grande valor no atendimento que prestamos às nossas pacientes por sermos dignos de suas confidências, seus medos e receios, mas também porque compartilhamos de suas alegrias e conquistas. Temos, entretanto, de oferecer em contrapartida um atendimento de qualidade, e a qualidade tem estreita relação com o conhecimento técnico que cada um de nós conquistamos ao longo dos anos. Somos Nós trabalhando por Elas!

Nossa certeza é que com essa série de *Manuais Sogimig* estaremos, sem dúvida, oferecendo uma boa opção de leitura, estudo e qualificação científica. Ajudar as mulheres que nos procuram nos consultórios e hospitais Brasil afora também é a nossa missão.

Agradecemos a cada um dos autores que, com brilhantismo e altruísmo, contribuem para assegurar a qualidade desses manuais com sua maneira singular de apresentar os temas aqui expostos. Recebam todo o nosso reconhecimento. A contribuição de vocês é inestimável!

E muito obrigado, mais uma vez, pela confiança depositada na SOGIMIG. Boa leitura!

Carlos Henrique Mascarenhas Silva
Presidente – SOGIMIG

Prefácio

Ao terminar meu curso de Medicina, sabia que queria ser ginecologista e obstetra, pois caminhar ao lado de nossas pacientes ao longo de suas vidas, acompanhando as diversas fases do desenvolvimento da mulher, sempre foi para mim um trabalho apaixonante, e eu tinha a certeza de que, se muito sabíamos, muito ainda tínhamos a aprender.

Muito cedo na especialidade, meu interesse pela uroginecologia foi estimulado por meu pai. Em uma ocasião ele me contou a história de uma paciente, atendida na Colônia Santa Isabel, que recolhia leprosos em Minas Gerais por volta de 1965. Dizia ele que essa paciente pediu-lhe que ele a operasse e a curasse de sua incontinência, pois com a lepra ela já havia se conformado, mas perder urina de maneira descontrolada era muito humilhante para uma mulher. Essa história me marcou, e nasceu em mim a vontade de entender melhor a incontinência e compreender por que algo tão corriqueiro como perder urina involuntariamente podia ser tão dramático. Queria poder contribuir para uma história diferente e ajudar essas mulheres.

Há mais de 30 anos nos dedicamos a estudar a íntima relação entre os órgãos pélvicos e os músculos, fáscias e ligamentos que os circundam. Quando iniciamos um dos primeiros serviços de disfunções miccionais e do assoalho pélvico em Minas Gerais, tanto a uroginecologia mundial como a brasileira estavam engatinhando, e o estudo urodinâmico nascia como uma promessa de um diagnóstico melhor que nos direcionasse para um tratamento mais adequado, fosse clínico ou cirúrgico.

Alguns anos mais tarde vimos a urodinâmica se tornar insuficiente e saímos de nossa zona de conforto na ocasião com os novos conceitos sobre a qualidade de vida lançados pela OMS e com a complexidade de devolver não só a continência, mas a qualidade de vida a quem nos procurava. Assim como o universo feminino, o assoalho pélvico, parte importante desse universo, guarda segredos e mistérios que não seriam decifrados apenas por um exame complementar. Tínhamos muito a aprender para seguirmos o mandamento de Hipócrates de "Curar quando possível, aliviar quando necessário, consolar sempre" e ainda não causar danos maiores com as nossas intervenções.

Estudos complexos de anatomia e fisiologia desenvolvidos por De Lancey e Papa Petros abriram um leque de possibilidades, certezas e incertezas. Aprendemos que a fisiopatologia do assoalho pélvico carece de um olhar multiprofissional e amplo. Não se esgota com uma só disciplina e tampouco deve ser apanágio do médico ou exclusividade de qualquer outro profissional da área da saúde.

Aprendemos que no tratamento das disfunções oriundas de defeitos anatômicos e/ou funcionais do assoalho pélvico devemos sempre levar em consideração os anseios e desejos de nossas pacientes, e nosso maior desafio é engajá-las nesse processo de cura, oferecendo-lhes ferramentas e conhecimento para que essas mulheres sejam ativas não só em seu tratamento, mas também na prevenção de disfunções mais graves e incapacitantes do assoalho pélvico.

Aprendemos que esse processo de conscientização deve começar de modo precoce e que é nosso dever orientar nossas jovens a adotarem hábitos urinários e intestinais saudáveis, protegerem seu assoalho pélvico na prática de esportes e terem a consciência de que essa musculatura deve ser trabalhada não apenas durante e após a gravidez, mas por toda a vida da mulher.

Este manual, ao reunir nomes consagrados da Uroginecologia brasileira, tratando o assunto de maneira prática e atual, com certeza é um instrumento importante para os colegas ginecologistas poderem exercer rotineiramente seu papel de conscientizar suas pacientes da importância de cuidar preventivamente de seu assoalho pélvico. Assim como os odontologistas ensinam os cuidados básicos de higiene oral e nós os de higiene íntima, temos de incluir como parte da avaliação ginecológica habitual a orientação sobre os cuidados com o assoalho pélvico e o diagnóstico precoce de suas disfunções.

Após 31 anos atuando como ginecologista, penso que houve e ainda há espaço para os estudos urodinâmicos, de imagem, Burchs, *slings*, telas, cirurgias vaginais, videolaparoscópicas e robóticas e para os diversos medicamentos lançados com frequência no mercado. No entanto, a grande reflexão e o convite que faço aos colegas é que trabalhem com o engajamento da mulher mediante o maior conhecimento de seu corpo, de sua pelve, para que ela possa viver de acordo com o que escolheu com qualidade e consciência de que seu assoalho pélvico deve ser exercitado, relaxado apropriadamente e protegido, mantendo assim as importantes funções para as quais ele foi divinamente criado.

Parabéns à SOGIMIG e aos autores pela excelente obra.

Márcia Salvador Géo
Ginecologista Obstétrica e Uroginecologista. Membro do Conselho Consultivo da SOGIMIG. Vice-Presidente Assistencial Operacional e Diretora Clínica da Rede Mater Dei de Saúde

Sumário

SEÇÃO I   INTRODUÇÃO, 1

1. Anatomia Cirúrgica do Assoalho Pélvico Feminino, 3
   Luciana Pistelli Gomes Freitas
   Jorge Milhem Haddad

2. Papel da Teoria Integral na Prática Clínica, 13
   Paulo Palma
   Brunno Raphael Iamashita Voris
   Arnold Peter Paul Achermann

3. Prevenção das Disfunções do Assoalho Pélvico, 19
   Mariana Furtado Meinberg
   Niriana Lara Santos Meinberg
   Mariana Souza Bodelao

4. Assoalho Pélvico da Atleta, 21
   Maita Poli de Araújo
   Maria Beatriz Alvarenga de Almeida
   Cláudia L. Soares Laranjeira

5. Dor Pélvica Crônica de Causa Urológica, 31
   Rogério de Fraga
   Gino Pigatto Filho
   Thiago Hota

6. Gravidez e Assoalho Pélvico – Aspectos Fisiológicos, 43
   Virgínia Roncatti

7. Efeito do Parto sobre o Assoalho Pélvico, 47
   Simone Botelho
   Natália Martinho
   Adriana Piccini

8. Trauma Perineal no Parto – Predição, Prevenção e Tratamento, 57
   Luiz Gustavo Oliveira Brito
   Giuliane Jesus Lajos
   Adriana Gomes Luz

SEÇÃO II   PROPEDÊUTICA, 61

9. Exame Físico da Mulher com Queixa Uroginecológica, 63
   Marilene Vale de Castro Monteiro
   Mariana Furtado Meinberg
   Múcio Barata Diniz
   Liv Braga de Paula

10. Estudo Urodinâmico – Implicações Clínicas, 69
    Márcia Salvador Géo
    Rachel Silviano Brandão Corrêa Lima

11. Exame Físico e Propedêutica Complementar da Mulher com Incontinência Fecal, 83
    Kelly Cristine de Lacerda Rodrigues Buzatti
    Rodrigo Gomes da Silva

12. Papel da Fisioterapia na Avaliação das Disfunções do Assoalho Pélvico, 89
    Elyonara Mello de Figueiredo
    Gabriella Ferreira Vieira

SEÇÃO III   TRATAMENTOS CONSERVADORES E MEDICAMENTOSOS, 97

13. Abordagem Fisioterapêutica no Tratamento da Incontinência Urinária Feminina, 99
    Elza Lúcia Baracho
    Ana Paula Gonçalves Miranda Gazzola

14. Abordagem Farmacológica da Bexiga Hiperativa, 105
    Aparecida Maria Pacetta
    Helga Elisa Marquesini Gonzales Monaco

15. Uso de Pessários nas Disfunções do Assoalho Pélvico, 109
    Liv Braga de Paula
    Múcio Barata Diniz
    Marilene Vale de Castro Monteiro

16. Abordagem da Incontinência Anal, 113
Lúcia Câmara Castro Oliveira

SEÇÃO IV   CIRURGIA EM UROGINECOLOGIA, 123

17. Análise Crítica das Técnicas de Correção Cirúrgica da Incontinência Urinária de Esforço, 125
Múcio Barata Diniz
Marilene Vale de Castro Monteiro
Liv Braga de Paula

18. Incontinência Urinária de Esforço Recidivada – Abordagem Cirúrgica, 129
Sérgio Brasileiro Martins
Manoel João Batista Castello Girão
Marair Gracio Ferreira Sartori

19. Complicações das Cirurgias de Correção da Incontinência Urinária de Esforço, 133
Cássio Luís Zanettini Riccetto
Mariana Bertoncelli Tanaka

20. Correção dos Prolapsos Genitais de Parede Vaginal Anterior, 145
Carlos Antônio Del Roy
Augusta R. Morgado
Barbara B. Zeiger

21. Correção dos Prolapsos Genitais de Parede Vaginal Posterior, 157
Simone dos Reis Brandão da Silveira

22. Correção dos Defeitos Apicais, 165
Leonardo Robson Pinheiro Sobreira Bezerra
Fernanda Silva Lopes
Andreisa Paiva Monteiro Bilhar
Kathiane Lustosa Augusto
Sara Arcanjo Lino Karbage

23. Implicações Éticas e Jurídicas do Uso de Material Sintético em Uroginecologia, 171
Múcio Barata Diniz
Luciana Dadalto
Carla Vasconcelos Carvalho

24. Cirurgia Robótica no Tratamento das Distopias Pélvicas, 175
Ricardo Hissashi Nishimoto
Bruno Mello Rodrigues dos Santos

25. Uso do *Laser* e da Radiofrequência em Uroginecologia, 181
Zsuzsanna Ilona Katalin de Jármy Di Bella
Marair Gracio Ferreira Sartori

ÍNDICE REMISSIVO, 187

MANUAL SOGIMIG

UROGINECOLOGIA

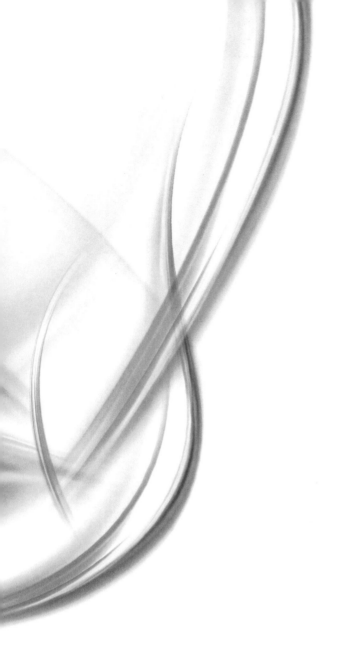

Seção I

Introdução

1. ▪ Anatomia Cirúrgica do Assoalho Pélvico Feminino
2. ▪ Papel da Teoria Integral na Prática Clínica
3. ▪ Prevenção das Disfunções do Assoalho Pélvico
4. ▪ Assoalho Pélvico da Atleta
5. ▪ Dor Pélvica Crônica de Causa Urológica
6. ▪ Gravidez e Assoalho Pélvico – Aspectos Fisiológicos
7. ▪ Efeito do Parto sobre o Assoalho Pélvico
8. ▪ Trauma Perineal no Parto – Predição, Prevenção e Tratamento

1

Anatomia Cirúrgica do Assoalho Pélvico Feminino

Luciana Pistelli Gomes Freitas | Jorge Milhem Haddad

INTRODUÇÃO

O assoalho pélvico, definido como o conjunto de ossos, músculos, fáscias, ligamentos e vísceras, se localiza na parte inferior do abdome, abaixo da reflexão peritoneal.

A anatomia cirúrgica desse assoalho trata especificamente da anatomia dos espaços, pontos de referência e planos anatômicos cujo conhecimento é essencial para a identificação e o reparo cirúrgico de seus defeitos (Figura 1.1). Didaticamente, este capítulo é dividido em quatro seções:

- Anatomia da pelve óssea e seus pontos de referência.
- Vísceras do assoalho pélvico.
- Anatomia da fáscia endopélvica e ligamento do assoalho pélvico envolvidos na suspensão e no suporte dos órgãos pélvicos.
- Corpo perineal.

ANATOMIA DA PELVE ÓSSEA E SEUS PONTOS DE REFERÊNCIA

A pelve óssea é composta por quatro ossos: púbis, ílio, ísquio e sacro (Figura 1.2). O púbis é o osso anterior da pelve. Reúne os ramos superior e inferior que sustentam o corpo do púbis e nos quais se fixam as fáscias e os ligamentos do assoalho pélvico (Figura 1.3). É utilizado como ponto de referência para a passagem de slings no tratamento da incontinência urinária.

O ísquio é o osso posteroinferior da pelve (Figura 1.4). Apresenta em sua porção medial uma saliência denominada espinha isquiática, sendo um importante ponto de reparo anatômico utilizado em muitas técnicas de correção de prolapsos genitais (Figura 1.2) e, também, ponto de referência anatômico para divisão dos níveis de sustentação vaginal de DeLancey em nível I e nível II.

Os ramos superior e inferior do púbis, assim como o inferior do ísquio, formam o forame obturatório, uma falha óssea na pelve utilizada para a inserção de slings no tratamento da incontinência urinária de esforço (slings transobturatórios) (Figura 1.3). O forame obturatório é recoberto pelos músculos obturadores interno e externo e pelos adutores da coxa, além da membrana obturatória, tecidos esses que são perfurados pela agulha durante a colocação desses slings. A membrana obturatória é o principal ponto de fixação dos minislings.

Em sua face interna, o forame é dividido horizontalmente pela inserção dos levantadores do ânus/arco tendíneo. A parte superior (supralevantadores) é pélvica. Nessa topografia, a bexiga, que repousa sobre os levantadores, se encontra muito próxima ao forame e em seu extremo superolateral está localizado o canal obturatório, por onde os vasos e nervos obturatórios penetram no forame (Figura 1.3).

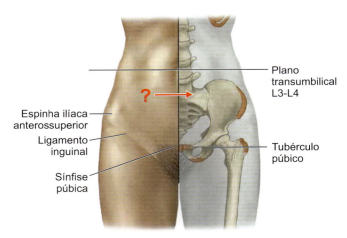

Figura 1.1 Anatomia pélvica – conhecer para não temer.

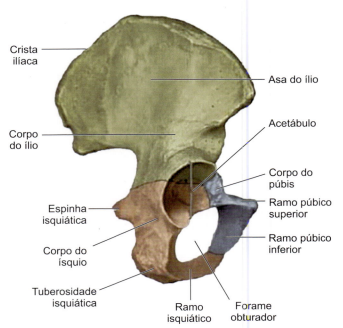

Figura 1.2 Componentes da estrutura óssea da hemipelve: púbis em azul, ísquio em vermelho e ílio em cinza.

Na parte inferior do forame, apenas duas estruturas apresentam proximidade que as coloca em risco de lesão durante a passagem dos *slings* transobturatórios: a uretra, que deverá ser protegida pelo dedo do cirurgião ou guia metálico, e o nervo dorsal do clitóris. Esse nervo segue a face interna do ramo inferior do púbis. Na passagem da agulha no sentido *outside-in*, o ramo ósseo protege o nervo. Na passagem *inside-out*, esse ramo pode ser lesionado.

Da mesma maneira, em um percentual pequeno dos casos, o ramo perineal do nervo cutâneo posterior da coxa pode ser atingido durante a passagem dos *slings* transobturatórios *inside-out,* uma vez que essa técnica está associada à saída mais lateral da agulha.

As Figuras 1.3 e 1.4 mostram a anatomia do forame obturatório e a região ideal por onde os *slings* devem perfurá-lo.

O sacro está localizado posteriormente à pelve entre os dois ossos ilíacos, e juntamente com a quinta vértebra lombar constitui o ângulo sacrovertebral, cujo vértice é denominado promontório sacral. Esse promontório é o ponto de referência para a fixação de telas de polipropileno em técnicas de correção abdominal do prolapso genital. Durante a passagem dos pontos de fixação da tela no ligamento longitudinal anterior deve-se ter cuidado para manter a integridade dos vasos sacrais médios e da veia ilíaca esquerda, em virtude de sua proximidade ao promontório (Figuras 1.5 e 1.6).

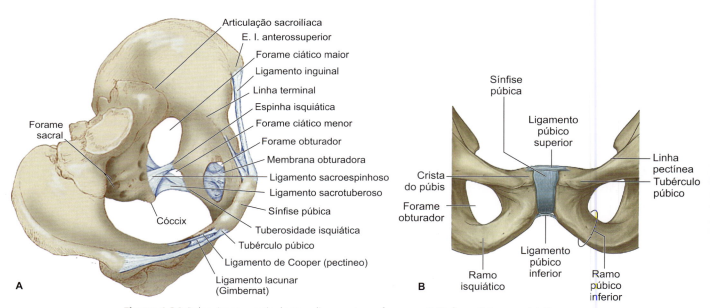

Figura 1.3A Pelve óssea – articulações, ligamentos e forames. **B** Sínfise púbica em detalhes.

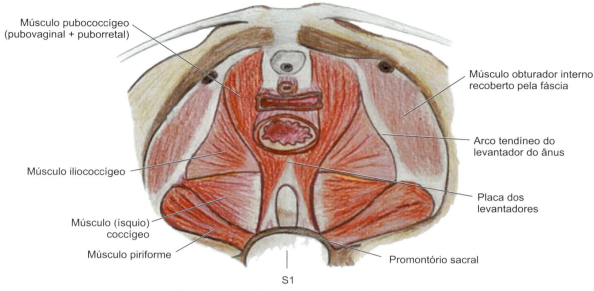

Figura 1.4 Músculos do assoalho e paredes pélvicas.

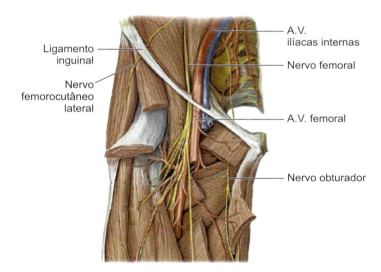

Figura 1.5 Estruturas próximas ao promontório.

VÍSCERAS DO ASSOALHO PÉLVICO

Os órgãos que compõem o assoalho pélvico são uretra, bexiga, vagina, útero, reto e ânus (Figura 1.7).

A uretra é composta por quatro camadas. A primeira camada, mais externa, é composta por musculatura estriada e recobre entre 20% e 80% da extensão uretral. O controle dessas fibras é voluntário, e sua contração circular contribui para a continência urinária. A segunda camada é constituída por musculatura lisa, dispondo-se de modo longitudinal e circular. A terceira é a submucosa, e seu turgor vascular contribui para a oclusão da luz uretral. A quarta é a mucosa, que reveste internamente a uretra.

A bexiga, composta basicamente de mucosa, submucosa e músculo detrusor, recoberta por camada adventícia e serosa externamente, se localiza anteriormente à vagina. O trígono é uma área triangular localizada no assoalho da bexiga, onde os meatos ureterais se inserem e distalmente têm continuidade com a uretra.

A vagina, órgão tubular com uma cavidade virtual formada pelas túnicas mucosa, muscular e adventícia, está localizada entre a bexiga e o reto e se estende do colo uterino ao vestíbulo da vagina, medindo de 8 a 10cm. Em sua parte mais interna, fixada ao colo uterino, são encontrados os fundos de saco anterior, laterais e posterior.

6 SEÇÃO I | Introdução

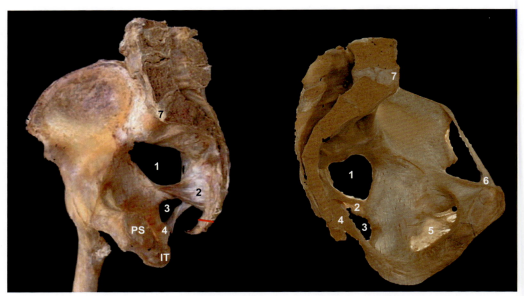

Figura 1.6 Forames e ligamentos da pelve feminina: (1) forame ciático maior; (2) ligamento sacroespinhoso; (3) forame ciático menor; (4) ligamento sacrotuberoso; (5) forame obturador; (6) ligamento inguinal; (7) promontório; IT: tuberosidade isquiática; SP: sínfise púbica.

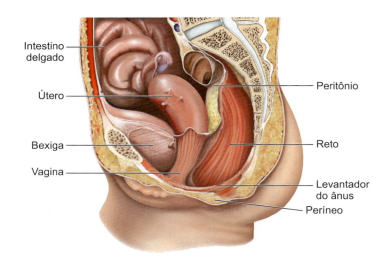

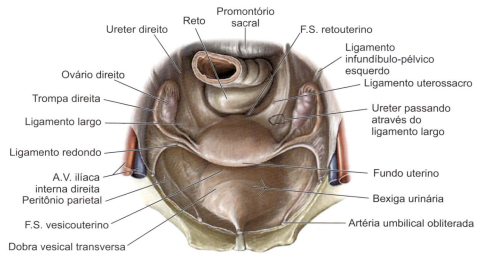

Figura 1.7 Vísceras pélvicas.

O útero é dividido em fundo, corpo, istmo e cérvice (colo do útero). O corpo do útero se encontra na cavidade pélvica e se comunica lateralmente com as tubas uterinas, e a porção que fica acima das aberturas dessas tubas é o fundo. O istmo é uma região estreita e curta, contínua à cérvice, que corresponde, por sua vez, à parte mais externa do útero e se insere na vagina, sendo constituído das porções supravaginal e intravaginal. O útero é constituído de massa muscular lisa (miométrio) e fica envolto em sua maior parte pelo peritônio.

A artéria uterina é ramo da artéria hipogástrica e se dirige para a frente e para baixo, ao longo da parede pélvica lateral, próximo do ureter. Ao se aproximar do colo do útero, curva-se medialmente e cruza o ureter anteriormente. Em seu trajeto é acompanhada por suas veias homônimas, tributárias das veias ilíacas internas. Na base do ligamento largo, bilateralmente, penetra na parede uterina na região ístmica e emite os ramo vaginal e cervical, além de adquirir trajeto ascendente e tortuoso na parede lateral do útero. Ao atingir a região fúndica, emite um ramo para essa região e se divide em ramos terminais: um ovárico e um tubário.

O reto é a porção do intestino grosso que se estende do cólon sigmoide ao canal anal. A junção retossigmóidea é vista na topografia da parte média do sacro, e a junção anorretal, pela inserção lateral do músculo puborretal. Mede aproximadamente 15cm e se localiza posteriormente à vagina e anteriormente ao sacro, tendo como função armazenar as fezes até o momento adequado para a evacuação, e sua contração colabora para a defecação.

ANATOMIA DA FÁSCIA ENDOPÉLVICA E LIGAMENTOS DO ASSOALHO PÉLVICO ENVOLVIDOS NA SUSPENSÃO E NO SUPORTE DOS ÓRGÃOS PÉLVICOS

O assoalho pélvico como um todo é envolto por uma fáscia a que se dá o nome de fáscia endopélvica, didaticamente dividida em fáscias pubocervical e retovaginal. Essa fáscia é composta de tecido fibromuscular, nervos e vasos, sendo responsável pela forma e função dos órgãos pélvicos, fornecendo suporte a esses orgãos mediante a fixação vaginal e conexão com os ligamentos de suspensão apical e a musculatura.

Didaticamente, essa fáscia é dividida em fáscia pubocervical e retovaginal. A pubocervical recobre a parede anterior da vagina e se estende da porção posterior do púbis até o colo uterino/anel pericervical. Lateralmente, fixa-se na pelve óssea através de um espessamento denominado arco tendíneo da fáscia endopélvica, indo do púbis até a espinha isquiática e atravessando o forame obturatório. A fáscia pubocervical se fixa lateralmente na porção anterior da vagina e dá suporte à bexiga e à uretra.

A fáscia retovaginal recobre a parede posterior da vagina e se estende do corpo perineal ao colo uterino/anel pericervical. Lateralmente, fixa-se à pelve óssea e à musculatura profunda do assoalho pélvico junto ao arco tendíneo dos levantadores do ânus, que é um espessamento dessa mesma fáscia e vai da espinha isquiática até o ramo inferior do púbis. A fáscia retovaginal fixa lateralmente a porção posterior da vagina e dá suporte ao reto, localizado inferiormente à vagina.

A fusão das fáscias pubocervical e retovaginal, lateralmente ao colo uterino, origina o ligamento cardinal bilateralmente. O ligamento cardinal é responsável por fixar o colo do útero e a porção proximal da vagina junto à pelve óssea, auxiliando a suspensão da vagina como um todo (Figura 1.8).

A suspensão vaginal apical e posterior é mantida principalmente pelos ligamentos uterossacros. Esses grandes e fortes espessamentos fasciais têm origem na porção posterior do colo uterino e são estendidos amplamente até o sacro (S2, S3 e S4) (Figura 1.9). Os ligamentos uterossacros são responsáveis pela determinação do eixo vaginal, que por sua vez é essencial para que as vísceras repousem sobre o platô dos levantadores do ânus e para que os mecanismos de oclusão uretral, vaginal e retal durante o esforço funcionem adequadamente.

A fusão dos ligamentos uterossacros e cardinais das fáscias pubocervical e retovaginal ao redor do colo uterino e do ápice da vagina recebe a denominação de anel pericervical, estrutura responsável pela suspensão do ápice da vagina e do útero, influenciando a suspensão da vagina como um todo e, consequentemente, o suporte da bexiga e do reto. Durante toda a cirurgia para tratamento do prolapso genital deve ser verificada a integridade do anel pericervical, corrigindo-a em caso de lesões; do contrário, o risco de recidiva tende a aumentar.

DeLancey propôs a classificação das estruturas de suspensão vaginal em três níveis (Figura 1.10):

Nível I – Suspensão apical

A suspensão apical diz respeito aos ligamentos uterossacros e cardinais, cuja função é suspender o ápice da vagina e o colo uterino, ancorando-os à pelve óssea e determinando o eixo vaginal. As lesões fasciais nesse nível topográfico estão associadas aos prolapsos uterino e de cúpula e às enteroceles.

Nível II – Fixação lateral

A fixação lateral compreende a vagina média, localizada entre as espinhas isquiáticas e a topografia da transição vesicouretral, que se dá por meio das fáscias pubocervical e retovaginal e suas inserções, respectivamente, no arco

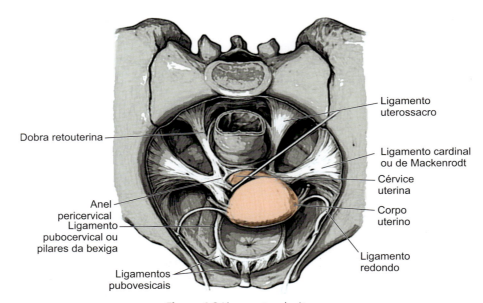

Figura 1.8 Ligamentos do útero.

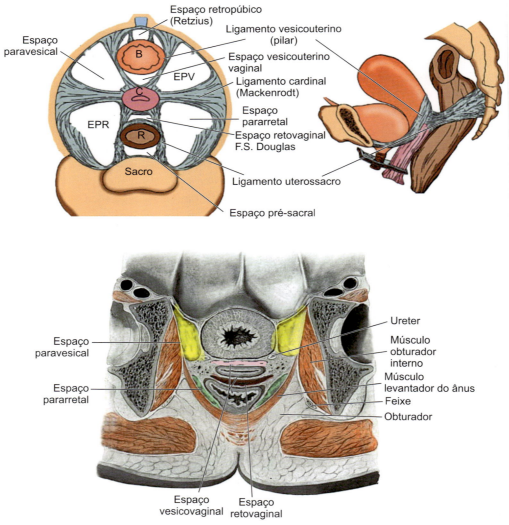

Figura 1.9 Espaços pélvicos e ligamentos. (EPV: espaço paravesical; EPR: espaço pararretal.)

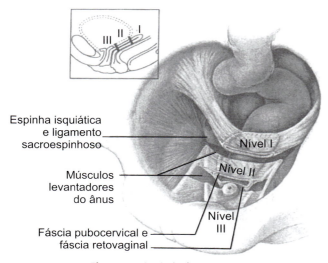

Figura 1.10 Níveis de DeLancey.

tendíneo da fáscia endopélvica e no arco tendíneo dos levantadores do ânus. Lesões nessa topografia estão associadas ao surgimento das cistoceles e retoceles.

O defeito pode ocorrer de três maneiras: (1) defeito central, quando ocorre rotura da porção central da fáscia e a bexiga sofre herniação em decorrência do defeito; (2) defeito lateral, quando a fáscia pubocervical desgarra do arco tendíneo, criando um espaço herniário lateral; (3) defeito transverso, quando a fáscia se solta do anel pericervical, ou seja, de sua inserção apical. O defeito transverso é o mais comum e está associado a prolapsos volumosos. Sua correção implica a dissecção da fáscia acometida e sua reinserção junto ao anel pericervical: colo uterino e ligamento cardinal, se for a fáscia pubocervical, e colo uterino e ligamento uterossacro, se for a fáscia retovaginal.

Nível III – Fusão

A fusão consiste na fixação da vagina distal e recebe este nome porque nesse nível topográfico as estruturas são fixadas entre si e também diretamente no levantador do ânus, sem a intermediação de paracolpos. Desse modo, posteriormente a vagina se fixa no centro tendíneo do períneo/corpo perineal e lateralmente nos levantadores do ânus diretamente. A uretra se liga à parede vaginal anterior e aos levantadores do ânus, que nessa topografia mantêm íntimo contato com a vagina e a uretra. Na altura topográfica da uretra média é notado um espessamento fascial denominado ligamento pubouretral, que se origina na face posterior da sínfise púbica e se estende até a parede posterolateral da uretra média. Lateralmente, a uretra se liga ao músculo pubococcígeo e à parede vaginal. Esse ligamento dá suporte à uretra e é uma das principais estruturas envolvidas no mecanismo de continência urinária.

Em sua porção perineal, a vagina, a uretra e o ânus são presos à musculatura perineal superficial e à pelve óssea (ramo púbico inferior) através da membrana perineal. Distalmente à membrana perineal, o ligamento uretropélvico auxilia à fixação uretral distal (Figura 1.11).

Lesões no nível III estão associadas à hipermobilidade uretral, incontinência urinária, hipermobilidade perineal e rotura perineal.

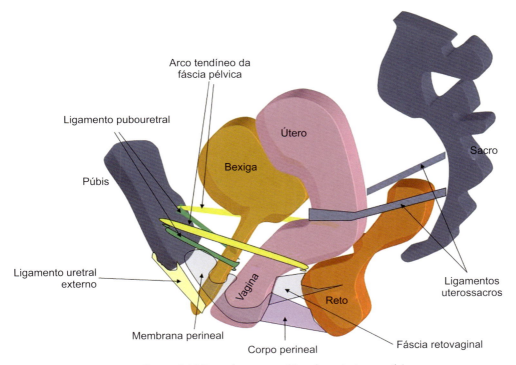

Figura 1.11 Desenho esquemático das estruturas pélvicas.

Ligamento sacroespinhal

O ligamento sacroespinhal é fixado medialmente à face lateral inferior do sacro e do cóccix; lateralmente, o ápice desse ligamento triangular se liga à espinha isquiática, estando intimamente conectado ao músculo coccígeo em toda sua extensão e sendo um dos responsáveis pela estabilização da articulação sacroilíaca. Embora não seja um ligamento naturalmente envolvido na suspensão vaginal, é muito utilizado como ponto de fixação em diversas técnicas de correção dos prolapsos genitais por se tratar de estrutura forte, firme e de localização apical.

Durante a realização de cirurgias de fixação sacroespinhal, o cirurgião deve estar atento ao fato de o canal de Alcock ou canal pudendo, por onde passa o feixe vasculonervoso pudendo, responsável por irrigar e inervar a região perineal, localizar-se imediatamente atrás das espinhas isquiáticas. Durante a passagem de pontos ou telas no ligamento sacroespinhal, deve-se ter o cuidado de fazê-lo 2cm mediais à espinha ciática, de modo a evitar o canal de Alcock. A artéria pudenda é vaso calibroso, ramo terminal da artéria hipogástrica, e seu acesso por via vaginal é impossível. A lesão desse vaso resulta em sangramento volumoso controlável apenas por embolização distal ou ligadura da artéria hipogástrica (Figura 1.12).

A fixação sacroespinhal também é associada à dor glútea (*buttock pain*) decorrente de lesões ou irritações de ramos do plexo sacral e em geral é transitória.

CORPO PERINEAL

O corpo perineal é descrito como o centro tendíneo do períneo, formado majoritariamente pelo entrelaçamento das fibras musculares do bulboesponjoso, transverso superficial do períneo e fibras da porção anterior do esfíncter anal externo (Figura 1.11). Há contribuição também da porção medial do puborretal e do transverso profundo do períneo.

O corpo perineal é essencial para a integridade do assoalho pélvico, e sua rotura durante o parto vaginal promove aumento do hiato urogenital e compromete a fixação da uretra, vagina e reto distais. Seu reparo, quando roto, é parte fundamental das cirurgias de correção de prolapso genital e incontinência urinária.

CONSIDERAÇÕES FINAIS

O conhecimento profundo da anatomia é fundamental para o tratamento cirúrgico adequado das disfunções do assoalho pélvico e para evitar complicações importantes, como lesões de órgãos, vasos e/ou nervos (Quadro 1.1).

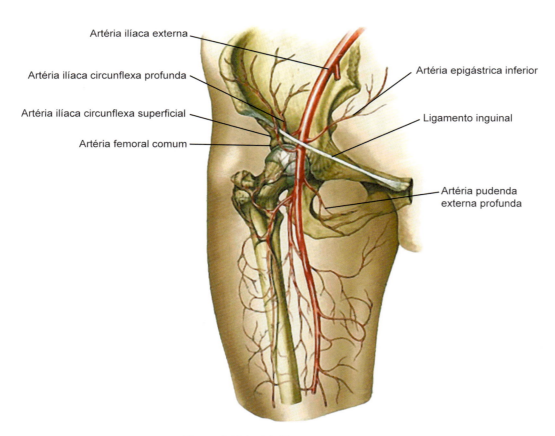

Figura 1.12 Artéria ilíaca externa e seus ramos.

CAPÍTULO 1 | Anatomia Cirúrgica do Assoalho Pélvico Feminino **11**

Quadro 1.1 Disfunção somática por lesão nervosa na pelve

Nervos	Sintomas	Sinais
Ílio-hipogástrico	Dor aguda imediata ou tardia nas regiões suprapúbica ou inguinal com mínima perda sensorial	Dor à palpação da cicatriz cirúrgica Região com hipo/hiperestesia
Ilioinguinal	Dor/perda sensorial na região inguinal/monte de Vênus/lábios; incapaz de ficar de pé	Dor à palpação profunda medial à espinha ilíaca anterossuperior (EIAS); diminuição sensorial; piora à extensão do quadril
Genitofemoral	Dor/dormência na virilha	Dor/diminuição da sensação inferior ao ligamento inguinal, se o ramo femoral for afetado
Cutâneo femoral lateral	Dor/parestesia externa na coxa que piora com a deambulação	Reprodução dos sintomas com palpação da EIAS; diminuição sensorial anterolateral na coxa. Pode exacerbar com extensão/adução do quadril
Obturador	Dificuldade à marcha	Afasta as pernas em razão da marcha instável; fraqueza do adutor. Diminuição sensorial ao longo da coxa medial
Femoral	Dor na região inguinal; dormência/parestesias na coxa/perna/quadril; dor no joelho; encurvamento do joelho	Sensibilidade inguinal; prefere flexionar o quadril. Sensação diminuída na coxa e na parte medial da perna; redução do reflexo patelar; enfraquecimento da extensão do joelho e flexão do quadril
Plexo lombar	Dor na coxa; fraqueza nas extremidades inferiores	Desconforto do abdome inferior à palpação; sinais de neuropatia femoral; pode se estender a outros nervos
Ciático	Pé/perna dormentes; tropeça ao caminhar	Diminuição da sensibilidade no dorso do pé e na lateral da perna/panturrilha/lateral e sola do pé. No tornozelo, enfraquecimento da dorsiflexão/eversão, e também na flexão do joelho
Pudendo	Incontinência urinária e/ou fecal; disfunção sexual	Diminuição da sensibilidade perineal; ausência do reflexo clitoroanal ("piscadela"); diminuição do tônus do esfíncter anal e da contratilidade

Leitura complementar

Dangelo JG, Fattini CA. Sistema digestório. In: Anatomia humana sistêmica e segmentar. 3. ed. São Paulo: Atheneu 2007: 157-174.

Dangelo JG, Fattini CA. Sistema esquelético. In: Anatomia humana sistêmica e segmentar. 3. ed. São Paulo: Atheneu 2007: 17-32.

Dangelo JG, Fattini CA. Sistema urinário. In: Anatomia humana sistêmica e segmentar. 3. ed. São Paulo: Atheneu 2007: 175-80.

DeLancey JOL. Anatomy. In: Cardozo L, Statiskin D. (eds) Textbook of female urology and urogynecology. United Kingdom: Isis Medical Media, 2001: 113-24.

Delorme E. La bandellette trans-obturatrice: un procede mini-invasif pour traiter l'inocontinence urinaire d'effort de la femme. Progr Urol 2001; 1:1306-13.

Haddad JM, Fiorelli LR, de Lima Takami T, Peterson TV, Soares JM Jr, Baracat EC. Relationship between BMI and three different devices used in urinary incontinence procedures and anatomical structures in fresh cadavers. A pilot study. Eur J Obstet Gynecol Reprod Biol 2015 Nov; 194:49-53.

Manodoro S et al. Laparoscopic sacrocolpopexy. Facts Views Vis Obgyn 2011; 3(3):151-58.

Petrus PP. The female pelvic floor – function, dysfunction and management according to the integral theory. Heidelberg: Springer 2004.

Roshanravan SM, Wieslander CK, Schaffer JI, Corton MM. Neurovascular anatomy of the sacrospinous ligament region in female cadavers: limplications in sacrospinous ligament fixation. Am J Obstet Gynecol 2007 Dec; 197(6):660-e1-6.

Strohbehn K. Urogynecology and pelvic floor dysfunction. Obstet Gynecol Clin North Am 1998; 25:683-70.

Van de Graff KM. Sistema genital feminino. In: Anatomia humana. 6. ed. Barueri: Manole 2003: 725-53.

Papel da Teoria Integral na Prática Clínica

Paulo Palma | Brunno Raphael Iamashita Voris | Arnold Peter Paul Achermann

INTRODUÇÃO

A teoria integral explica as disfunções do assoalho pélvico a partir de lesões dos ligamentos e das fáscias que sustentam os órgãos pélvicos.

A teoria integral, concebida por Peter Petros, tem por objetivo explicar os mecanismos fisiopatológicos envolvidos não somente na incontinência urinária de esforço (IUE), mas também nos sintomas coexistentes, como a urgência, polaciúria, noctúria e alterações do esvaziamento vesical e intestinal, além da dor pélvica crônica. Essa teoria considera que esses sintomas são interdependentes em um processo fisiopatológico comum, ou seja, a frouxidão dos ligamentos de suporte das vísceras pélvicas.

As disfunções vesicais e intestinais, a dor pélvica crônica e os prolapsos são causados principalmente pela fragilidade dos ligamentos e fáscias. Essa teoria afirma que esses sintomas podem ser tratados mediante o reforço ligamentar específico por meio da criação de *neoligamentos artificiais*.

FUNDAMENTOS ANATÔMICOS
Componentes musculares e da fáscia

Os elementos musculofasciais do períneo feminino atuam conjuntamente. Entretanto, três músculos e três ligamentos servem de referência para o funcionamento ideal dos mecanismos de micção, evacuação e continência.

Classicamente, os músculos do assoalho pélvico feminino são classificados anatomicamente em dois grupos: o diafragma urogenital, mais externo, delgado e restrito à região anterior do períneo, e o diafragma pélvico, mais espesso e localizado mais internamente. Com base em estudos funcionais a respeito da dinâmica dos órgãos pélvicos, a musculatura do assoalho pélvico pode ainda ser classificada em três componentes básicos (Figura 2.1):

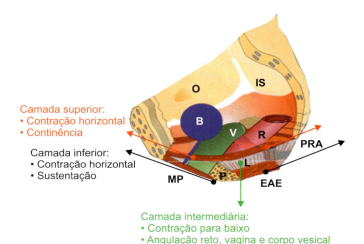

Figura 2.1 Classificação funcional das camadas musculares do assoalho pélvico na mulher. (MP: membrana perineal; PRA: platô retroanal; L: músculo longitudinal do ânus; EAE: esfíncter estriado do ânus; V: vagina; P: corpo perineal; R: reto; IS: ísquio; O: obturador; B: bexiga.)

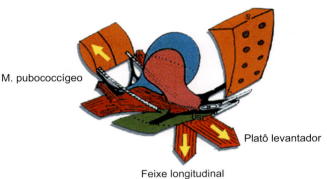

Figura 2.2 Em repouso, há equilíbrio entre a tensão aplicada em direção anterior e pelo eixo pubococcígeo do levantador do ânus e posteroinferior pelo platô do levantador do ânus e pelo músculo longitudinal do ânus.

- **Camada superior:** contração em direção horizontal com participação no mecanismo de continência. Está representada fundamentalmente pelo músculo pubococcígeo (contração em direção anterior) e pelo platô do músculo levantador do ânus (contração em direção posterior).
- **Camada intermediária:** com contração em sentido caudal (para baixo), responsável pelas angulações do reto, da vagina e do corpo vesical. O principal componente dessa camada é o músculo longitudinal externo do ânus (Figura 2.2).
- **Camada inferior:** com contração horizontal, tem função exclusiva de suporte dos componentes mais externos do aparato genital feminino, representado pelo diafragma urogenital.

Principais ligamentos

Os elementos de suporte ligamentar do assoalho pélvico feminino interagem com os músculos e apresentam uma função dinâmica, conferida tanto por sua elasticidade como pelos mecanismos de micção, evacuação e continência.

Destacam-se três ligamentos principais (Figura 2.3):

- **Ligamentos pubouretrais:** têm origem na borda inferior do púbis, apresentando porções pré-púbica e retropúbica, inserindo-se bilateralmente no arco tendíneo da fáscia pélvica e no nível do terço médio da uretra.
- **Ligamentos uretropélvicos:** de composição fibromuscular, seus extremos se originam bilateralmente nos ligamentos pubouretrais, em seu ponto de inserção na fáscia pubocervical, e se fundem na região central, constituindo o principal elemento de suporte suburetral. Atuam em conjunto com os ligamentos pubouretrais nos mecanismos de continência e micção.
- **Ligamentos uterossacros:** originam-se bilateralmente na face anterior do sacro e se inserem na fáscia pubocervical no ápice da vagina, fazendo parte do anel pericervical.

Papel da tensão vaginal na micção e continência

Durante o repouso da mulher normal, a parede vaginal anterior e a fáscia pubocervical se encontram suspensas anteriormente pelos ligamentos pubouretrais, lateralmente pelo arco tendíneo (AT) da fáscia pélvica e posteriormente pelos ligamentos uterossacros. Nessa situação, existe tensão da parede vaginal em duas direções: *anteriormente*, pela contração do eixo pubococcígeo do levantador do ânus, e *posteriormente* pelo platô do levantador do ânus (constituído pela porção posterior dos músculos pubococcígeo, pubouretral e iliococcígeo) (veja a Figura 2.2).

A contração do eixo pubococcígeo contra a face posterior do púbis determina a tração superior e anterior dos ligamentos pubouretrais e uretropélvicos, resultando em fechamento e imobilização do terço médio da uretra. Simultaneamente, na situação de repouso, a bexiga está tracionada posteriormente bem abaixo pela contração do platô do levantador e pelo músculo longitudinal do ânus, determinando o fechamento do colo vesical. A integridade dos ligamentos cardinais e uterossacros e do septo vaginal é fundamental para as transmissões nervosas locais, responsáveis pelo reflexo miccional.

Durante o repouso, a musculatura estriada periuretral, também denominada rabdoesfíncter, determina a tensão adicional sobre a musculatura uretral, criando um efeito

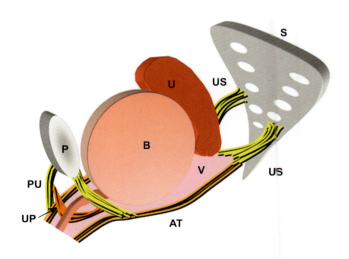

Figura 2.3 Representação esquemática dos principais ligamentos de sustentação da parede vaginal anterior. (P: púbis; U: útero; V: vagina; S: sacro; AT: arco tendíneo; PU: ligamento pubouretral; UP: ligamento uretropélvico; US: ligamento uterossacro).

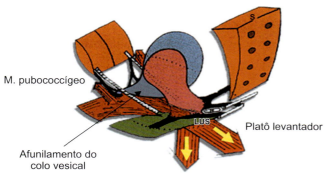

Figura 2.4 Durante a micção, existe predomínio da tensão aplicada em direção posterior pelo platô do levantador do ânus e pelo músculo longitudinal do ânus em relação à exercida pelo eixo pubococcígeo do levantador do ânus, o qual determina a abertura, a alteração do colo vesical e a diminuição da tensão dos ligamentos sobre o terço médio da uretra. (LUS: ligamento uterossacro.)

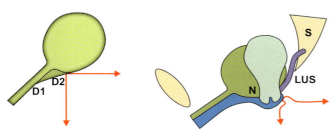

Figura 2.5 Desenho esquemático – Papel do ligamento uterossacro (LUS) no equilíbrio das forças vetoriais D1 e D2. (S: sacro; N: colo vesical.)

de "selo mucoso"/"lacre mucoso" que é mais eficiente à medida que melhora o tropismo mucoso e está mais bem desenvolvido o plexo vascular submucoso. Estudos eletromiográficos demonstraram que o rabdoesfíncter apresenta dois tipos de fibras: um grupo de contração lenta e tônica e outro de fibras de contração rápida, as quais são ativadas pelo reflexo quando ocorre aumento súbito da pressão abdominal.

Durante a micção, de maneira inversa, ocorre o relaxamento do eixo pubococcígeo, ocasionando diminuição da tensão aplicada pelos ligamentos pubouretrais sobre a vagina e, consequentemente, sobre a uretra, o que torna possível que a tração em direção posterior aplicada no platô do elevador e pelo músculo longitudinal do ânus sobre a fáscia pubocervical determine a abertura e o afunilamento do colo vesical (Figura 2.4).

Simultaneamente, esse estiramento causaria a ativação das terminações nervosas responsáveis pelo desencadeamento do reflexo miccional, o qual seria estimulado também pelo contato da urina com a uretra proximal.

A integridade ligamentar é fundamental para o funcionamento adequado dos órgãos pélvicos (Figura 2.5).

O relaxamento do músculo pubococcígeo resulta no predomínio dos vetores posterior e inferior, ocasionando a abertura do colo vesical e da uretra proximal e facilitando o esvaziamento vesical. As alterações do ligamento uterossacro ou da fáscia vesicovaginal impedem a abertura do colo e da uretra proximal, provocando os sintomas miccionais.

CLASSIFICAÇÃO DOS DEFEITOS

A teoria integral, quando analisada anatomicamente, define três zonas de disfunção – anterior, média e posterior – de acordo com a localização dos defeitos.

Em geral, as disfunções da região anterior determinam a IUE, enquanto defeitos posteriores causam, com maior frequência, alterações no esvaziamento da bexiga. Sintomas como polaciúria, urgência e noctúria podem ocorrer em ambas as situações. A presença de um defeito pode ter significado clínico em razão dos mecanismos compensatórios específicos que podem estar presentes em determinada paciente (Figura 2.6).

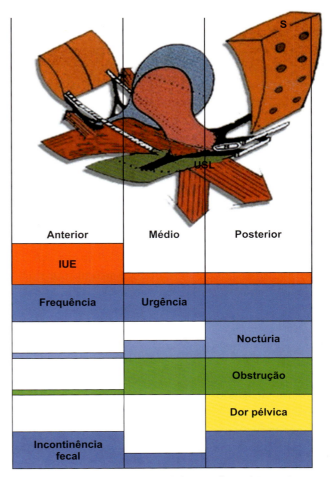

Figura 2.6 Correlação entre o local do assoalho pélvico e sintomas.

CIRURGIAS SIMULADAS PARA IDENTIFICAÇÃO DOS DEFEITOS LIGAMENTARES

A identificação do ligamento danificado pode ser feita durante o exame físico por meio de manobras de simulação conhecidas como cirurgias virtuais:

- **Lesão dos ligamentos pubouretrais:** pode ser congênita, ocorrer com o envelhecimento (alterações do colágeno) ou ser secundária a lesões ocorridas durante o parto vaginal. Em geral, as pacientes apresentam incontinência urinária associada à constipação intestinal. Pode ser avaliada aplicando-se uma pinça lateralmente à uretra, no nível do terço médio, e solicitando à paciente que faça manobras de esforço abdominal. Nesse caso, a inserção vaginal dos ligamentos pubouretrais é avaliada isoladamente. A diminuição da perda urinária depois da aplicação da pinça será maior à medida que aumente o defeito do ligamento respectivo. Em geral, esse defeito é concomitante à perda do suporte suburetral, e sua correção é realizada em conjunto.
- **Lesão do ligamento uretropélvico:** nesse defeito é observada a distensão da porção suburetral da parede vaginal, o que pode ser investigado pela plicatura da parede vaginal no nível da uretra média, resultando na redução ou no desaparecimento de perda urinária durante o esforço abdominal aplicado. Essa alteração está associada à lesão do ligamento uretropélvico.
- **Lesão dos ligamentos uterossacros:** quando esse defeito está presente, a paciente pode referir incontinência urinária, dor pélvica e, eventualmente, apresentar alterações na fase miccional com resíduo pós-miccional. Ao exame físico há uma diminuição no compartimento vaginal com abaulamento da cúpula, geralmente em função de uma enterocele ou de uma retocele proximal associada. Se a paciente estiver com a bexiga cheia, é possível testar o desaparecimento dos sintomas com uma pinça, simulando a plicatura dos ligamentos uterossacros.

Teoria integral e cirurgia reconstrutiva pélvica

Há um axioma da teoria integral que prega: "repare as estruturas lesadas e a função será restaurada".

O suporte uretral é feito por duas estruturas ligamentares: (1) ligamentos pubouretrais e (2) ligamento uretropélvico.

Se há lesão ligamentar, a conduta, de acordo com a teoria integral, consistiria na criação de neoligamentos artificiais, utilizando fitas de tela de polipropileno (Figura 2.7).

Os *slings* retropúbicos (em vermelho na Figura 2.7B) reforçam os ligamentos pubouretrais. Já os *slings* transobturatórios (em verde e amarelo) e os *minislings* (em amarelo) reforçam o ligamento uretropélvico.

Síndrome do fórnix posterior

A lesão do ligamento uterossacro resulta no prolapso apical, podendo ocasionar uma síndrome caracterizada por sensação de esvaziamento incompleto da bexiga, urgência miccional, noctúria, constipação intestinal e dor pélvica crônica.

O tratamento consiste na reconstrução da fáscia vesicovaginal associada à criação de um neoligamento uterossacro (Figura 2.8).

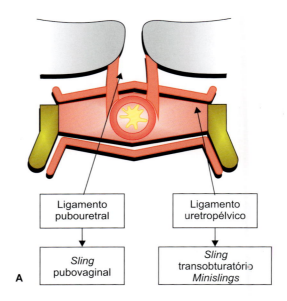

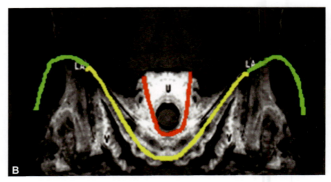

Figura 2.7A Desenho esquemático da correlação dos ligamentos e *slings*. **B** Localização dos *slings*.

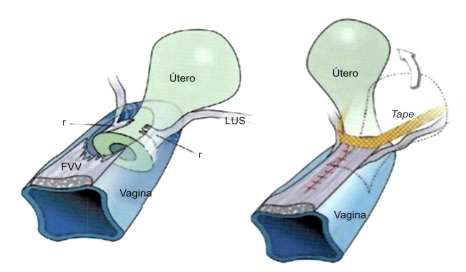

Figura 2.8 Correção cirúrgica da síndrome do fórnix posterior. (LUS: ligamento uterossacro; FVV: fáscia vesicovaginal ; r: rotura ligamentar.)

CONSIDERAÇÕES FINAIS

A teoria integral engloba, portanto, uma série de cirurgias ligamentares para o tratamento das disfunções do assoalho pélvico.

Leitura complementar

Baden WF, Walker TA. Urinary stress incontinence: evolution of paravaginal repair. The Female Patient 1987: 89-105.

Bailey KV. Clinical investigation into uterine prolapse with stress incontinence: treatment by modified Manchester colporaphy. Journal of Obstetrics & Gynaecology of the British Emp – Part II 1956; 63:663-76.

Petros PE, Ulmsten U. An integral theory of female urinary incontinence. Acta Scand O&G 1990, 69(Suppl 153):1-79.

Richardson AC, Edmonds PB, Williams NL. Treatment of stress incontinence due to a paravaginal fascial defect. Obst Gynecol 1980; 57(3):357-62.

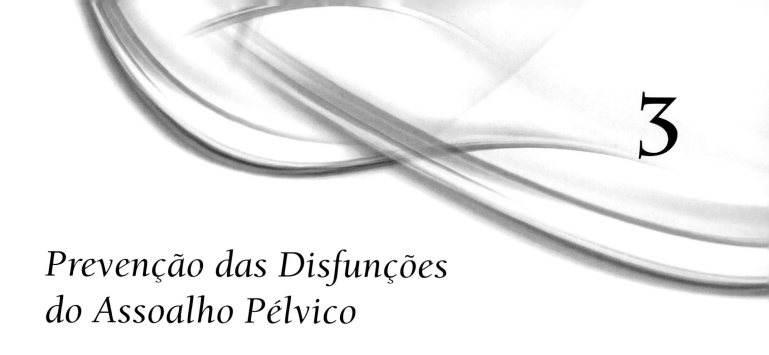

Prevenção das Disfunções do Assoalho Pélvico

Mariana Furtado Meinberg | Niriana Lara Santos Meinberg | Mariana Souza Bodelao

INTRODUÇÃO

As disfunções do assoalho pélvico compreendem vários sinais e sintomas, destacando-se a incontinência urinária, a incontinência anal e o prolapso genital.

A incontinência urinária é definida como a perda involuntária de urina e acomete aproximadamente 25% a 45% das mulheres. Sua prevalência aumenta com a idade, representando uma condição que causa grande constrangimento e isolamento social.

O prolapso genital, que consiste na descida dos órgãos pélvicos, acomete aproximadamente 10% das mulheres, podendo atingir o percentual de 40% em mulheres acima dos 50 anos de idade.

A incontinência anal, por sua vez, consiste na perda involuntária de flatos ou fezes, podendo coexistir com a incontinência urinária em até 16% das pacientes.

Os principais fatores de risco das disfunções do assoalho pélvico são:
- Parto vaginal.
- Paridade.
- Constipação intestinal.
- Tosse crônica.
- Desnutrição.
- Atividades físicas de impacto elevado.
- Cirurgias pélvicas.

As disfunções do assoalho pélvico são, portanto, condições de etiologia multifatorial, envolvendo alterações na sustentação, anatomia e função do assoalho pélvico com diversos fatores de risco que podem ser evitados por meio de medidas de prevenção.

TIPOS DE PREVENÇÃO

Existem três tipos de prevenção. A prevenção primária visa remover as causas da doença; a secundária se propõe a detectar disfunções assintomáticas e tratá-las precocemente para impedir a progressão, e a terciária objetiva tratar os sintomas existentes a fim de prevenir a progressão da doença. Estabelece-se, assim, a importância da identificação das pacientes que apresentam fatores de risco aumentados para o desenvolvimento de disfunções do assoalho pélvico, assim como diagnóstico e abordagem precoces.

O parto vaginal é o principal fator de risco para disfunções do assoalho pélvico, mas sabe-se também que o peso do recém-nascido, a circunferência cefálica (principalmente quando > 36cm), o uso de fórceps de alívio e o tempo de período expulsivo podem aumentar esse risco. Em 2014, Wilson sugeriu um escore para predizer o risco aumentado de desenvolvimento de disfunções do assoalho pélvico de maneira a planejar e aconselhar a gestação e a via de parto nas pacientes de maior risco. No entanto, para essas decisões também devem ser levados em consideração os riscos e os benefícios da via de parto tanto para a mulher como para o bebê.

As terapias comportamentais e o treinamento vesical são técnicas amplamente utilizadas no tratamento de primeira linha da incontinência urinária.

As terapias comportamentais compreendem diversas modificações do estilo de vida, como perda de peso, atividade física regular de médio impacto, tratamento da constipação intestinal, redução do consumo de cafeína e controle da ingestão hídrica.

O treinamento vesical consiste na orientação quanto a intervalos regulares predeterminados para esvaziamento vesical de modo a manter um melhor controle da frequência urinária. Em pacientes com déficit cognitivo, o treinamento também inclui técnicas de orientação para a paciente informar seu desejo de urinar e para programação dos horários de esvaziamento vesical e intestinal.

Estudos demonstram que essas terapias também podem ser utilizadas na prevenção das disfunções do assoalho pélvico com melhora da continência, da força da musculatura do assoalho pélvico e do controle da micção em até 1 ano após o tratamento.

O treinamento da musculatura do assoalho pélvico consiste na ativação da musculatura do assoalho pélvico durante o exercício ou em situações de esforço, de maneira que se possa fazer uma contração "reflexa", comprimindo a uretra e aumentando a pressão uretral, o que, além de prevenir a perda de urina, fortalece a musculatura.

Em metanálise de 2014, o treinamento da musculatura do assoalho pélvico apresentou taxas maiores de melhora e cura dos sintomas de incontinência urinária, sem efeitos colaterais mais intensos.

Em pacientes com prolapso genital, o treinamento da musculatura do assoalho pélvico reduziu os sintomas de prolapso com alguma diminuição da descida dos órgãos pélvicos. Outros estudos, no entanto, demonstraram que o treinamento após o parto não foi capaz de reduzir o risco de prolapso, ainda sendo necessárias mais pesquisas a respeito.

Estudos limitados também demonstram que exercícios da musculatura do esfíncter anal e *biofeedback* podem promover algum benefício no tratamento da incontinência anal.

Quando realizado durante a gestação, o treinamento da musculatura do assoalho pélvico foi capaz de reduzir em até 50% a queixa de incontinência urinária no período pós-parto precoce (até 6 meses após o parto), mas sem melhora importante no pós-parto tardio. No caso da incontinência anal, os estudos ainda se mostram inconclusivos.

Desse modo, a identificação de fatores de risco e a correta orientação da mulher se tornam pontos fundamentais na prevenção das disfunções do assoalho pélvico.

Leitura complementar

BØ K et al. Postpartum pelvic floor muscle training and pelvic organ prolapse--a randomized trial of primiparous women. Am J Obstet Gynecol Jan 2015; 212(1):38.e1-7. Disponível em: Https://www.ncbi.nlm.nih.gov/pubmed/24983687.

Boyle R et al. Pelvic floor muscle training for prevention and treatment of urinary and fecal incontinence in antenatal and postnatal women: a short version Cochrane review. Neurourol Urodyn, Mar 2014; 33(3):269-76. Disponível em: https://www.ncbi.nlm.nih.gov/pubmed23616292.

Burgio KL. Pelvic floor muscle training for pelvic organ prolapse. Lancet, Mar 2014; 383(9919):760-2. Disponível em: https://www.ncbi.nlm.nih.gov/pubmed/24290405.

Diokno A, Yuhico M. Preference, compliance and initial outcome of therapeutic options chosen by female patients with urinary incontinence. J Urol, Nov 1995; 154(5):1727-30; discussion 1731. Disponível em: https://www.ncbi.nlm.nih.gov/pubmed/7563333.

Diokno AC et al. Prevention of urinary incontinence by behavioral modification program: a randomized, controlled trial among older women in the community. J Urol Mar 2004; 171(3):1165-71. Disponível em: https://www.ncbi.nlm.nih.gov/pubmed/14767293.

Dougherty MC et al. A randomized trial of behavioral management for continence with older rural women. Res Nurs Health Feb 2002; 25(1):3-13. Disponível em: https://www.ncbi.nlm.nih.gov/pubmed/11807915.

Dumoulin C et al. Pelvic floor muscle training versus no treatment, or inactive control treatments, for urinary incontinence in women: a short version Cochrane systematic review with meta-analysis. Neurourol Urodyn Apr 2015; 34(4):300-8. Disponível em: https://www.ncbi.nlm.nih.gov/pubmed/25408383.

Fantl JA et al. Efficacy of bladder training in older women with urinary incontinence. JAMA, Feb 1991; 265(5):609-13. Disponível em: https://www.ncbi.nlm.nih.gov/pubmed/1987410.

Fantl JA. Behavioral intervention for community-dwelling individuals with urinary incontinence. Urology Feb 1998; 51(2A Suppl):30-4. Disponível em: https://www.ncbi.nlm.nih.gov/pubmed/9495733.

Hagen S et al. Individualised pelvic floor muscle training in women with pelvic organ prolapse (POPPY): a multicentre randomised controlled trial. Lancet Mar 2014; 383(9919):796-806. Disponível em: https://www.ncbi.nlm.nih.gov/pubmed/24290404.

Markland AD et al. Prevalence and risk factors of fecal incontinence in women undergoing stress incontinence surgery. Am J Obstet Gynecol, Dec 2007; 197(6):662.e1-7. Disponível em: http://www.ncbi.nlm.nih.gov/pubmed/18060972.

Norton C, Cody JD. Biofeedback and/or sphincter exercises for the treatment of faecal incontinence in adults. Cochrane Database Syst Rev Jul 2012; 7CD002111. Disponível em: https://www.ncbi.nlm.nih.gov/pubmed/22786479.

Ramalingam K, Monga A. Obesity and pelvic floor dysfunction. Best Pract Res Clin Obstet Gynaecol May 2015; 29(4):541-7. Disponível em: https://www.ncbi.nlm.nih.gov/pubmed/25805440.

Roe B et al. Systematic reviews of bladder training and voiding programmes in adults: a synopsis of findings from data analysis and outcomes using metastudy techniques. J Adv Nurs Jan 2007; 57(1):15-31. Disponível em: https://www.ncbi.nlm.nih.gov/pubmed/17184371.

Walker GJ, Gunasekera P. Pelvic organ prolapse and incontinence in developing countries: review of prevalence and risk factors. Int Urogynecol J, Feb 2011; 22(2):127-35. Disponível em: https://www.ncbi.nlm.nih.gov/pubmed/20617303.

Wesnes SL, Hannestad Y, Rortveit G. Delivery parameters, neonatal parameters and incidence of urinary incontinence six months postpartum: a cohort study. Acta Obstet Gynecol Scand, Oct 2017; 96(10):1214-1222. Disponível em: https://www.ncbi.nlm.nih.gov/pubmed/28626856.

Wilson D et al. UR-Choice: can we provide mothers-to-be with information about the risk of future pelvic floor dysfunction? Int Urogynecol J, Nov 2014; 25(11):1449-52. Disponível em: https://www.ncbi.nlm.nih.gov/pubmed/24740445.

Assoalho Pélvico da Atleta

Maita Poli de Araújo | Maria Beatriz Alvarenga de Almeida | Cláudia L. Soares Laranjeira

INTRODUÇÃO

O efeito do exercício físico no assoalho pélvico feminino há muito tempo vem sendo estudado. Os exercícios de alta intensidade e alto impacto têm efeito direto no sistema de sustentação e suspensão desses músculos, podendo ocasionar disfunções do assoalho pélvico.

No Brasil, o risco de incontinência urinária (IU) e anal (fecal) em esportistas é três vezes maior em comparação ao das sedentárias da mesma faixa etária. Além disso, estudos apontam para uma ocorrência significativa de disfunção sexual e prolapso genital.

A prevalência da incontinência urinária entre as mulheres fisicamente ativas varia conforme a modalidade esportiva, chegando a mais de 80% entre as praticantes de cama elástica (Figura 4.1).

O aumento da pressão intra-abdominal durante a atividade esportiva é o principal fator de risco para disfunções do assoalho pélvico na atleta. O exercício físico extenuante, que aumenta cronicamente a pressão intra-abdominal, pode sobrecarregar e danificar os músculos, ligamentos e fáscias e ocasionar deficiências musculares.

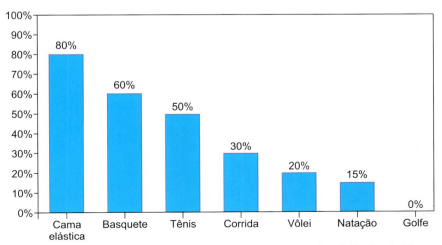

Figura 4.1 Modalidades desportivas em que costuma ocorrer insuficiência urinária.

Longos saltos podem gerar uma força máxima de reação do solo que aumenta em até 16 vezes o peso corporal. Na corrida, os músculos sofrem fadiga, principalmente porque cerca de 70% dessas fibras são do tipo I, ou seja, se contraem por mecanismo oxidativo. Ademais, quanto maior o contato do pé com o solo, maiores serão as lesões encontradas no assoalho pélvico.

Os fatores que comprometem o suprimento de oxigênio para as fibras musculares promovem também redução de sua capacidade contrátil, e fibras do tipo II são recrutadas. Essas, por serem fibras de contração rápida, não ostentam a mesma eficiência que as do tipo I, podendo comprometer o mecanismo de continência da atleta.

Estudos biomecânicos simulando o impacto de diferentes modalidades esportivas no assoalho pélvico feminino mostraram resultados interessantes. Por meio da aquisição de imagens de ressonância magnética foram construídos modelos tridimensionais de atletas com e sem incontinência urinária (Figuras 4.2 e 4.3). Nas imagens adquiridas é possível observar nitidamente uma alteração na forma do músculo levantador do ânus ao se comparar a modalidade esportiva com a presença de incontinência.

Resultado semelhante tem sido encontrado nos exames de ultrassonografia translabial com aquisição tridimensional (ultrassom 3D). Nessas imagens, observa-se que as atletas praticantes de atividade de alto impacto têm alterações no músculo levantador do ânus, na área do hiato de urogenital e na mobilidade vesical (Figura 4.4).

Além de fatores biomecânicos, outras hipóteses tentam explicar o assoalho pélvico da atleta. Alterações hormonais secundárias à disponibilidade energética diminuída e a hipermobilidade articular contribuem para deficiências desses músculos.

O sistema geniturinário feminino é sensível aos efeitos de estrogênio e progesterona, e os receptores estão presentes na vagina, na uretra, na bexiga e nas demais estruturas

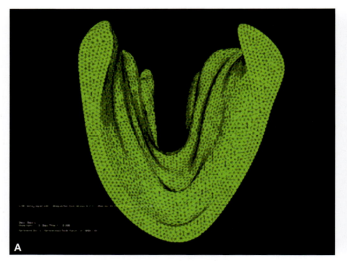
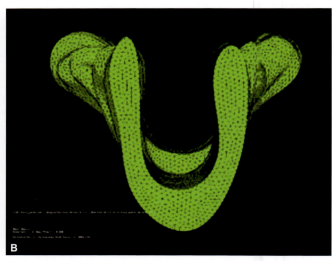

Figura 4.2 Modelo tridimensional do músculo levantador do ânus em ginasta sem (**A**) e com IU (**B**).

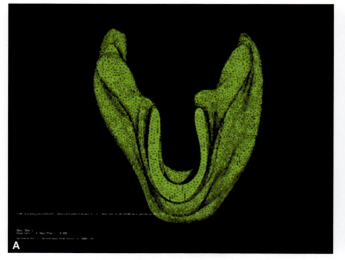
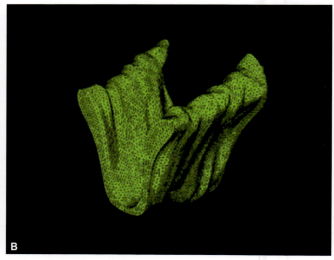

Figura 4.3 Modelo tridimensional do músculo levantador do ânus em nadadora sem (**A**) e com IU (**B**).

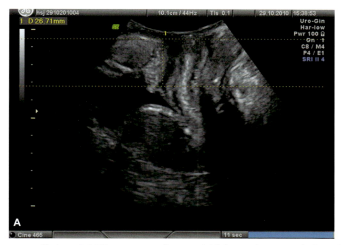 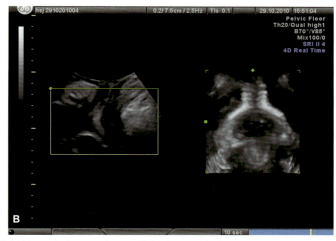

Figura 4.4 Ultrassonografia translabial nos planos sagital e axial do hiato do levantador. Medida da área do hiato ao repouso.

do assoalho pélvico. Níveis adequados de estrogênio são fundamentais para o fechamento uretral eficaz. Em contrapartida, a progesterona relaxa os tecidos pélvicos, especialmente na fase lútea do ciclo menstrual. A concentração de colágeno no tecido conjuntivo que compõe a pelve feminina também contribui para sua eficiência.

Colágeno e estrogênio contribuem para proteger o tecido conjuntivo da carga excessiva, mantendo sua atividade constante e aliviando, assim, a tensão na fáscia endopélvica e nas estruturas conectivas. Os músculos do assoalho pélvico funcionam como um trampolim autorregulado que ajusta continuamente sua tensão em resposta a variações de pressão, devendo se contrair de maneira automática nas situações de aumento súbito da pressão intra-abdominal. A falta dessa cocontração do assoalho pélvico favorece as disfunções na atleta.

As disfunções do assoalho pélvico na atleta comprometem a concentração, o desempenho e a execução dos gestos esportivos, podendo restringir a hidratação e até mesmo levar ao abandono da modalidade esportiva.

APRESENTAÇÃO CLÍNICA

Atletas com disfunções do assoalho pélvico podem manifestar os seguintes sintomas: incontinência urinária, incontinência anal, disfunção sexual e prolapso genital, sendo a incontinência urinária a apresentação clínica mais comum.

Uma particularidade da perda involuntária de urina em atletas é que muitas vezes a queixa ocorre somente durante a prática da modalidade esportiva e não em atividades da vida diária (como tossir, espirrar ou carregar peso). Nesses casos, a expressão mais apropriada seria *incontinência atlética*, a qual é mais comum em jovens que nunca engravidaram ou tiveram partos, com índice de massa corporal adequada e que costumam usar suplementos nutricionais.

Observa-se também que as atletas incontinentes apresentam frequentemente hipermobilidade articular e comportamento alimentar inadequado (Figura 4.5).

Os sintomas intestinais podem acontecer como alteração da consistência das fezes ou incontinência fecal. A incontinência anal por gases é mais comum nas atletas que praticam exercício de altos impacto e rendimento.

O impacto causado pela incontinência abrange as esferas sexual, social, doméstica e ocupacional. Mulheres incontinentes se sentem constrangidas para a realização de atividades sociais e esportivas, além de serem menos atraídas para o relacionamento sexual. Estudos mostram que essas pacientes apresentam sintomas depressivos, acompanhados de diminuição da autoestima e aumento da ansiedade.

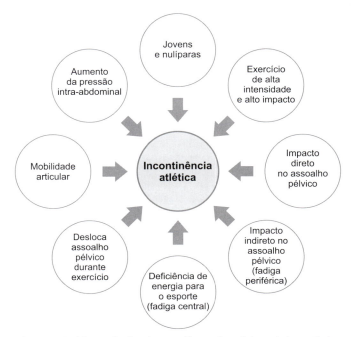

Figura 4.5 Fisiopatologias das manifestações clínicas de incontinência atlética.

CRITÉRIOS DIAGNÓSTICOS/PROPEDÊUTICA COMPLEMENTAR

A avaliação do assoalho pélvico deve fazer parte da propedêutica ginecológica da atleta. Um momento oportuno para a realização desse exame é durante a avaliação pré-participação esportiva (APP), a qual consiste em uma avaliação médica, sistemática e anual, tendo o objetivo de detectar afecções subclínicas que possam limitar ou afastar os indivíduos dos treinos e competições. Esse exame normalmente é realizado no início do ano (época em que os clubes e times esportivos compõem suas equipes) e consiste em anamnese e exames físico e complementar (Figura 4.6).

Questionários autoaplicáveis que avaliam a incontinência urinária e a anal podem ser utilizados durante a APP para identificar as atletas com risco de apresentar disfunções do assoalho pélvico. Entre os mais utilizados destacam-se o *International Consultation on Incontinence Questionnaire – Short Form* (ICIQ-SF) e o *Cleveland Clinic Incontinence Score* (Figura 4.7).

Utiliza-se também a Escala de Bristol (Figura 4.8) para classificar o tipo de fezes da atleta, que é um critério mais importante no nível de hidratação, bem como a ocorrência de obstipação (fator de risco para incontinência).

Estudos apontam que a presença de comportamento alimentar inadequado aumenta o risco de incontinência atlética. Entendem-se como comportamento alimentar inadequado a preocupação excessiva com os alimentos e a adoção de atitudes para controle de peso.

As pacientes não apresentam transtornos alimentares (como bulimia e anorexia), mas são atletas com comportamentos relativos à alimentação e ao controle de peso. Para identificação das atletas de risco pode-se usar o questionário *Eatting Attitude Test* (EAT-26) (Figura 4.9).

A pontuação do EAT-26 é obtida pela soma de seus itens. Escore ≥ 21 identifica indivíduo com comportamento alimentar de risco. As opções de resposta variam de 0 a 3 pontos (sempre = 3; muitas vezes = 2; frequentemente = 1; poucas vezes = 0; quase nunca = 0; nunca = 0). A única questão que apresenta pontuação em ordem invertida é a 25 (sempre = 0; muitas vezes = 0; frequentemente = 0; poucas vezes = 1; quase nunca = 2; nunca = 3).

Para determinação das disfunções sexuais na atleta, além da anamnese de rotina, um questionário muito usado é o *Female Sexual Function Index* (FSFI), constituído de 19 questões sobre a atividade sexual nas últimas 4 semanas. A atleta seleciona em cada questão uma das seis opções possíveis que melhor descreva sua situação. A análise é realizada a partir da reunião das respostas em seis domínios diferentes: desejo, excitação, lubrificação, orgasmo, satisfação e desconforto/dor (Tabela 4.1). Deve ser observado que um escore 0 dentro dos domínios indica que a paciente relatou não ter tido atividade sexual nas últimas 4 semanas.

Durante o exame físico geral, o profissional deve estar atento aos seguintes sinais de transtorno alimentar: magreza excessiva, inchaço das glândulas paratireoideas, queda de cabelo, perda de dentes e calo no dorso dos dedos.

Dando prosseguimento ao exame da atleta, procura-se por sinais de hipermobilidade articular, tendo em vista o maior risco para disfunção do assoalho pélvico. Nesse sentido, os escores de Beighton são muito rápidos e fáceis, podendo ser utilizados de maneira rotineira nessas pacientes (Figura 4.10).

A análise postural também é recomendada, já que deficiências em outros grupos musculares, assim como uma alteração na postura da pelve, interferem na função do assoalho pélvico.

O exame ginecológico da atleta segue as diretrizes da Sociedade Internacional de Continência. Nesse sentido, a avaliação do prolapso genital deve ser efetuada e classificada de acordo com a *Pelvic Organ Prolapse Quantification* (POP-Q).

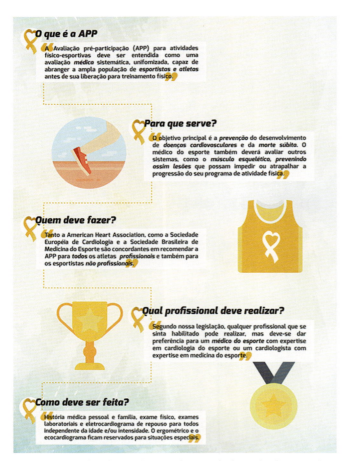

Figura 4.6 Fôlder de divulgação da APP. (Adaptada da Sociedade Paulista de Medicina Desportiva – SPAMDE.)

QUESTIONÁRIO DE INCONTINÊNCIA URINÁRIA

1. Você perde urina sem querer?

Nunca		0
Uma vez por semana ou menos		1
Duas ou três vezes por semana		2
Uma vez ao dia		3
Diversas vezes ao dia		4
O tempo todo		5

2. Se você perde urina, qual a quantidade que pensa que perde? (assinale uma resposta)

Nenhuma		0
Uma pequena quantidade		2
Uma moderada quantidade		4
Uma grande quantidade		6

3. Se você perde urina, quanto isto interfere na sua vida ? (por favor, circule um número entre 0 (não interfere) e 10 (interfere muito)

0	1	2	3	4	5	6	7	8	9	10
Não interfere										Interfere muito

ICIQ-Escore = soma dos itens 1+2+3 =

Escore ≥ 3 = incontinência urinária

Escore ≥ 8 = incontinência severa

QUESTIONÁRIO DE INCONTINÊNCIA FECAL

Você perde	Nunca	1-3 vezes por mês	1 vez na semana	2 ou mais vezes na semana	1 vez/ dia	2 ou mais vezes por dia
Flatos (gases)	0	2	1	2	7	11
Muco	0	1	0	1	0	0
Fezes líquidas	0	1	4	3	2	13
Fezes sólidas	0	2	9	3	4	5

Índice de incontinência fecal = somatório dos pontos

Escore 0 = continência perfeita

1 a 7 = incontinência leve

8 a 14 = incontinência moderada

15 a 20 = incontinência grave

Figura 4.7 Questionários autoaplicáveis para triagem de incontinência urinária e anal na atleta.

A avaliação funcional do assoalho pélvico consiste na inspeção e palpação desses músculos (veja os Capítulos 9 e 11). A contração pode ser visualizada por simples observação durante o exame físico ou por meio de dispositivos como ultrassom ou eletromiografia. Já a medida da contração pode ser feita por palpação vaginal ou com perineômetros ou dinamômetros vaginais.

A palpação vaginal possibilita a observação da habilidade da esportista em contrair e relaxar os músculos do assoalho pélvico com sinergismo adequado, além do tempo em segundos em que consegue sustentar a contração e o número de contrações que consegue realizar. Ainda é possível verificar o trofismo muscular, o tônus, a presença de cicatrizes ou aderências, a presença de contração

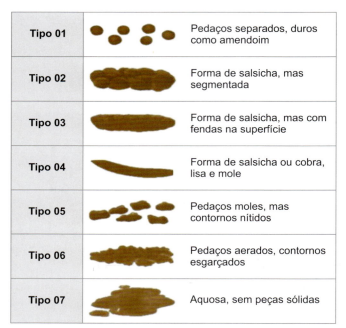

Figura 4.8 Escala de Bristol para caracterização das fezes da atleta: os tipos 1 e 2 indicam constipação; os tipos 3 e 4, trânsito regular, e os tipos 5 a 7, diarreia.

simultânea da musculatura durante a tosse e o aumento ou a redução da sensibilidade.

O manômetro é um aparelho que mede de maneira indireta a força dos músculos do assoalho pélvico por meio de uma sonda vaginal de silicone que detecta a pressão exercida pelas paredes desse órgão durante a contração.

Estudos em atletas têm demonstrado que tanto a pressão vaginal de repouso como a pressão vaginal máxima diferem entre esportistas com e sem incontinência urinária, embora sejam maiores do que em mulheres sedentárias e sem incontinência.

A ultrassonografia tridimensional tem possibilitado a avaliação de maneira não onerosa e não invasiva da forma e da função do assoalho pélvico em mulheres que praticam atividade física.

O exame é feito por meio de um transdutor volumétrico de frequência variável de 4 a 8MHz que é colocado no ângulo de 85 graus de aquisição na região subclitoridiana com a paciente em posição ginecológica e a bexiga vazia. As imagens são realizadas em repouso, durante a manobra de Valsalva e com a contração máxima dos músculos do assoalho pélvico (MAP) (Figura 4.11).

Os parâmetros utilizados são a área do músculo levantador do ânus e o diâmetro do músculo pubovisceral. Para tanto, as aferições são efetuadas durante o repouso, com a contração máxima dos músculos do assoalho pélvico e durante a manobra de Valsalva. É importante também avaliar a descida da bexiga à manobra de Valsalva e os sinais indiretos de deficiência intrínseca do esfíncter da uretra (sinal de *funneling*).

Em esportistas são observadas maior descida do colo da bexiga e maior área do hiato com a manobra de Valsalva, quando comparadas às mulheres sedentárias.

ABORDAGEM

Os princípios que envolvem o tratamento das disfunções do assoalho pélvico na atleta incluem:

- Garantir o aporte energético de acordo com a frequência, a intensidade, o tempo e o tipo de esporte (avaliação do nutricionista ou nutrólogo) (Figura 4.12).
- Manter a hidratação adequada e a quantidade de suplementos, prevenindo a obstipação.
- Minimizar o impacto do peso corporal no solo durante a corrida e os saltos, utilizando calçados adequados.
- Realizar o diagnóstico funcional dos músculos do assoalho pélvico e o acompanhamento com fisioterapeuta especializado para prevenção e reabilitação das disfunções do assoalho pélvico.
- Associar dispositivos anti-incontinência (pessários ou tampões vaginais).

A estreita relação entre os sistemas musculoesquelético e neuroendócrino pode explicar a ocorrência da incontinência atlética. Nesse sentido, sabe-se que as atletas com aporte energético adequado estão menos propensas à ocorrência das disfunções do assoalho pélvico. Considera-se como energia adequada para a prática de esporte (Figura 4.12) a quantidade mínima de 30 quilocalorias por quilo de massa magra por dia (30Kcal/kg mm/dia).

O excesso de suplementos, as dietas restritivas e a hidratação inadequada contribuem para a obstipação com a elevação do risco da incontinência. Assim, as atletas devem ter acompanhamento rigoroso, garantindo os micros e os macronutrientes e a real necessidade de suplementos, como aminoácidos e *Whey Protein*, entre outros.

A fisioterapia é o principal tratamento para as disfunções do assoalho pélvico nessas atletas, as quais se beneficiam de programas educacionais de orientação no que diz respeito às estruturas e funções do assoalho pélvico por meio de imagens ilustrativas, além de orientações referentes aos hábitos miccionais. Deve ser ensinada e treinada a pré-contração ou uma contração simultânea dos músculos do assoalho pélvico durante a realização do exercício.

Técnicos e treinadores também devem ser orientados e podem encorajar as atletas para que realizem a contração muscular durante suas atividades regulares, pois, sem orientação, é improvável que elas se lembrem dessa contração voluntariamente. A introdução desses protocolos como

Por favor, respondas as seguintes questões:	Sempre	Muitas vezes	Às vezes	Poucas vezes	Quase nunca	Nunca
1. Fico apavorada com a ideia de estar engordando						
2. Evito comer quando estou com fome						
3. Sinto-me preocupada com os alimentos						
4. Continuar a comer em exagero faz com que eu sinta que não sou capaz de parar						
5. Corto meus alimentos em pequenos pedaços						
6. Presto atenção à quantidade de calorias dos alimentos que eu como						
7. Evito, particularmente, os alimentos ricos em carboidratos (p.ex.; pão, arroz, batatas etc.)						
8. Sinto que os outros gostariam que eu comesse mais						
9. Vomito depois de comer						
10. Sinto-me extremamente culpada depois de comer						
11. Preocupo-me com o desejo de ser mais magra						
12. Penso em queimar calorias a mais quando me exercito						
13. As pessoas me acham muito magra						
14. Preocupo-me com a ideia de haver gordura no meu corpo						
15. Demoro mais tempo para fazer minhas refeições que as outras pessoas						
16. Evito comer alimentos que contenham açúcar						
17. Costumo comer alimentos dietéticos						
18. Sinto que os alimentos controlam minha vida						
19. Demonstro autocontrole diante dos alimentos						
20. Sinto que os outros me pressionam para comer						
21. Passo muito tempo pensando em comer						
22. Sinto desconforto após comer doces						
23. Faço regimes para emagrecer						
24. Gosto de sentir meu estômago vazio						
25. Gosto de experimentar novos alimentos ricos em calorias						
26. Sinto vontade de vomitar após as refeições						

Figura 4.9 Questionário de avaliação do comportamento alimentar – *Eating Attitude Test* (EAT-26).

Tabela 4.1 Escores do domínio do FSFI para avaliação da função sexual

Domínio	Questão	Variação do escore	Fator	Escore mínimo	Escore máximo
Desejo	1,2	1-5	0,6	1,2	6,0
Excitação	3,4.5,6	0-5	0,3	0	6,0
Lubrificação	7, 8,9,10	0-5	0,3	0	6,0
Orgasmo	1 1, 12, 13	1-5	0,4	0	6,0
Satisfação	14, 15, 16	0 (ou 1)-5*	0,4	0,8	6,0
Dor	17, 18, 19	0-5	0,4	0	6,0
Escore total				2,0	36,0

*Variação para o item 14 = 0-5; variação para os itens 15 e 16 = 1-5.

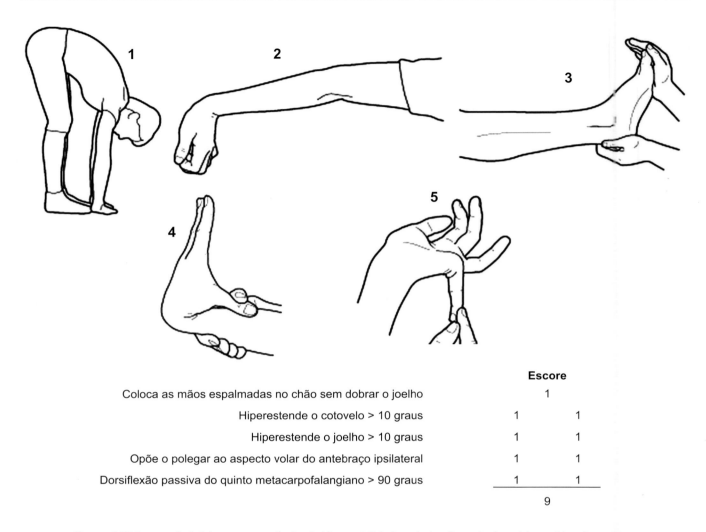

Figura 4.10 Escores de Beighton para avaliação da hipermobilidade articular. O resultado ≥ 4 é considerado positivo.

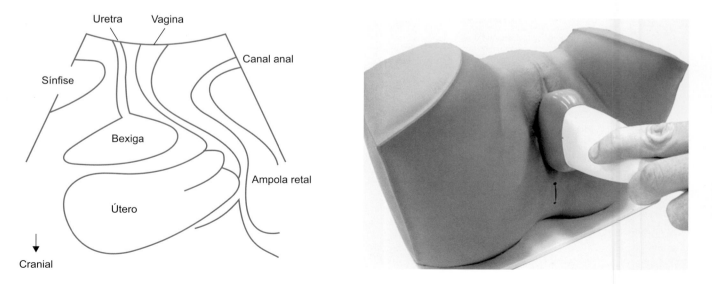

Figura 4.11 Posição da paciente e do transdutor para a realização da ultrassonografia transperineal.

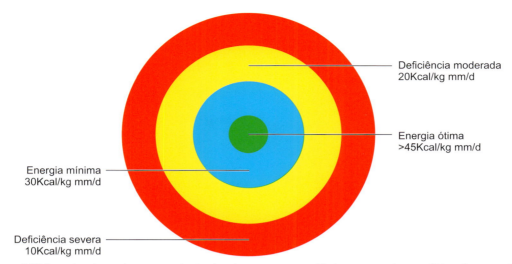

Figura 4.12 Energia adequada para regulação dos sistemas neuroendócrino e musculoesquelético das esportistas.

parte do programa de treinamento pode ser uma estratégia válida para prevenção das disfunções do assoalho pélvico.

Como as atletas estão acostumadas ao treinamento regular, a adição de protocolos de treinamento para os músculos do assoalho pélvico três a quatro vezes por semana não seria uma sobrecarga, promovendo contrações eficientes durante o aumento repentino da pressão intra-abdominal.

Pessários vaginais são dispositivos produzidos com silicone, substância inerte para a mucosa vaginal, e isentos de látex. Os modelos mais usados em caso de incontinência em atletas são os discos para incontinência, o anel com botão e o cubo (Figura 4.13).

CONSIDERAÇÕES FINAIS

O exercício físico regular, realizado de maneira correta e associado à alimentação adequada, é o fator mais importante na prevenção das principais doenças cronicodegenerativas, o que só tem a melhorar a qualidade de vida das mulheres.

A busca por resultado competitivo, aliada à pressão dos patrocinadores, pais e dos próprios técnicos, tem aumentado as desordens neuroendócrinas e do sistema musculoesquelético. Assim, o assoalho pélvico das atletas deve estar preparado para o aumento súbito da pressão intra-abdominal, para as demandas energéticas de cada modalidade e para a realização de uma pré-contração automática concordante com a biomecânica da atividade esportiva.

Os profissionais que lidam com praticantes de esportes de alto rendimento e alto impacto devem reconhecer as atletas de risco para as disfunções do assoalho pélvico e encaminhá-las a um serviço de acompanhamento multiprofissional.

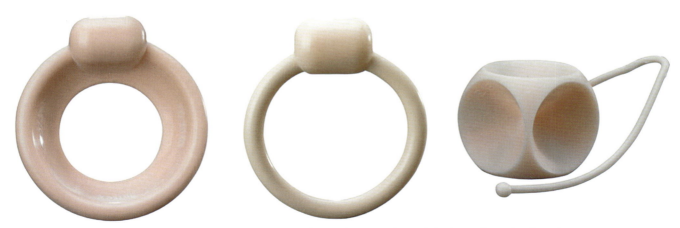

Figura 4.13 Pessários para incontinência atlética: disco para incontinência; anel com botão; cubo.

Leitura complementar

Almeida MBA, Barra AA, Saltiel F, Silva-Filho AL, Fonseca AM, Figueiredo EM. Urinary incontinence and other pelvic floor dysfunctions in female athletes in Brazil: a cross-sectional study. Scand J Med Sci Sports 2015; 26:1109-16.

Araujo MP et al. Avaliação do assoalho pélvico em atletas: existe relação com a incontinência urinária? Rev Bras de Medicina do Esporte 2015; 21:442-6.

Araújo MP, Oliveira E, Zucchi EV, Trevisani VF, Girão MJ, Sartori MGF. The relationship between urinary incontinence and eating disorders in female long-distance runners. Rev Assoc Med Brás 2008; 54(2):146-9.

Araujo MP, Sartori MGF, Manoel JBCG. Athletic incontinence: proposal of a new term for a new woman. Rev Bras Ginecol Obstet 2017; 39(9): 441-2.

Ashton-Miller JA, DeLancey JOL. Functional anatomy of the female pelvic floor. Ann NY Acad Sci 2007; 1101:266-96.

Bo K, Borgen JS. Prevalence of stress and urge urinary incontinence in elite athletes and controls. Med Sci Sports Exerc 2001; 33:1797-802.

Bo K, Sherburn M. Evaluation of female pelvic-floor muscle function and strength. Phys Ther 2005; 85(3):269–282.

Bø K. Urinary incontinence, pelvic floor dysfunction, exercise and sport. Sports Med 2004; 34(7):451-64.

Braun H, Koehler K, Geyer H, Kleiner J, Mester J, Schanzer W. Dietary supplement use among elite young German athletes.

Broso R, Subrizi R. Problemi ginecologici nelle atlete. Minerva Ginecol 1996; 48:99-106.

Carls C. The prevalence of stress urinary incontinence in high school and college-age female athletes in the Midwest: implications for education and prevention. Urol Nurs 2007; 27(1):21-439.

De Souza MJ, Williams NI. Physiological aspects and clinical sequelae of energy deficiency and hypoestrogenism in exercising women. Hum Reprod Update 2004; 10(5):433-48.

Dumoulin C, Hay-Smith J. Pelvic floor muscle training versus no treatment, or inactive control treatments, for urinary incontinence in women. Cochrane Database Syst Rev. In: The Cochrane Library 2014; (1):CD005654. doi:10.1002/14651858.CD005654.pub1.

Eliasson K, Larsson T, Matisson E. Prevalence of stress incontinence in nulliparous elite trampolinists. Scand J Med Sci Sports 2002; 12(2):106-10.

Gokhale R, Chandrashekara S, Vasanthakumar KC. Cytokine response to strenuous exercise in athletes and non-athletes an adaptive response. Cytokine 2007 Nov; 40(2):123-7. Epub 2007 Oct 22.

Goldstick O, Constantini N. Urinary incontinence in physically active women and female athletes. Br J Sports Med 2014; 48:296-8.

Jácome C, Oliveira D, Marques A, Sá-Couto P. Prevalence and impact of urinary incontinence among female athletes. Int J Gyn Obst 2011; 114:60-3.

Joy EA, Van Hala S, Cooper L. Health-related concerns of the female athlete: a life span approach. Am Fam Physician 2009; 79:489-95.

Leitão MB, Lazzoli JK, Oliveira MAB et al. Posicionamento oficial da Sociedade Brasileira de Medicina do Esporte: atividade física e saúde da mulher. Rev Bras Med Esporte 2000; 6:215-20.

MacLennan AH, Taylor AW, Wilson DH, Wilson D. The prevalence of pelvic floor disorders and their relationship to gender, age, parity and mode of delivery. BJOG 2000; 107:1460-70.

Mountjoy M, Sundgot-Borgen J, Burke LA. Authors' 2015 additions to the IOC consensus statement: Relative Energy Deficiency in Sport (RED-S). Br J Sports Med 2015; 49:417-20.

Nygaard IE, Delancey JOL, Arnsdorf L. Exercise and incontinence. Obstet Gynecol 1990; 75:848-51.

Nygaard IE, Thompson FL, Svengalis SL, Albright JP. Urinary incontinence in elite nulliparous athletes. Obstet Gynecol 1994; 84(2):133-7.

Nygaard IE. Does prolonged high-impact activity contribute to later urinary incontinence? A retrospective cohort study of female Olympians. Obstet Gynecol 1997; 90:718-22.

Ree ML, Nygaard I, Bø K. Muscular fatigue in the pelvic floor muscles after strenuous physical activity. Acta Obstet Gynecol Scand. 2007; 86(7):870-6.

Rivalta M, Sighinolfi MC, Micali S, De Stefani S. Urinary incontinence and sport: first and preliminary experience with a combined pelvic floor rehabilitation program in three female athletes. Health Care Women Int 2010: 31:435-43.

Sherman RT, Thompson RA. Practical use of the International Olympic Committee Medical Commission position stand on the Female Athlete Triad: a case example. Int J Eat Disord 2006; 39:193-201.

Silva LH, Serezuella KC, Bordini A, Citadini JM. Relação da incontinência urinária de esforço com a prática de atividade física em mulheres nuliparas. Salusvita 2005; 24(2):195-218

Silva PRP, Machado Júnior LC, Figueiredo VC et al. Prevalência do uso de agentes anabólicos em particantes de musculação de Porto Alegre. Arq Bras Endocrinol Metab 2007; 51(1):104-10.

Sung VW, Hampton BS. Epidemiology of pelvic floor dysfunction. Obstet Gynecol Clin N Am 2009; 36:21-43

Tamanini JTN. Validação para o português do "International Consultation on Incontinence Questionnaire – Short Form (ICIQ-SF)". Rev Saúde Publica 2004; 38:438-44.

Thyssen HH, Clevin L, Olesen S, Lose G. Urinary incontinence in elite female athletes and dancers. Int Urogynecol JPF Dysfunct 2002; 13(1):15-7.

Vitton V, Baumstarck-Barrau K, Brardjanian S, Caballe I, Bouvier M, Grimaud JC. Impact of high-level Sport practice on anal incontinence in a healthy young female population. J Womens Health 2011; 5(20):757-63.

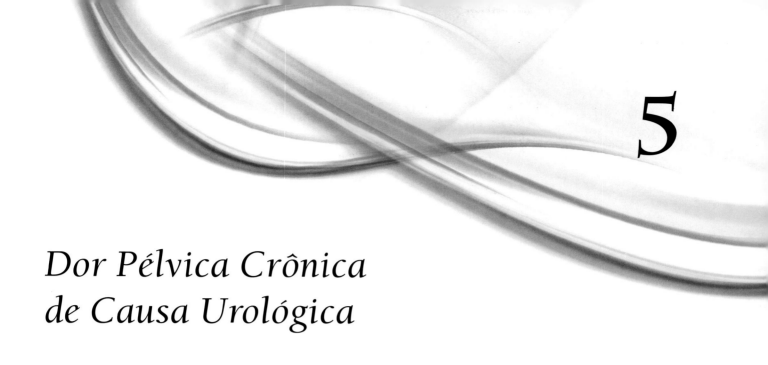

5

Dor Pélvica Crônica de Causa Urológica

Rogério de Fraga | Gino Pigatto Filho | Thiago Hota

INTRODUÇÃO

A dor pélvica crônica (DPC) é uma situação complexa, frequentemente estigmatizante para a paciente e desafiadora para o médico e o cuidador. Aquele que se propõe a investigar e tratar essa condição necessita ter um forte conceito humanístico, uma visão holística não só do conceito de saúde física, mas do impacto social que esse sintoma frequentemente tem na vida da paciente.

Muitas vezes é difícil identificar o momento inicial do processo álgico, não sendo incomum que as pacientes já tenham sido atendidas por diversos médicos, recebido os mais diferentes diagnósticos e se envolvido em situações de grande estresse, e que em alguns momentos cheguem a desacreditar na solução de seu problema. No entanto, é dever do médico renovar as expectativas da paciente e reafirmar a possibilidade de melhora de seu quadro, principalmente quando passa por terapias multimodais e por diversos níveis de tratamento. Para isso é necessário o comprometimento de toda a equipe multidisciplinar com a paciente com vistas à otimização funcional e à reintegração social.

Entre as causas urológicas para a DPC, a principal é a síndrome da bexiga dolorosa (SBD), também conhecida como cistite intersticial, que será o foco deste capítulo.

OBJETIVOS

Ao final do capítulo o leitor deverá:
- Conhecer a definição da SBD.
- Conhecer a epidemiologia da SBD.
- Entender as principais teorias etiopatogênicas.
- Saber diagnosticá-la.
- Reconhecer seus diagnósticos diferenciais.
- Dominar as linhas gerais de seu tratamento.

DEFINIÇÃO

A SBD consiste em um diagnóstico clínico com base no relato de sintomas dolorosos crônicos (com início há mais de 6 semanas) provenientes da bexiga ou da pelve da paciente, associados à urgência urinária e à polaciúria e na ausência de causas patológicas que justifiquem esses achados. Trata-se, portanto, de um diagnóstico de exclusão. Sua definição exata, no entanto, apresenta variações conforme a data e a literatura consultada (Quadro 5.1).

Historicamente, a SBD era chamada de cistite intersticial. Entretanto, essa expressão não parece apropriada por não existir evidência patológica de inflamação vesical nem de anormalidades do interstício vesical. Mesmo assim, essa denominação permanece muito usada em razão do grande volume de pesquisas já realizadas que a

32 SEÇÃO I | Introdução

Quadro 5.1 Definições de cistite intersticial ao longo do tempo

Ano	Definição	Fonte
1887	Uma inflamação que destruiu parcial ou completamente a membrana mucoide e se estendeu para as paredes musculares	Skene, 1887
1915	Uma forma peculiar de ulceração da bexiga cujo diagnóstico depende de sua resistência a todas as formas comuns de tratamento em pacientes com sintomas de frequência urinária (espasmos)	Hunner, 1915
1951	Pacientes que sofrem cronicamente de problemas na bexiga, ou seja, que se sentem angustiadas não apenas em alguns períodos, mas constantemente, com a necessidade de urinar todas as horas do dia, assim como sofrem de dores a cada micção	Bouarque, 1951
1978	Sintomas inespecíficos e altamente subjetivos de frequência e urgência que são aliviados com a micção quando associada a glomerulações após distensão da bexiga sob anestesia	Messing e Stamey, 1978
1990	Critérios NIDDK revisados: dor associada à urgência urinária ou da bexiga e glomerulações ou úlcera de Hunner à cistoscopia sob anestesia em pacientes com 9 meses ou mais de sintomas – pelo menos oito micções por dia e uma à noite, e capacidade urinária à cistometria < 350mL	Wein e cols., 1990
1997	Critérios segundo a Base de Dados da Intersticial Cystitis NIDDK: urgência ou frequência inexplicada (sete ou mais micções por dia) ou dor pélvica com pelo menos 6 meses de duração na ausência de outras causas definíveis	Simon e cols., 1997
2008	European Society for the Study of Interstitial Cystitis: dor pélvica crônica (> 6 meses), pressão ou desconforto percebidos como relacionados com a bexiga, acompanhados por pelo menos outro sintoma urinário, como urgência persistente de urinar ou frequência. Devem ser excluídas as doenças que possam causar confusão quanto aos sintomas	Van de Merwe e cols., 2008
2009	Japanese Urological Association: doença da bexiga diagnosticada por três condições: (1) sintomas do trato urinário inferior, como frequência urinária, hipersensibilidade da bexiga e/ou dor na bexiga; (2) patologia da bexiga comprovada endoscopicamente por úlcera de Hunner e/ou sangramento da mucosa após superdistensão; e (3) exclusão de doenças como infecções, malignidades ou cálculo do trato urinário	Homma e cols., 2009
2009	Encontro informal de consenso internacional da Society for Urodynamics and Female Urology: sensação desagradável (dor, pressão, desconforto) percebida como relacionada com a bexiga, associada a sintomas do trato urinário inferior com mais de 6 semanas de duração na ausência de infecção ou outras causas identificáveis	Hanno e Dmochowski, 2009

Fonte: Campbell-Walsh Urology. 10. ed.

consagraram a fim de manter a continuidade com os tempos atuais.

A presença ou ausência de glomerulações vesicais, também conhecidas com úlceras de Hunner, auxilia a determinação do comportamento da doença e sua resposta ao tratamento. Essas úlceras estão presentes em apenas 5% a 10% das pacientes, não sendo consideradas atualmente fundamentais para o diagnóstico.

EPIDEMIOLOGIA

As várias definições de SBD dificultam a determinação de sua prevalência exata. Nos EUA, é estimada sua ocorrência em 850 para cada 100.000 mulheres e 60 para cada 100.000 homens, sendo, portanto, muito mais frequente em mulheres. A SBD se torna mais constante a partir da quarta década de vida, embora seus sintomas já tenham sido reconhecidos até mesmo em crianças.

Não há diferenças claras quanto às raças e/ou etnias. Contudo, existe aparentemente uma suscetibilidade genética sugerida por estudos em gêmeos monozigóticos, assim como uma evidente associação entre SBD e outras condições somáticas. Vulvodínia esteve associada em até 80% das pacientes com SBD, deixando uma indagação a respeito de um processo patológico comum entre essas duas síndromes. Cerca de 30% das pacientes com SBD apresentam síndrome do cólon irritável, possivelmente em virtude da sensibilidade aumentada ao estiramento visceral. A fibromialgia, entre as síndromes somáticas, é a que apresenta sobreposição mais importante com a SBD, curiosamente exibindo uma distribuição geográfica, terapêutica e sintomas associados praticamente idênticos. Outras síndromes ligadas a ela são depressão, síndrome de Sjögren, síndrome da fadiga crônica, doença inflamatória intestinal e síndrome do pânico.

Nenhum estudo conseguiu demonstrar qualquer relação entre a SBD e o processo neoplásico vesical.

ETIOLOGIA E PATOLOGIA

A origem da SBD é provavelmente multifatorial, embora um ou mais processos possam predominar.

Apesar de a associação dos sintomas a um possível gatilho infeccioso ser uma hipótese atraente, ainda não foi evidenciada de maneira consistente uma associação entre SBD e qualquer tipo de bactéria, vírus ou fungo.

Quadro 5.2 Critérios diagnósticos para cistite intersticial segundo o National Institute of Diabetes and Digestive and Kidney Disease (NIDDK)

Para serem internadas com cistite intersticial, as pacientes devem apresentar glomerulações no exame cistoscópico ou úlcera de Hunner clássica, além de dor associada à bexiga ou à urgência urinária. Um exame para glomerulações deve ser realizado após a distensão da bexiga sob anestesia a 80 a 100cmH$_2$O por 1 a 2 minutos. A bexiga pode estar distendida até duas vezes antes da avaliação. As glomerulações devem ser difusas – presentes em pelo menos três quadrantes da bexiga – e deve haver pelo menos 10 glomerulações por quadrante. As glomerulações não devem estar ao longo do caminho do cistoscópio (para eliminar o artefato da instrumentação do contato). A presença de qualquer um dos seguintes itens exclui o diagnóstico de cistite intersticial:

Capacidade da bexiga >350mL em cistometria usando gás ou líquido como meio de enchimento

Ausência de desejo intenso de esvaziar após bexiga preenchida com 100mL de gás ou 150mL de meio de enchimento líquido

Demonstração de contrações involuntárias da bexiga à cistometria usando a taxa de preenchimento descrita

Duração dos sintomas < 9 meses

Ausência de noctúria

Sintomas aliviados por agentes antimicrobianos, agentes assépticos urinários, agentes anticolinérgicos ou agentes antiespasmódicos

Frequência de micção enquanto acordada <8 vezes por dia

Diagnóstico de cistite bacteriana ou prostatite dentro do período de 3 meses

Cálculos da bexiga ou ureterais

Herpes genital ativo

Câncer uterino, cervical, vaginal ou uretral

Divertículo uretral

Cistite por ciclofosfamida ou qualquer tipo de agente químico

Cistite tuberculosa

Cistite por radiação

Tumores benignos ou malignos da bexiga

Vaginite

Idade < 18 anos

Fonte: Campbell-Walsh Urology. 10. ed.

Em razão da ausência de resposta da SBD ao uso de antibióticos, também se torna muito improvável a teoria de que as infecções em curso integrem o processo patológico.

O mecanismo neuroimunológico aparentemente desempenha um papel importante na origem da SBD. A liberação excessiva de neurotransmissores e a presença de mediadores inflamatórios mastocitários parecem ser responsáveis pelo desenvolvimento dos sintomas. Essa inflamação desencadearia um processo de neuroplasticidade com alterações morfológicas em neurônios motores e sensoriais que justificariam o processo álgico a longo prazo após a resolução de uma suposta inflamação inicial. Até um terço das pacientes refere um episódio de infecção urinária aguda antecedendo imediatamente o início dos sintomas. No entanto, até o momento, ainda não está claro o papel real da autoimunidade na SBD.

Também é possível a ocorrência de uma hiperalgesia cruzada de órgãos pélvicos, em função de um processo patológico em outra víscera pélvica que divida uma via neurológica aferente comum com a bexiga. Assim, outros processos patológicos, como a endometriose ou a síndrome do intestino irritável, poderiam atuar como gatilhos para uma sensibilidade vesical aumentada. Esse processo foi demonstrado em estudos com roedores. A hiperalgesia cruzada também é o motivo de algumas pacientes apresentarem melhora ou piora de seus sintomas vesicais de acordo com as variações em sua dieta.

Os mastócitos apresentam forte relação causal com a SBD, tanto como mecanismo patogenético quanto como marcador patológico da doença. Em geral, são células associadas a processos alérgicos e inflamatórios agudos, com a participação de fatores como angiogênese, remodelação óssea, doença ulcerosa péptica, aterosclerose e defesa contra neoplasias. Recentemente, têm sido associados a um espectro de doenças neuroinflamatórias, especialmente aquelas que apresentam piora diante do estresse, como migrânea, esclerose múltipla, dermatite atópica, síndrome do intestino irritável e SBD. Essas células produzem histamina, que causa dor, hiperemia e fibrose, todas condições evidentes da SBD. O estradiol tende a aumentar a secreção de histamina pelos mastócitos em resposta à substância P, o que pode justificar a frequência muito maior da SBD em mulheres. No entanto, a baixa resposta aos anti-histamínicos torna improvável que a mastocitose vesical seja um fator primário na SBD. O mais aceito é que a mastocitose seria uma consequência de alguma lesão primária ao urotélio (Figura 5.1).

Em 1990, Parson e Hurst criaram o conceito de que a SBD em um subgrupo de pacientes seria secundária a um defeito na camada de GAG da superfície epitelial. Na ausência dessa camada, aumentariam a suscetibilidade às infecções e a produção de óxido nítrico no urotélio. Nota-se também aumento da presença de substância P nos terminais aferentes das fibras C intraepiteliais. Consequentemente, há uma vasodilatação local, além do aumento da

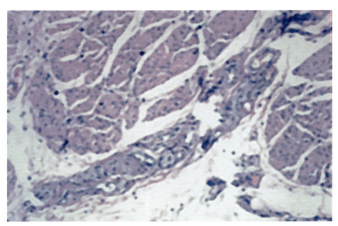

Figura 5.1 Lâmina de músculo detrusor demonstrando mastocitose e hipertrofia neural. (Campbell-Walsh: Urology. 10. ed: 371.)

permeabilidade dos vasos e da membrana mucosa urotelial. Uma evidência da influência da permeabilidade mucosa no processo patológico é obtida pelo teste de sensibilidade do potássio. Parson e cols. instilaram água em voluntários com e sem cistite intersticial que não apresentavam dor. Quando foi instilado 0,4M de cloreto de potássio, 4% dos indivíduos normais tiveram dor, contra 70% daqueles com cistite intersticial. No entanto, essa não é uma situação específica, uma vez que esse teste também desencadeia sintomas em pacientes com cistite actínica, cistite química, infecções urinárias e endometriose e em homens com prostatite. Assim, o impacto da permeabilidade vesical como causa primária ou consequência de um processo permanece obscuro.

O fator antiproliferativo (FA) também desempenha um papel na geração de sintomas em pacientes com SBD. Trata-se de um lipoglicopeptídeo presente no urotélio de pacientes com SBD, porém não em pacientes saudáveis, e está associado à redução da produção do fator de crescimento epidérmico ligante da heparina (HB-EGF). Teoricamente, uma variedade de lesões (infecção, trauma, superdistensão) poderia desencadear redução do HB-EGF se o FA estiver presente e, consequentemente, resultar na SBD.

Segundo a teoria neurobiológica, a ativação de nervos sensoriais, especificamente das fibras álgicas, por processos como inflamação crônica ou traumas em nervos periféricos pode desencadear inflamação pela liberação de neuropeptídeos, como substância P, neurocinina A e proteína relacionada com o gene da calcitonina. A partir desse processo, ocorreriam aumento da permeabilidade vascular, edema tissular e degranulação de mastócitos, além de adesão leucocitária. Os mediadores inflamatórios também poderiam desencadear aumento da permeabilidade em superfícies epiteliais. Dessa maneira, a teoria neurobiológica é atraente, pois acomoda as teorias infecciosa, imunológica e autoimune.

Algumas teorias afirmam que o contato de alguns componentes urinários com o interstício vesical poderia resultar em resposta inflamatória, seja por toxicidade, seja por reações imunológicas. Essa teoria é reforçada pelo fato de que mesmo as pacientes submetidas à cistoplastia de substituição ou a derivações continentes apresentaram falha em seu tratamento, desenvolvendo dor crônica na neobexiga com achados histológicos similares aos da SBD.

DIAGNÓSTICO

Clinicamente, quando diagnosticada, a paciente se apresenta com queixa de desconforto pélvico/vesical crônico frequentemente associado a dor ao enchimento vesical e sensibilidade à palpação da pelve, especialmente na região suprapúbica. O espectro de sintomas é bastante variável; no entanto, são característicos um grande desconforto com o enchimento vesical e o alívio com a micção.

Algumas pacientes podem se referir à sensação vesical como pressão ou desconforto ou até mesmo como espasmos vesicais. A intensidade varia de uma pressão suave até dor intensa e debilitante.

O local da dor geralmente é referido como suprapúbico ou uretral; todavia, há pacientes que relatam dores laterais no abdome e até mesmo na região lombar durante o enchimento vesical.

Os sintomas costumam aparecer gradualmente, com dor, polaciúria e urgência sensorial, aumentando progressivamente ao longo dos meses. Um pequeno grupo de pacientes pode relatar início intenso e abrupto dos sintomas, chegando a lembrar o dia em que os sintomas começaram. A maioria não irá identificar o momento em que iniciou a dor, mas algumas referem ter seus sintomas se iniciado após um trauma, infecção urinária ou procedimento cirúrgico. Algumas pacientes podem ter seus sintomas exacerbados por alimentos, bebidas, situações de estresse, atividade sexual ou na fase lútea do ciclo menstrual.

A paciente urina frequentemente para evitar a dor causada pela distensão vesical. Convém diferenciar essa situação de pacientes com urgeincontinência, que urinam frequentemente não por causa da dor, mas para evitar a perda urinária. Pacientes com SBD podem urinar até 60 vezes ao dia, prejudicando imensamente sua atividade diária e o contato social. Em razão das interrupções frequentes, essas pacientes apresentam alterações importantes no sono, ocasionando grande impacto na qualidade de vida.

Em estudo com 985 pacientes, 88% apresentaram disfunção sexual e 90% deram indicações de sintomas sexuais diretamente relacionados com a SBD, como dor vesical e urgência urinária durante o sexo.

Como mencionado previamente, a SBD apresenta forte associação a outras condições somáticas, como vulvodínia (em até 80% dos casos), fibromialgia e síndrome do intestino irritável.

O exame físico demonstra sensibilidade abdominal no assoalho pélvico e na região uretral. Alodínia pode estar presente. Uma condição frequentemente associada consiste em sensibilidade e contratura à palpação do músculo levantador do ânus, devendo ser descartadas outras condições patológicas que possam desencadear sintomas semelhantes, como divertículo uretral e prolapsos genitais, além de neoplasias urogenitais. O exame físico pode eventualmente apresentar uma situação muito dolorosa e traumática para pacientes com DPC. Assim, pode ser interessante dar início a um teste terapêutico com analgésicos antes da realização do primeiro exame.

A urinálise se mostrará normalmente repetida com culturas negativas, sendo incomum essas pacientes terem realizado diversos exames na tentativa frustrada de comprovar uma infecção urinária não existente. Eventualmente, as pacientes irão apresentar culturas positivas, porém nada muda a rotina diagnóstica, uma vez que elas têm a mesma chance da população geral de apresentar infecções do trato urinário. Para as pacientes com vida sexualmente ativa, é interessante a realização de culturas para clamídia. Em pacientes com hematúria, a citologia oncótica e a cistoscopia constituem um passo obrigatório para descartar malignidade ou litíase urinária. Entretanto, 33% apresentarão hematúria macroscópica sem que seja denotada alguma condição grave.

A avaliação de urina residual é bem interessante, pois avalia a capacidade de esvaziamento vesical, a atividade detrusora e a possível contratura da musculatura pélvica, e pode ser realizada com cateterismo após a micção, o que pode ser doloroso para a paciente, ou de maneira mais confortável com um aparelho de ultrassonografia.

A avaliação urodinâmica exerce um papel diagnóstico limitado, visto não reunir critérios definidos para essa doença, podendo causar grande desconforto para a doente e devendo ser realizada em caso de confusão diagnóstica com outras situações, como incontinência urinária ou obstrução infravesical.

O teste de sensibilidade do potássio não é recomendável em razão de sua baixa especificidade e por poder ser extremamente doloroso para as pacientes e não mudar em nada o raciocínio diagnóstico ou terapêutico.

O teste de instilação de lidocaína também apresenta baixa especificidade e se encontra em desuso.

A cistoscopia não é fundamental para o diagnóstico da SBD; no entanto, como se trata de uma doença de exclusão, torna-se interessante para exclusão de outras patologias, como cálculos, erosões de telas genitais ou neoplasias, e permite, também, o diagnóstico de úlceras de Hunner,

glomerulações e realização de biópsias, em que pode ser constatada mastocitose vesical. Também tem seu papel bem estabelecido na terapêutica, quando é necessária para a realização de cauterização de glomerulações e da hidrodistensão vesical (Figuras 5.2 e 5.3).

A hidrodistensão vesical pode ser considerada tanto uma modalidade diagnóstica como terapêutica e é um procedimento realizado sob anestesia em que a bexiga é preenchida a $80cmH_2O$ por 1 a 2 minutos, sendo então drenada e repreenchida. É fundamental que o procedimento seja realizado sob anestesia, dado que essa pressão dificilmente seria suportada a seco. Após a reinstilação vesical será possível observar diversas petéquias hemorrágicas. Nesse momento poderão ser visualizadas tanto as úlceras de Hunner como as glomerulações. As úlceras de Hunner podem estar presentes em 5% a 10% das pacientes. Para esse subgrupo, a fulguração dessas lesões pode promover a melhora dos sintomas. Glomerulações são achados inespecíficos, podendo estar presentes após radioterapia, cistite química, diálise e depois da derivação vesical, quando a bexiga permanece longos períodos sem uso. Apesar dos relatos de associação dessas lesões a sintomas e respostas terapêuticas, não existe evidência de que esses dados tenham impacto importante no tratamento ou no prognóstico.

Na investigação é interessante a indicação de alguma modalidade de imagem, de modo a descartar anormalidade anatômica que possa desencadear dor pélvica crônica. Na rotina médica, uma ultrassonografia realizada por profissional de confiança é considerada um exame acessível, rápido, barato, pouco invasivo e com razoável sensibilidade.

DIAGNÓSTICO DIFERENCIAL

O principal foco em relação às pacientes com dor vesical é a exclusão de neoplasia vesical, a qual pode se apresentar com dor vesical, com ou sem hematúria. A massa vesical, no entanto, é achado infrequente de malignidade, estando presente apenas em casos de doença muito avançada. Assim, todas as pacientes em investigação de SBD com hematúria ou fatores de risco para neoplasia de bexiga devem ser submetidas à cistoscopia e à citologia urinárias.

As massas pélvicas benignas também podem causar desconforto e sintomas urinários, sendo um dos exemplos os leiomiomas volumosos com compressão vesical.

As patologias intravesicais podem desencadear dor pélvica e sintomas de trato urinário inferior. São exemplos comuns a cistolitíase e a extrusão de tela protética em pós-operatório de cirurgia pélvica, mas, eventualmente, até mesmo corpos estranhos podem ser encontrados. Cateterismo vesical crônico, *stent* uretral, transplante renal e algumas medicações, como fluoroquinolonas e indinavir, são fatores de risco para litíase vesical.

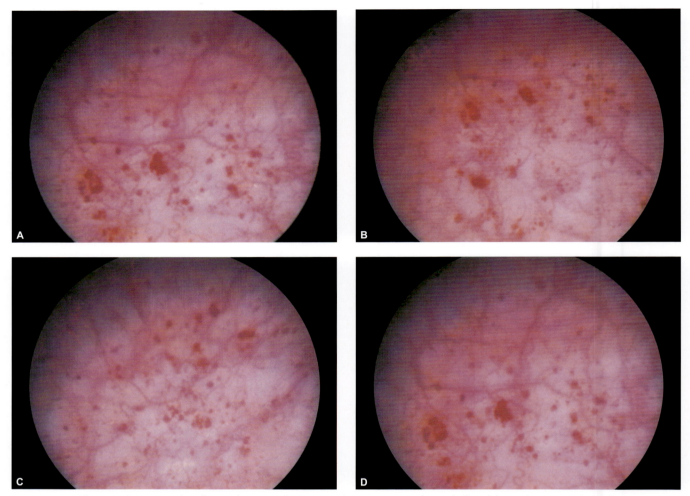

Figura 5.2 Aspecto das glomerulações vesicais em paciente com SBD. (Campbell-Walsh: Urology. 10. ed: 382.)

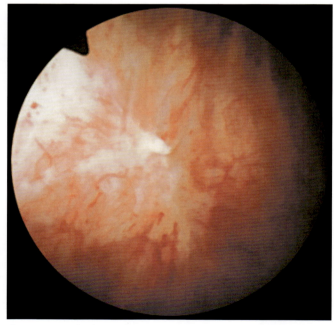

Figura 5.3 Típica lesão de Hunner antes da hidrodistensão. (Campbell-Walsh: Urology. 10. ed: 383.)

O divertículo uretral, uma causa potencial para dor vesical e desconforto pélvico, está associado a infecções de repetição, dispareunia, disúria e sensação de massa vaginal. Uma queixa bastante comum é o gotejamento pós-miccional.

Pacientes com transtornos neurológicos e obstrutivos infravesicais, como ausência de relaxamento da musculatura pélvica ou distopia genital, apresentam graus variados de retenção urinária crônica, podendo ser causa de desconforto e até de dor vesical. Para avaliação dessas patologias é importante a análise do resíduo miccional.

Em algumas pacientes, as infecções urinárias podem ser muito frequentes, simulando algumas vezes sintomas da SBD. Cabe frisar que a febre não entra no *hall* de sintomas dessa dor, devendo ser investigadas as condições infecciosas diante de tal situação. As infecções por clamídia e gonococo devem ser investigadas em pacientes de risco para doenças sexualmente transmissíveis.

A bexiga hiperativa pode se apresentar com sintomas de polaciúria e urgência miccional, mas não está associada à dor (Figura 5.4).

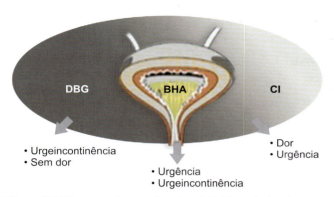

Figura 5.4 Diagrama do espectro dos distúrbios miccionais sensoriais e motores. (DBG: disfunção de bexiga neurogênica; BHA: bexiga hiperativa; CI: cistite intersticial.) (Botulinum Toxin in Urology. Springer, 2011: 80.)

TRATAMENTO

Existem diversos tipos de tratamento para a SBD. A dificuldade em seu tratamento se deve ao fato de sua etiologia não estar ainda bem elucidada, seus sintomas variarem consideravelmente entre as pacientes e de haver poucos estudos de qualidade sobre a eficácia e a segurança dos tratamentos.

O médico deve ter em mente que o tratamento deve ser individualizado, uma vez que algumas terapias serão resolutivas para algumas, porém pouco efetivas para outras. Dessa maneira, é mais frequentemente preconizada a abordagem por etapas com base nas características e na intensidade dos sintomas.

A cura da cistite intersticial ainda é um processo improvável, mas é possível proporcionar grande alívio dos sintomas e almejar uma boa qualidade de vida. Além disso, é importante que a paciente entenda as expectativas, os danos e os benefícios de cada abordagem e que a decisão seja tomada em conjunto. Ela deve estar ciente de que existe a possibilidade de falha, mas também de que há boas opções com chances de sucesso. As terapias devem ser implementadas gradualmente para que seja possível monitorar a efetividade de cada uma delas. As pacientes que procuram auxílio para resolver uma condição mais crítica merecem pular etapas de modo a otimizar seu tratamento e reduzir o sofrimento.

Medidas iniciais

A paciente deve compreender o diagnóstico e os principais sintomas, almejar expectativas realistas sobre o tratamento e entender o caráter crônico e variável da doença, devendo estar ciente desde o início de que pode precisar de mais medidas terapêuticas para que o tratamento seja bem-sucedido.

Doenças concomitantes que possam exacerbar os sintomas da SBD devem ser o primeiro foco do tratamento. Entre essas se encontram infecções urinárias, endometriose, vulvodínia, doença inflamatória intestinal e fibromialgia. Nessas situações, a discussão do caso com outro especialista pode ajudar a otimizar o tratamento.

A depressão e a ansiedade são condições frequentemente associadas e que devem receber muita atenção desde o início. Um terapeuta especializado pode auxiliar muito o tratamento. Como a SBD é uma patologia com forte componente somático, não é incomum que as pacientes tenham seus sintomas questionados por familiares e até mesmo por médicos. Assim, é fundamental reafirmar e garantir uma boa relação de confiança entre as partes.

Primeira linha

As medidas empregadas nessa fase são de baixo risco e consistem basicamente em mudanças comportamentais:

- Evitar alimentos e bebidas que possam desencadear ou piorar os sintomas (os mais comuns são álcool, cafeína, adoçantes e condimentos). No entanto, depara-se na prática diária com relatos sobre os mais variáveis alimentos que desencadeiam esse processo. Dietas altamente restritivas não são recomendadas, pois algumas vezes demandam uma cota grande de sacrifício e não contam com o suporte da literatura.
- Um hábito muito positivo consiste na adição de terapias com o emprego de calor local na pelve e no períneo. A maneira de aplicação deve estar de acordo com o bem-estar da paciente, podendo ser na forma de compressas mornas, banhos de assento ou bolsas de água quente.
- Convém procurar evitar ou reduzir atividades que possam desencadear a dor, como alguns tipos de exercício e a atividade sexual, especialmente nas posições que comprimam a bexiga.
- A adoção de um diário de atividades e sintomas pode ser muito interessante. O diário miccional auxilia o médico a manejar a ingestão de fluidos pela paciente. Algumas apresentam piora dos sintomas com urina mais concentrada, tornando necessário o aumento da ingesta, e outras têm mais dor ao enchimento vesical, beneficiando-se da restrição líquida.

Com essas medidas, a expectativa é a de que 45% das paciente melhorem seus sintomas.

Segunda linha

A segunda linha terapêutica consiste em terapias que podem causar efeitos colaterais e demandar tempo:

- Algumas pacientes apresentam quadro de dor miofascial pélvica importante, e a palpação de determinados gatilhos pode desencadear dor intensa. Fisioterapia com foco no relaxamento nesses pontos, *biofeedback*

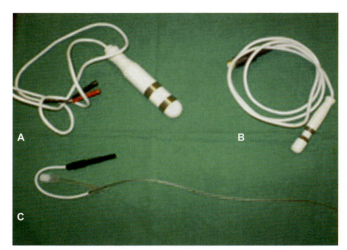

Figura 5.5 *Probes* de eletroestimulação funcional. **A** *Probe* vagina. **B** *Probe* retal. **C** *Probe* vesical. (Electrical Stimulation for Pelvic Floor Disorders. Springer, 2015: 98.)

e massagem local apresentam resultados razoáveis. A acupuntura, infelizmente, tem apresentado poucos resultados efetivos no tratamento da SBD (Figura 5.5).

- Na terapêutica oral, a amitriptilina é a primeira escolha, sendo a medicação mais amplamente usada e apresentando efeitos precoces tanto no tratamento da dor como nos quadros depressivos frequentemente associados. Seu papel na SBD é corroborado por suas propriedades sedativas e pelo bloqueio nos receptores H1-histaminérgicos. A dose inicial deve ser de 10mg antes de dormir, em virtude de suas propriedades anticolinérgicas. A dose pode ser aumentada progressivamente até 75mg. Alguns efeitos adversos incluem boca seca, sedação, tontura, ganho de peso e anormalidades na condução cardíaca.
- O polissulfato de pentosan é uma opção à amitriptilina, mas apresenta resultados contraditórios na literatura. A dose recomendada é de 100mg três vezes ao dia. O mecanismo proposto seria a reconstituição da camada de GAG do urotélio. No entanto, apenas pequena porcentagem dessa medicação é efetivamente absorvida e excretada na urina. Um efeito colateral possível é a perda de cabelo, que é pequena e transitória. Além disso, pode causar aumento das transaminases, que devem ser dosadas 6 meses após o início do tratamento.
- Outra classe de medicamentos é a dos anti-histamínicos, sendo a hidroxizina a mais estudada na SBD. A dose é de 25 a 50mg antes de dormir, em razão de suas propriedades sedativas. Nos ensaios clínicos realizados não foi descrita melhora significativa em comparação ao placebo.

Terceira linha

A terapia de terceira linha, reservada às pacientes cujas medidas terapêuticas falharam, consiste em modalidade mais invasiva e que necessita de cistoscopia. Normalmente é realizada em ambiente cirúrgico na presença de anestesista:

- A hidrodistensão vesical consiste na primeira terapêutica empregada após a falha das terapias orais e tem como desvantagem o caráter transitório do alívio dos sintomas. A melhora por 6 meses deve ser considerada sucesso terapêutico. Alguns estudos relatam melhora em 70% a 80% das pacientes, as quais também podem apresentar piora temporária dos sintomas logo após o procedimento. Seu mecanismo teórico seria a rotura de fibras sensoriais da parede vesical. A técnica consiste na distensão da bexiga sob sedação a 60 a 80cmH$_2$O por até 10 minutos. Pressões com mais intensidade podem causar complicações, como necrose vesical ou rotura.
- As pacientes com úlceras de Hunner podem apresentar melhora dos sintomas com cauterização, ressecção ou infiltração de corticoide nas lesões.
- Em caso de falha da hidrodistensão, a aplicação de dimetilsulfóxido em meio intravesical é uma boa opção. Essa medicação, no entanto, pode desencadear exacerbação do quadro em alguns casos com o inconveniente de necessitar de cateterismo vesical. O dimetilsulfóxido é administrado via vesical, 50mL semanalmente, por 6 a 8 semanas, e então a cada semana por 3 a 12 meses.

Quarta linha

A neuromodulação sacral, que consiste em procedimento invasivo associado a risco e ainda não completamente compreendido, fica reservada para as pacientes que não responderam a outras medidas. Trata-se de um dispositivo implantável, liberado pelo FDA para uso na hiperatividade vesical, porém ainda não para o tratamento da SBD. Contudo, alguns estudos relatam melhora da polaciúria e da dor de origem vesical.

O aparelho consiste em um eletrodo implantado na raiz de S3 e conectado a um gerador de pulso. Alternativamente, o gerador pode ser conectado ao nervo pudendo e, periodicamente, a paciente pode necessitar de revisões do aparelho para trocas de bateria ou em caso de mau funcionamento (Figuras 5.6 e 5.7).

Quinta linha

A quinta linha, que se fundamenta em terapêuticas com efeitos colaterais potencialmente graves, é reservada para as pacientes com sintomas que afetam criticamente sua qualidade de vida, nas quais falharam todas as medidas adotadas e que estão dispostas a enfrentar os riscos dos

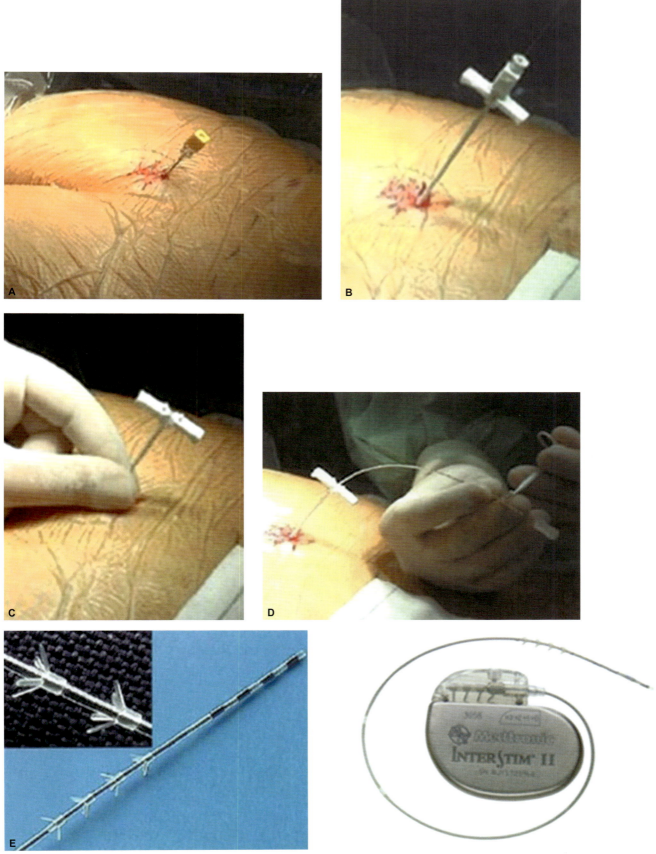

Figura 5.6A a **E** Técnica de implante do neuromodulador sacral. (Electrical Stimulation for Pelvic Floor Disorders. Springer, 2015: 133.)

Figura 5.7 Neuromodulador sacral. (Electrical Stimulation for Pelvic Floor Disorders. Springer, 2015: 134.)

efeitos colaterais. Deve ser realizada por profissionais experientes tanto em seu emprego como no manejo dos efeitos colaterais:

- Entre essas terapias é encontrada a aplicação de toxina botulínica intravesical. O uso dessa terapêutica se baseia na capacidade de modular a neurotransmissão sensorial. A onabotulinotoxina A é a mais utilizada nos EUA, ao passo que a abobotulinotoxina A é a mais usada na Europa. Poucos dados comprovam sua eficácia, e seu uso é cercado de controvérsia. Há também o risco significativo de retenção urinária após sua aplicação em função da paralisação do músculo detrusor. A paciente em que é aplicada a toxina botulínica deve estar disposta e capaz de se submeter ao cateterismo intermitente. A retenção urinária aguda pode ser traumática para a paciente com SBD, já que o enchimento vesical muitas vezes é causa de dor extrema. Como o tempo de duração da terapia com toxina botulínica é de, em média, 6 a 9 meses, os sintomas tendem a voltar após esse período.
- Há relatos de melhora dos sintomas com ciclosporina A em algumas pacientes com SBD. Esse agente promove, no entanto, graves efeitos colaterais, como nefrotoxicidade, hipertensão, imunossupressão, hipertricose, hiperplasia gengival, parestesias, dor abdominal, *flushing* e dores musculares.

Sexta linha

A derivação urinária da sexta linha consiste na última opção para a SBD. Trata-se de um procedimento de grande risco perioperatório e morbidade, sendo reservada às pacientes com grande impacto na qualidade de vida, nas quais foram descartadas todas as etiologias possíveis da dor, naquelas cujas possibilidades terapêuticas foram esgotadas e nas pacientes dispostas a enfrentar distorção de sua imagem corporal e alterações no estilo de vida para o alívio da dor.

Pode ser realizado apenas desvio do trânsito urinário para um estoma continente ou incontinente ou até cistectomia total e, então, é construído um reservatório de urina a partir das alças intestinais. A derivação urinária alivia a polaciúria e a noctúria. Entretanto, a dor vesical pode persistir mesmo após a retirada da bexiga.

CONSIDERAÇÕES FINAIS

A SBD exige grande conhecimento técnico para seu tratamento, o qual, porém, é insuficiente para a obtenção de bons resultados. Para alcançar o cerne do problema é fundamental uma postura humanista, além de ética, e da transmissão de muita empatia e confiança, já que a relação médico-paciente é o principal pilar terapêutico, sendo a abordagem multidisciplinar essencial e bem fundamentada por se tratar de doença complexa e multifatorial.

Leitura complementar

Bogart LM, Berry SH, Clemens JQ. Symptoms of interstitial cystitis, painful bladder syndrome and similar diseases in women: a systematic review. J Urol 2007; 177(2):450.

Bogart LM, Suttorp MJ, Elliott MN, Clemens JQ, Berry SH. Prevalence and correlates of sexual dysfunction among women with bladder pain syndrome/interstitial cystitis. Urology 2011; 77(3):576.

Buffington CA, Woodworth BE. Excretion of fluorescein in the urine of women with interstitial cystitis. J Urol 1997; 158(3 Pt 1):786.

Clemens JQ, Joyce GF, Wise M, Payne C. Interstitial cystitis and painful bladder syndrome. In: Urologic Diseases in America. DC 2007. p.:123.

Clemens JQ, Link CL, Eggers PW, Kusek JW, Nyberg LM Jr, McKinlay JB; BACH Survey Investigators. Prevalence of painful bladder symptoms and effect on quality of life in black., Hispanic and white men and women. J Urol 2007 Apr; 177(4):1390-4.

Clemens JQ. Management of interstitial cystitis/bladder pain syndrome. Disponível em: www.uptodate.com.

Clemens JQ. Pathogenesis, clinical features, and diagnosis of interstitial cystitis/bladder pain syndrome. Disponível em: www.uptodate.com.

Comiter CV. Sacral neuromodulation for the symptomatic treatment of refractory interstitial cystitis: a prospective study. J Urol 2003; 169(4):1369.

Erickson DR, Herb N, Ordille S, Harmon N, Bhavanandan VP. A new direct test of bladder permeability. J Urol 2000; 164(2):419.

Forsell T, Ruutu M, Isoniemi H, Ahonen J, Alfthan C. Cyclosporine in severe interstitial cystitis. J Urol 1996 May;155(5):1591-3.

Gomes CM, Sánchez-Ortiz RF, Harris C, Wein AJ, Rovner ES. Significance of hematuria in patients with interstitial cystitis: review of radiographic and endoscopic findings. Urology. 2001 Feb; 57(2):262-5.

Hanno PM, Campbell-Walsh: urology. In: Kavoussi LR, Novick AC, Partin AW, Peters CA. Bladder pain syndrome (interstitial cystitis) and related disorders. 10. ed. Philadelphia: Elsevier, 2012:357-401.

Hsieh CH, Chang ST, Hsieh CJ et al. Treatment of interstitial cystitis with hydrodistention and bladder training. Int Urogynecol J Pelvic Floor Dysfunct 2008; 19(10):1379.

Kahn BS, Tatro C, Parsons CL, Willems JJ. Prevalence of interstitial cystitis in vulvodynia patients detected by bladder potassium sensitivity. J Sex Med 2010; 7(2 Pt 2):996.

Keay S, Takeda M, Tamaki M, Hanno P. Current and future directions in diagnostic markers in interstitial cystitis. Int J Urol 2003; 10(Suppl):S27.

McDougal WS et al. Campbell-Walsh: urology. 10. ed. Philadelphia: Elsevier, 2012.

Oravisto KJ. Epidemiology of interstitial cystitis. Ann Chir Gynaecol Fenn 1975; 64(2):75.

Ottem DP, Teichman. What is the value of cystoscopy with hydrodistension for interstitial cystitis? JM Urology 2005; 66(3):494.

Peters KM, Feber KM, Bennett RC. A prospective, single-blind, randomized crossover trial of sacral vs. pudendal nerve stimulation for interstitial cystitis. BJU Int 2007; 100(4):835.

Peters KM, Konstandt D. Sacral neuromodulation decreases narcotic requirements in refractory interstitial cystitis. BJU Int 2004; 93(6):777.

Sairanen JA, Tammela TL, Leppilahti M et al. Cyclosporine A and pentosan polysulfate sodium for the treatment of interstitial cystitis: a randomized comparative study. J Urol 2005; 174(6):2235.

Sairanen JA, Forsell T, Ruutu M. Long-term outcome of patients with interstitial cystitis treated with low dose cyclosporine. J Urol 2004 Jun; 171(6 Pt 1):2138-41.

Teichman JM, Parsons CL. Contemporary clinical presentation of interstitial cystitis. Urology 2007; 69(4 Suppl):41.

Ustinova EE, Fraser MO, Pezzone MA. Colonic irritation in the rat sensitizes urinary bladder afferents to mechanical and chemical stimuli: an afferent origin of pelvic organ cross-sensitization. Am J Physiol Renal Physiol 2006; 290(6):F1478.

Warren JW, Keay SK, Meyers D, Xu. Concordance of interstitial cystitis in monozygotic and dizygotic twin pairs. J Urology 2001; 57(6 Suppl 1):22.

Yamada T, Murayama T, Andoh M. Adjuvant hydrodistension under epidural anesthesia for interstitial cystitis. Int J Urol 2003; 10(9):463.

Zabihi N, Mourtzinos A, Maher MG, Raz S, Rodríguez LV. Shortterm results of bilateral S2-S4 sacral neuromodulation for the treatment of refractory interstitial cystitis, painful bladder syndrome, and chronic pelvic pain. Int Urogynecol J Pelvic Floor Dysfunct 2008; 19(4):553.

Gravidez e Assoalho Pélvico – Aspectos Fisiológicos

Virgínia Célia de Carli Roncatti

A gestação, independentemente do tipo de parto, é um fator preditivo positivo para a ocorrência de disfunção do assoalho pélvico (DAP).

Para que aconteça o crescimento de duas células em um recém-nascido de aproximadamente 4.000g há evidentemente a necessidade de aumento da elasticidade dos tecidos maternos com impacto importante no assoalho pélvico, por onde passará esse concepto na hora do parto.

Várias modificações são mediadas por hormônios femininos (progesterona e estrogênios), esteroides (cortisol) e relaxina. Um dos efeitos da progesterona é a despolimerização dos mucopolissacarídeos dos tecidos, aumentando a absorção de água. Mesmo parecendo óbvio que a musculatura estriada necessita de uma complacência maior para o crescimento do concepto e para o parto, esse efeito pode ter um resultado negativo sobre o assoalho pélvico durante e após a gestação.

Uma vez que a integridade das estruturas seria necessária para uma função adequada de toda a pelve, as alterações na musculatura podem causar disfunções, como incontinência urinária e fecal e prolapsos.

Produzida pelo corpo lúteo e a decídua, a relaxina é um polipeptídeo similar à insulina e está associada à frouxidão ligamentar durante a gravidez. O aumento no nível de cortisol, estrogênio e progestogênio durante a gravidez está relacionado com a frouxidão ligamentar e o relaxamento das articulações, o que tem motivado estudos com esses elementos para o tratamento de doenças reumáticas e articulares nas não grávidas.

Durante a gravidez são observados um depósito de gordura e o aumento da matriz extracelular na musculatura estriada sistêmica, provavelmente como defesa para a formação de reserva de energia. Essa mudança estrutural da musculatura pode determinar modificações na contratilidade e consequentemente na função.

Uma em cada três gestantes apresenta dor lombar, que se mantém em até 8% das mulheres no pós-parto. Há uma relação entre o relaxamento dos ligamentos periféricos e a dor lombar na gravidez, sugerindo como causa as mudanças estruturais dos ligamentos ósseos.

Cerca de 31% a 62% das gestantes, segundo estudos, apresentam síndrome do túnel do carpo e compressão nervosa de nervos periféricos da mão com quadro que varia de parestesia e paralisia à dor na parte medial das mãos. Os sintomas tendem a piorar no período noturno, interferindo no sono das gestantes.

O músculo levantador do ânus e principalmente sua porção puborretal são importantes para o fechamento do hiato genital, oferecendo suporte aos órgãos pélvicos.

Em estudo sobre a ecogenicidade da musculatura, Grob demonstrou aumento na 36ª semana de gestação e diminuição 6 meses após o parto. Outro estudo mostrou que as mulheres com incontinência urinária de esforço (IUE) pós-parto, comparadas com mulheres sem IUE, apresentam aumento estatisticamente significativo na ecogenicidade da musculatura do puborretal.

Essas mudanças estruturais parecem alterar a força de contração dos levantadores do ânus, mostrando força e resistência maiores nas nuligestas do que nas que deram à luz independentemente do tipo de parto, além de menor atividade elétrica à eletromiografia.

A mulher é o único mamífero que carrega a gestação em posição ereta completa, acentuando o peso do feto e do útero sobre o assoalho pélvico.

São raros os estudos que avaliam a ação dos ossos na estática pélvica e a importância das mudanças ocorridas na evolução para o bipedalismo.

Segundo as teorias existentes, os ligamentos, as fáscias e a musculatura do assoalho pélvico devem estar íntegros e funcionantes para o armazenamento e a eliminação adequados das fezes e da urina, para evitar prolapsos e para manter função sexual satisfatória. A avaliação desses parâmetros é feita por meio do POP-Q (quantificação objetiva do prolapso, detalhada no Capítulo 9) e da aplicação de questionários sobre a qualidade de vida e as funções urinária, sexual e evacuatória.

O que acontece com os parâmetros determinados por POP-Q durante a gravidez?

Para dificultar essa tarefa, nem o POP-Q nem os questionários para identificá-lo foram validados para as gestantes. Pelo lado subjetivo, a queixa de "bola" na vagina não foi relacionada com essa quantificação.

Os pontos anatômicos avaliados no POP-Q migram cranialmente do meio para o final da gravidez, caudalmente após o parto e outra vez cranialmente 6 semanas após o parto. O hiato genital e o corpo perineal aumentam no terceiro trimestre e diminuem 6 semanas após o parto.

Em relação ao trato urinário, modificações morfológicas são decorrentes do deslocamento da bexiga e da uretra cranialmente: a bexiga se torna um órgão abdominal e não mais pélvico. Sua base aumenta, o trígono passa a ser convexo e o ângulo vesicouretral fica mais aberto, aumentando sua mobilidade.

Em relação à IUE, segundo revisão da literatura, 18,6% a 75% das grávidas apresentam essa queixa, com aumento durante o evoluir da gestação.

A redução da resistência das estruturas responsáveis pela continência e o aumento da pressão exercida pelo útero volumoso e da mobilidade uretral podem ser responsáveis pela IUE. Essas mudanças parecem permanecer no pós-parto, uma vez que o principal fator de risco identificado para a ocorrência de IUE nesse período é sua presença durante a gravidez.

Estudos que compararam o aumento do hiato genital com a hipermobilidade uretral relataram um aumento de ambos no terceiro trimestre da gravidez, o qual persiste mesmo após o parto cesáreo, sugerindo que os efeitos da gravidez sobre o suporte uretral devem ser irreversíveis.

Ainda há muitos questionamentos sobre as modificações musculoesqueléticas do assoalho pélvico durante a gravidez, o que abre campo para novas áreas de pesquisa, como o estudo através de elemento finito, no qual há uma simulação numérica na tentativa de avaliar *in vivo* a correlação das modificações biomecânicas ocorridas durante a gravidez.

Durante sua vida, uma mulher tem 20% de chance de ser submetida a uma cirurgia para correção de DAP, e esse risco dobra a cada década da existência.

O principal fator desencadeador dessas disfunções é o parto. A gestação, independentemente do tipo de parto, também é um fator preditivo positivo para a ocorrência de DAP.

O objetivo da avaliação das modificações fisiológicas durante a gravidez é oferecer às pacientes atenção individualizada na assistência pré-natal e no parto de modo a diminuir o risco de incontinência e prolapsos e o impacto em sua futura qualidade de vida.

Leitura complementar

Olsen AL et al. Epidemiology of surgically managed pelvic organ prolapse and urinary incontinence. Obstet Gynecol 1997; 89(4): 501-6.

Calguneri M, Bird HA, Wright V. Changes in joint laxity occurring during pregnancy. Ann Rheum Dis 1982; 41:126-8.

Swift SC, Ostergard DR. effects of progesterone on urinary tract – Review article. Intl UUrogynecol J 1993; 4:232-6.

Marnach ML, Ramin KD, Ramsey PS, Song SW, Stensland JJ, An KN. Characterization of the relationship between joint laxity and maternal hormones in pregnancy. Obst Gynecol 2003; 101:331-5.

Grob ATM, Wihagen MJ, Waarsenburg MK, Schweitzer KJ, Vaart CH. Changes in the mean echogenicity and area of the puborectalis muscle during pregnancy and postpartum. Int Urogynecol J 2016; 27:895-901.

Waarsenburg MK, Withagen MJ, Grob ATM, Schweitzer KJ, Veelen GA, Vaart CH. Mean echogenicuty and area of puborectalis muscle in woman with stress urinary incontinence during pregnancy and after delivery. Int Urogynecol J 2016; 27:895-901

.Palmezoni VP, Santos MD, Pereira JM, Bernardes BT, Baldon VP, Resende AP. Pelvic floor muscle strenght in primigravidae and non-pregnant nulliparous women: a comparative study. Int Urogynecol J 2017; 28:131-7.

Resende AP, Petricelli CD, Bernardes BT, Alexandre SM Nakamura MU, Zanetti MR. Eletromyografic evaluation of pelvic floor muscles in pregnant and non pregnant woman. Int Urogynecol J 2012; 23:1041-5.

Chene G, Lamblin G Carval KL et al. The genital prolapse of Australopithecus Lucy? Int Urogynecol J 2015; 26:975-80.

Lindgren A, Kristiansson P. Finger joint laxity, number of previous pregnancies and pregnancy induced back pain in a cohort study. BMC Pregnancy and Childbirth 2014; 14:61.

Osterman M, Ilyas AM, Matzon JL. Carpal tunnel syndrome in pregnancy. Orthop Clin N AM 2012; 43:515-20.

Lamblin G, Delorme E, Cosson M, Rubod C. Review article cystocele and functional anatomy of the pelvic floor: review and update of the various theories. Int Urogynecol J 2016; 27:1297-305.

Rogers RG, Ninivaggio C, Gallagher K, Borders AN, Qualls C, Leeman LM. Pelvic floor syntoms and quality of life changes during first pregnancy: a prospective cohort study. Int Urogynecol J 2017; 28:1701-7.

Reimers C, Staer-Jensen J, Siafarikas F, Bo K, Engh ME. Association between vaginal bulge and anatomical pelvic organ prolapse during pregnancy and postpartum: an observational study. Int Urogynecol J 2017.

Gachon B et al. Modifications de la statique pelvienne et de la laxité ligamentaire pendant la grossesse et le post-partum. Revue de la littérature et perspectives. Prog Urol 2016.

Sangsawang B, Sangsawang N, Reimers C et al. Stress urinary incontinence in pregnant woman: a review of prevalence, pathophysiology and treatment. Int Urogynecol J 2013; 24:901-12.

Shek KL, Kruger J, Dietz HP, Bo K, Engh ME. The effect of pregnancy on hiatal dimensions and urethal mobility: an observational study. Int Urogynecol J 2012; 23:1561-7.

Gautier EJ, Mayeur O, Lepage J, Brieu M, Cosson M, Rubod C. Pregnancy impacto in uterosacral ligament and pelvic muscles using a 3D numerical and finite element model: preliminary results. Int Urogynecol J 2017.

Bump RC, Mattiasson A, Bo K et al. The standardization of terminology of female pelvic organ prolapse and pelvic floor dysfunction. Am J Obstet Gynecol 1996; 175(1):10-17.

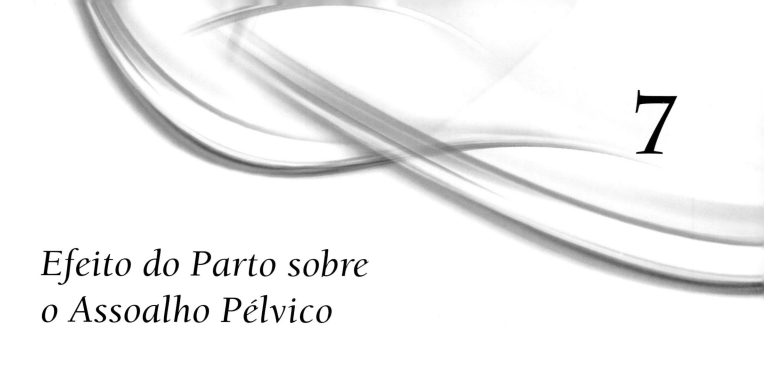

Efeito do Parto sobre o Assoalho Pélvico

Simone Botelho | Natália Martinho | Adriana Piccini

INTRODUÇÃO

A gestação e o parto representam para a mulher um momento de intensas transformações físicas, emocionais e sociais. Durante a gestação, as modificações bioquímicas (hormonais) e biomecânicas (físicas) desencadeiam uma série de adaptações no organismo materno, visando ao desenvolvimento fetal. Como em todo o organismo materno, o assoalho pélvico (AP) também é alvo de adaptações importantes que podem se restringir aos efeitos transitórios da gestação ou se perpetuar após o parto.

Os consensos da Sociedade Internacional de Continência (ICS) e da Associação Internacional de Uroginecologia (IUGA) descrevem que a paridade e a via de parto são fatores de risco associados às disfunções do AP e, dessa maneira, recomendam abordagens preventivas ou terapêuticas durante o ciclo gravídico-puerperal.

Neste capítulo serão abordados os efeitos do parto sobre o AP, bem como a importância da abordagem multi e interprofissional que possa ter implicações favoráveis na prevenção das disfunções de ordem uroginecológica, destacando a importância da equipe e propondo a atenção integral à mulher.

EFEITOS DA GESTAÇÃO, DO PARTO E DO PUERPÉRIO SOBRE O ASSOALHO PÉLVICO

Apesar dos grandes avanços na área da obstetrícia, os efeitos da gestação em relação à morfologia e à função do AP são ainda pouco conhecidos. No entanto, os efeitos da gravidez e da via de parto sobre as disfunções pélvicas permanecem como alvos de intensos debates. O reconhecimento dos fatores preditivos do trauma obstétrico oferece a possibilidade de desenvolvimento de estratégias de prevenção e tratamento, além da concentração de esforços sobre os fatores de risco evitáveis.

Entre as disfunções do AP, a incontinência urinária (IU), a incontinência fecal (IF), as disfunções sexuais e os prolapsos dos órgãos pélvicos (POP) têm impacto negativo considerável na qualidade de vida das mulheres. Essas disfunções podem ocorrer transitoriamente, relacionadas com os efeitos da gestação, bem como podem ser decorrentes de lesão traumática durante o parto.

Na gestação, a remodelação do tecido colágeno promove adaptações na organização, orientação e diâmetro das fibras colágenas, afetando as propriedades fibroelásticas da parede vaginal, do músculo puborretal e do corpo perineal. Há de ser considerada ainda a predisposição familiar, uma vez que estudos têm demonstrado a associação da história familiar às disfunções uroginecológicas, especialmente aos POP (nível de evidência II-2).

Durante o puerpério, os sistemas retornam progressivamente ao estado prévio, apesar de manterem algumas características marcantes da gestação. A síntese de elastina e colágeno tende a aumentar com o objetivo de reversão das alterações biomecânicas produzidas pelo efeito da gestação. Segundo Liang e cols., a diminuição do tamanho vaginal é a principal mudança observada durante os primeiros 2 meses após o parto. Também parece haver redução no descenso dos órgãos pélvicos e na área hiatal, independentemente da via de parto, em média 2,7 anos após o primeiro parto, segundo Ferreira e cols. No entanto, esses autores encontraram grau menor de melhora dos descensos em mulheres com avulsão do levantador.

VIAS DE PARTO

Existem duas vias de parto – a abdominal (cesariana) e a vaginal – e muitos tipos de parto, os quais variam da postura convencional em decúbito a outras posturas, ambientes e modos de proteção ao AP, bem como quanto à implementação de abordagens instrumentais (parto por fórceps ou vácuo-extrator), medidas de indução do parto e analgesia.

O parto vaginal apresenta muitos benefícios para a mãe e o filho; entretanto, do ponto de vista uroginecológico, exibe forte relação epidemiológica com o desenvolvimento do POP e da incontinência pós-parto. Entre os principais mecanismos que podem contribuir para o trauma do AP estão o trauma muscular, a lesão do tecido conjuntivo e as lesões nervosas e vasculares.

Apesar dos efeitos do parto vaginal sobre as disfunções pélvicas, não existem evidências científicas para a indicação da cesariana como forma de prevenção das disfunções uroginecológicas (nível de evidência II). A cesariana parece diminuir o risco de IU e POP pós-parto, mas o efeito protetor parece reduzir ao longo do tempo e desaparecer após múltiplos partos. Além disso, a gestação *per se* pode desencadear apenas efeitos a longo prazo, enfatizando o efeito da paridade sobre o AP.

Desse modo, é válido ressaltar que, apesar de a cesariana estar associada a risco menor de disfunções do AP em 15 a 23 anos após o parto, não existem evidências de que essa seja a melhor maneira de prevenção. Além disso, o efeito da cesariana de emergência (após a entrada em trabalho de parto) também deve ser considerado, uma vez que esse trabalho parece participar da gênese dessas disfunções.

MECANISMO DO PARTO E LESÃO OBSTÉTRICA DURANTE O PARTO VAGINAL

O mecanismo do parto é descrito como uma série de movimentos passivos do feto através do canal de parto. Durante o período expulsivo, o músculo levantador do ânus se distende aproximadamente 217% além de sua capacidade de distensão normal máxima para permitir a passagem do bebê e também sofre o efeito da pressão exercida pela cabeça fetal, o qual é potencializado pelo esforço materno expulsivo. Nesse momento, os nervos que inervam o esfíncter anal, bem como o nervo pudendo, são estirados em razão da tensão exercida pela descida do períneo, podendo comprometer a desmielinização das fibras neuronais. Esse estiramento excessivo pode ocasionar trauma muscular e afetar outros tecidos conectivos do AP, bem como lesão nervosa por compressão ou tração. Em casos de lesão axonal, pode não haver recuperação. Entretanto, as sequelas neurológicas decorrentes do parto vaginal ainda são controversas.

As lesões obstétricas englobam o trauma do músculo levantador do ânus, as lacerações perineais e a lesão do esfíncter anal. O trauma microscópico do músculo levantador do ânus ocasiona hiperdistensão irreversível do hiato genital. A lesão macroscópica do levantador do ânus ocorre em 15% a 36% dos partos vaginais e envolve a avulsão uni ou bilateral do músculo puborretal em sua inserção no ramo inferior da sínfise púbica, que resulta no aumento de 28% da área hiatal.

A graduação das lacerações perineais depende da profundidade da lesão. As estruturas atingidas podem ser a pele e o epitélio vaginal (grau 1); a fáscia e os músculos (grau 2), os esfíncteres anais interno e externo (grau 3) e a mucosa retal (grau 4). Durante o parto vaginal, 53% a 79% das mulheres sofrerão algum tipo de lesão obstétrica, em sua maioria de graus 1 e 2. Já a ocorrência de lesão do esfíncter anal (graus 3 e 4) varia entre 0,5% e 7,3% nos partos vaginais, apesar de esse percentual parecer subestimado, com risco de recorrência de 6,3% em partos subsequentes. Essas lesões devem ser identificadas cuidadosamente e reparadas por cirurgia logo após o parto, uma vez que o trauma do esfíncter anal externo está fortemente associado aos sintomas de IF. A descontinuidade na circunferência do esfíncter anal que se estende por mais de 30 graus em pelo menos quatro das seis imagens tomográficas obtidas a partir da ultrassonografia transperineal 3D/4D representa um trauma significativo, podendo estar associado à presença de fístulas retovaginais, dor perineal e dispareunia.

Fatores preditivos do trauma do assoalho pélvico

O primeiro parto vaginal é o principal responsável pela maior parte dos traumas do AP. Além disso, fatores de risco aumentam sua incidência, como idade materna > 35 anos no primeiro parto, parto vaginal instrumental (uso de vácuo-extrator e especialmente de fórceps), peso do recém-nascido > 3.500g, perímetro cefálico fetal > 35,5cm e tempo prolongado do segundo estágio do trabalho de parto > 110 minutos. O papel protetor da episiotomia ainda é controverso e, quando associada ao uso de vácuo-extrator e fórceps, tende a resultar em laceração do esfíncter anal, dor pós-parto, dispareunia e diminuição da força de contração dos músculos do AP.

Wilson e cols. desenvolveram um sistema de escore que prediz o risco de possíveis traumas do AP durante o parto, chamado *UR-choice*, além de reunir os principais fatores de risco gestacionais, embasados por evidências científicas, como mostrado no Quadro 7.1. Com base no escore obtido é possível enfatizar medidas preventivas do trauma do AP, bem como aconselhar as gestantes a respeito da via de parto "ideal" e implementar condutas obstétricas em gestações subsequentes.

O Quadro 7.1 apresenta um acrônimo da palavra *UR-Choice* (em português, "sua escolha") com os fatores que podem ser considerados para a via de parto "ideal" e os cuidados a serem implementados, como prevenção de futuras lesões ou complicações.

Disfunções do assoalho pélvico secundárias ao parto vaginal traumático

O AP é responsável pelo suporte dos órgãos pélvicos e pela manutenção da continência urinária e fecal, bem como participa do intercurso sexual e do parto. Os traumas obstétricos, por sua vez, se apresentam como importante fator etiológico das disfunções do AP, como IU, IF, dor perineal, dispareunia, POP e disfunção sexual, o que interfere negativamente na qualidade de vida da mulher e representa altos custos para os serviços de saúde.

Os traumas que afetam o músculo levantador do ânus parecem comprometer outras estruturas adicionais, desencadeando lesões ocultas de tecidos conectivos e miofasciais.

Como consequência, esses traumas abalam aspectos importantes da função dos músculos do AP, como redução da força, velocidade de contração, *endurance* e tensão global, bem como aumentam a elasticidade muscular e a área hiatal. Quando ocorre lesão do nervo pudendo ou das estruturas musculares, o declínio da função muscular é ainda mais acentuado com impacto importante sobre as funções do AP.

O efeito combinado das alterações morfológicas e funcionais do AP promove falhas no suporte do pavimento pélvico, predispondo o desenvolvimento dos POP, principalmente dos compartimentos anterior e central, bem como sua recorrência após cirurgia de reconstrução. A probabilidade de desenvolver POP é quase 10 vezes maior após um primeiro parto vaginal, e os partos vaginais subsequentes parecem não aumentar significativamente esse risco. Cabe ressaltar que o período de latência entre a ocorrência do trauma do levantador no primeiro parto e a apresentação para cirurgia pode durar décadas, ocorrendo normalmente em torno de 33,5 anos (variação entre 3 e 66 anos) após o parto.

A alteração da função muscular do AP também aumenta a predisposição para IU de esforço. A ocorrência dessa disfunção está relacionada com o efeito que a gestação e o primeiro parto vaginal exercem sobre o suporte da bexiga e a função do músculo levantador do ânus. Thom e Rortveit verificaram, por meio de uma revisão sistemática, prevalência de 33% de qualquer tipo de IU nos primeiros 3 meses após o parto, sendo a incidência mais elevada em puérperas submetidas ao parto vaginal. Gestações e partos subsequentes parecem não apresentar efeito adicional sobre essa condição clínica.

Já as lacerações de terceiro e quarto graus atingem os esfíncteres anais e predispõem o desenvolvimento de IF (perda de fezes) e/ou incontinência anal (IA) – perda de flatos, líquidos e sólidos. A incidência de IA após lesão do esfíncter anal externo varia entre 26% e 38% de 6 semanas a 6 meses após o parto, com 46% dos casos sendo reportados após o primeiro parto vaginal. Entretanto, o início dos sintomas pode ocorrer anos após o parto com pico de incidência na perimenopausa. Os traumas mais severos (graus 3 e 4) podem interferir significativamente na função sexual dessas mulheres, sendo esse um dos principais motivos da escolha de uma cesariana em gestações subsequentes.

Algumas disfunções decorrentes do parto vaginal traumático costumam ocorrer simultaneamente. No caso dos POP, os sintomas de abaulamento e peso vaginal estão normalmente associados aos sintomas urinários, intestinais e sexuais. Do mesmo modo, os sintomas de IU de esforço e IF também podem estar associados a sintomas sexuais, representando um grande impacto na qualidade da vida da mulher.

Quadro 7.1 Fatores de risco para o trauma do assoalho pélvico pontuados pelo sistema *UR-choice*

	UR-choice	Tradução
U	*Urinary incontinence before pregnancy*	Incontinência urinária antes da gravidez
R	*Race/ethnicity*	Etnia
C	*Child bearing started at what age?*	Idade do nascimento do primeiro filho
H	*Height (mother's height)*	Altura da mãe
O	*Overweight (weight of mother – Body Mass Index)*	Índice de massa corporal
I	*Inheritance (family history)*	História familiar
C	*Children (number of children desired)*	Número de filhos desejados
E	*Estimated fetal weight*	Estimativa do peso fetal

Fonte: modificado de Wilson et al., 2014.

Como identificar lesões e disfunções do assoalho pélvico após o parto

Com o objetivo de identificar os traumas e as disfunções do AP decorrentes do parto, a avaliação detalhada, incluindo a investigação de suas funções, sinais e sintomas, é imprescindível e indicada pelas entidades ICS e IUGA.

A função muscular do AP compreende várias características que vão além da força muscular, as quais estão relacionadas com a capacidade de relaxamento, coordenação, controle, tônus e resistência muscular. Além disso, também se faz indispensável avaliar a condição do AP em sua totalidade, objetivando identificar espasmos, cicatrizes, fibroses, contraturas, *tender/trigger points*, reflexos, sensibilidade, prolapsos evidentes e lesões/traumas perineais e do músculo levantador do ânus. A ICS e a IUGA recomendam que os profissionais utilizem as terminologias padronizadas em seus consensos.

A avaliação funcional do AP pode ser realizada por meio de vários métodos, que incluem palpação digital, cones vaginais, eletromiografia de superfície, dinamometria, manometria, ultrassonografia e ressonância magnética. Cada um é capaz de identificar disfunções específicas decorrentes da gestação e do parto, as quais podem ocorrer mesmo na ausência de trauma obstétrico. Entretanto, vale salientar que a avaliação funcional do AP deve ser realizada por profissional habilitado e capacitado em identificar as possíveis disfunções encontradas e com conhecimento para traçar condutas terapêuticas para seu tratamento.

A identificação dos traumas obstétricos se dá de modo mais fidedigno por meio de técnicas de avaliação por imagem, como a ultrassonografia e a ressonância magnética. Apesar de seu alto custo, essas técnicas têm apresentado boas confiabilidade e reprodutibilidade para avaliação dos traumas obstétricos.

A avaliação da área do hiato genital, da presença de *ballooning* e do descenso dos órgãos pélvicos pode ser realizada por meio da ultrassonografia transperineal 3D/4D. Esses parâmetros devem ser analisados durante a manobra de Valsalva, a qual deve ser mantida por no mínimo 6 segundos a fim de garantir a descida quase total dos órgãos pélvicos e a máxima distensão hiatal. Nesse caso, o descenso dos órgãos pélvicos é mensurado por sua distância em relação à margem inferoposterior da sínfise púbica com a área hiatal sendo mensurada no plano axial no nível da mínima dimensão hiatal e delimitada pelo músculo puborretal e a sínfise púbica.

A área do hiato genital se correlaciona com o somatório das medidas do hiato genital (*genital hiatus – Gh*) e corpo perineal (*perineal body – Pb*) (*Gh+Pb*), obtidas por meio do sistema *Pelvic Organ Prolapse Quantification*. Considera-se normal o valor de área hiatal Gh+Pb ≤ 7cm. Em contrapartida, a área hiatal > 25cm^2 durante a manobra de Valsalva é definida como distensibilidade anormal ou *ballooning* do hiato do levantador, estando fortemente associada aos sinais e sintomas de POP.

Lacerações perineais e dos esfíncteres anais e o macrotrauma do músculo levantador do ânus (avulsão) podem ser identificados na imagem de ultrassonografia tomográfica (*Tomographic Ultrasound Imaging – TUI*) obtida por meio da ultrassonografia transperineal 3D/4D. Apesar de se apresentar menos reprodutível do que por meio de imagens, a avaliação da avulsão do levantador do ânus pode ser realizada por meio de palpação digital. O examinador, com os dedos inseridos na vagina da paciente, deve palpar o músculo puborretal em todo seu trajeto e, no caso de avulsão, irá identificar a descontinuidade do músculo em sua inserção no púbis ou a ausência de músculo palpável.

Por fim, a avaliação das disfunções uroginecológicas secundárias à gestação e ao parto deve ser conduzida de modo específico por condição clínica apresentada. De maneira complementar, é recomendada a utilização de questionários validados que tornem possível qualificar e quantificar os sintomas apresentados, bem como fornecer parâmetros sobre a melhora do tratamento que está sendo realizado.

ABORDAGEM MULTIDISCIPLINAR

A abordagem multidisciplinar na atenção obstétrica é de fundamental importância para o acompanhamento efetivo da mulher durante todo o ciclo gravídico-puerperal. Convém que os profissionais da equipe (re)conheçam as condutas individuais de cada membro, as quais devem apresentar como objetivo comum a promoção do bem-estar materno e fetal. Além disso, o vínculo entre os profissionais, a gestante e o serviço onde estão inseridos (clínica, hospital) também deve ser estabelecido, uma vez que a relação entre os profissionais e a gestante irá proporcionar a confiança necessária para que o desenrolar da gestação e do parto possa assegurar a integridade física e emocional da mulher durante todo o período.

O gerenciamento e o aconselhamento da gestante devem ser feitos por toda a equipe, que deve concentrar sua atenção em manter a mesma linha de conduta, calcada nas evidências científicas e nas necessidades específicas de sua clientela. Assim, as abordagens realizadas pelos profissionais envolvidos no atendimento à mulher devem ser complementares.

Quando se considera a inexistência de intervenção efetiva para o reparo do trauma do levantador do ânus, a abordagem multiprofissional com a atenção voltada para a prevenção primária se torna extremamente válida. Na fase pré-parto, a identificação dos fatores de risco predisponentes ao trauma do AP possibilita o implemento de cuidados médicos preventivos direcionados aos fatores de risco modificáveis. De maneira geral, as modificações na prática obstétrica incluem o uso restrito da episiotomia e sua realização na posição mediolateral, quando necessário, dando preferência ao parto vaginal espontâneo em relação ao uso de vácuo-extrator e fórceps. Além das modificações na prática obstétrica, programas de acompanhamento da gestante e de preparação para o parto, compostos por exercícios de treinamento dos músculos do AP e massagem perineal, parecem prevenir a ocorrência de episiotomia e lacerações.

No pós-parto, a identificação precoce do trauma do AP possibilita o desenvolvimento de condutas específicas para prevenção secundária das disfunções decorrentes do próprio efeito da gestação e do parto ou dos possíveis traumas obstétricos. Entre as possíveis condutas podem ser citadas as orientações educativas e o acompanhamento fisioterapêutico. Segundo Blasi e cols., a detecção precoce do trauma do AP possibilita a adição de intervenções adequadas, seja de reparo cirúrgico imediato, seja de reabilitação por meio de fisioterapia, à semelhança do que acontece em casos de lesões por esporte.

Por fim, estratégias de prevenção terciária devem ser implementadas para as mulheres que apresentam histórico de trauma obstétrico prévio e que futuramente serão submetidas a partos.

A Figura 7.1 exibe a recomendação de acompanhamento durante o ciclo gravídico-puerperal como um modo de cuidar do AP. Essas condutas devem ser adotadas na rotina de acompanhamento integral da gestante.

IMPLICAÇÕES PARA ESTUDOS FUTUROS

Estudos adicionais com seguimento a longo prazo (> 12 meses pós-parto), assim como testes clínicos randomizados, incluindo mulheres multíparas, são necessários para a determinação dos benefícios dos exercícios para o AP na gestação. Além disso, é necessário identificar melhor os efeitos do trabalho de parto e da cesariana de emergência

sobre o AP e mensurar a importância dos fatores genéticos hereditários na predisposição para as disfunções.

A analgesia peridural durante o trabalho de parto ainda é controversa, considerando seu potencial efeito sobre a lesão perineal e do AP. Pouco se sabe a respeito das posições opcionais de episiotomia. Diante disso, novos estudos prospectivos randomizados são necessários para que possam ser estabelecidas as recomendações com base em evidências.

CONSIDERAÇÕES FINAIS

Apesar da vasta literatura com estudos longitudinais de alta qualidade, a etiologia das disfunções do AP permanece incerta. Por essa razão, sua prevalência ainda não está bem estabelecida e a incidência e a remissão ainda não estão claras, o que impossibilita predizer com correção as lesões *antepartum*.

Entretanto, as evidências científicas atuais tornam possível a criação de estratégias de atenção à mulher que entrelacem suas expectativas a respeito da maternidade com aconselhamento e gerenciamento dos fatores já reconhecidamente modificáveis.

Para decisão sobre a via de parto deve ser levado em consideração o consentimento da parturiente após informá-la dos riscos cirúrgicos imediatos e das sequelas de longa duração da lesão do AP, bem como a respeito da morbidade materna associada à cesariana e das formas de prevenção já recomendadas pela ICS.

No momento atual, as mulheres têm cada vez menos filhos e mais tempo de vida, o que implica maior preocupação com o impacto a longo prazo dos efeitos da gestação e do parto em suas funções físicas, emocionais e sociais. Por isso, é importante estender o acompanhamento pós-parto para além das 6 a 8 semanas habituais para antecipação e tratamento dessas disfunções.

PONTOS DE DESTAQUE

O Quadro 7.2 apresenta as evidências científicas e as recomendações com base no último consenso da ICS. O nível de evidência e o grau de recomendação correspondem ao quanto a técnica mencionada é eficaz ou não para a prática clínica.

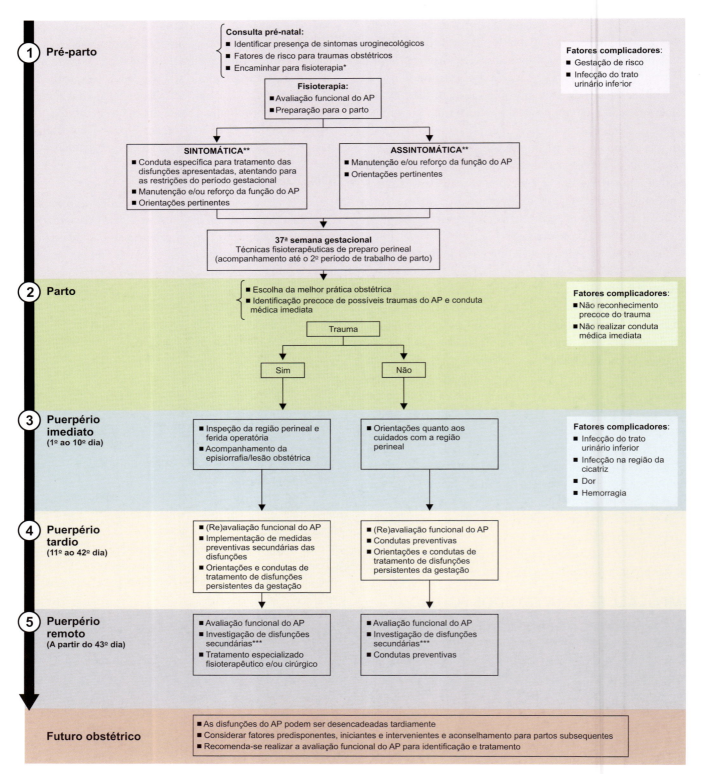

Figura 7.1 Proposta de acompanhamento da mulher no ciclo gravídico-puerperal. (*O fisioterapeuta é o profissional capacitado para realizar a avaliação funcional dos músculos do assoalho pélvico. **Sintomática: paciente que apresenta sintomas uroginecológicos, entre os quais os urinários, proctológicos, vaginais e sexuais. ***Disfunções secundárias: incontinência urinária, incontinência fecal, dores pélvicas, prolapso de órgãos pélvicos e disfunção sexual.)

Quadro 7.2 Evidências científicas e recomendações

Evidências científicas	Recomendações	Nível/grau
Intervenções intraparto		
Comparado ao fórceps, o vácuo-extrator está associado a menor trauma perineal e de esfíncter anal	Se necessário o uso de instrumento, considerar vácuo-extrator	1
A episiotomia durante o primeiro parto vaginal aumenta o risco de laceração obstétrica espontânea nos partos subsequentes	Considerar o uso restrito da episiotomia	II
Comparada com a episiotomia mediana, a episiotomia mediolateral está significativamente associada a risco menor de laceração graus 3 e 4	Se necessário, considerar o uso de episiotomia mediolateral	II
O prolongamento do segundo período de trabalho de parto ativo está associado à denervação do assoalho pélvico	Considerar o uso de ocitocina durante o prolongamento do segundo período de trabalho de parto passivo com analgesia peridural	4
A indicação seletiva da cesariana pode beneficiar particularmente as mulheres com evidente comprometimento da função do esfíncter anal, assim como aquelas que obtiveram sucesso em cirurgia prévia para incontinência ou prolapso	Considerar história atual e pregressa durante indicação da via de parto	4
O parto vaginal aumenta o risco de incontinência persistente nas mulheres com presença de incontinência urinária e fecal durante a gestação		II
São fatores associados à ocorrência de trauma do músculo levantador do ânus: fórceps, circunferência fetal ≥ 35,5cm, tempo do segundo estágio do trabalho de parto ≥ 110 minutos, rotura do esfíncter anal, episiotomia		II-3
Investigação		
A avaliação deve ser realizada em mulheres com sinais e sintomas sugestivos de disfunções do assoalho pélvico	Utilizar questionários validados para avaliar sintomas e seu impacto na qualidade de vida	A
Exame vaginal ou retal que possibilite a avaliação da função dos músculos do assoalho pélvico é importante antes de ensinar o treinamento dos músculos do assoalho pélvico	Realizar avaliação funcional dos músculos do assoalho pélvico antes de propor o protocolo de tratamento	
A ultrassonografia transperineal pode ser usada para detectar lesões ocultas do esfíncter anal após o parto vaginal	Considerar a identificação da lesão e a classificação de seu grau de comprometimento precocemente	B
Prevenção primária		
Os exercícios para os músculos do assoalho pélvico podem prevenir incontinência urinária em gestantes e puérperas	Conduzir exercícios supervisionados para os músculos do assoalho pélvico para gestantes continentes	1/A
Tratamento		
O treinamento dos músculos do assoalho pélvico deve ser realizado como tratamento de primeira escolha para mulheres com incontinência urinária persistente 3 meses após o parto	Conduzir programa de treinamento dos músculos do assoalho pélvico supervisionado e intensivo para mulheres gestantes ou puérperas com incontinência urinária	1/A
Os exercícios supervisionados são melhores do que os não supervisionados	Indicar exercícios supervisionados por fisioterapeuta como primeira linha de tratamento para mulheres de todas as idades com incontinência urinária	1/A
–	Conduzir programa de TMAP semanal supervisionado por fisioterapeuta acompanhado de exercícios domiciliares diários, durante 12 semanas, com inicio entre a 16ª e a 24ª semana de gestação	Pré-parto: A Pós-parto: B
–	Conduzir programa de TMAP individualizado supervisionado por fisioterapeuta para mulheres com parto vaginal com fórceps ou recém-nascido de 4kg ou mais	C
O TMAP pode prevenir sintomas de prolapso que se desenvolvem a longo prazo após o parto, mas não imediatamente após o parto	Oferecer TMAP para prevenir sintomas de prolapso que se desenvolvem a longo prazo após o parto	Pós-natal: 1B 12 anos pós-parto: 1B
Para as mulheres com incontinência urinária de esforço, urgência ou mista o tratamento inicial deve incluir: conselhos referentes a hábitos de vida, treinamento dos músculos do assoalho pélvico, micção programada, terapia comportamental e medicação, quando indicada	–	1/A
–	Os exames diagnósticos mais sofisticados (como, por exemplo, o exame urodinâmico) não são necessários antes do tratamento conservador	3/C
É recomendado estender o acompanhamento pós-parto além das 6 a 8 semanas para fornecer vigilância contra a incontinência potencial	Considerar o acompanhamento pós-parto por período mais prolongado	II

Fonte: Abrams P, Cardozo L, Wagg A, Wein A. Incontinence 6th International Consultation on Incontinence, Tokyo, September 2016. International Continence Society/International Consultation on Urological Diseases. 6th edition. 2017.

Leitura complementar

Abdool Z, Shek KL, Dietz HP. The effect of levator avulsion on hiatal dimension and function. Am J Obstet Gynecol 2009; 201(1):89.e.1-5.

Abrams P, Avery K, Gardener N, Donovan J, ICIQ Advisory Board. The International Consultation on Incontinence Modular Questionnaire: www.iciq.net. J Urol 2006; 175(3Pt1):1063-6.

Abrams P, Cardozo L, Wagg A, Wein A. Incontinence. 6th International Consultation on Incontinence, Tokyo, Sep 2016. International Continence Society / International Consultation on Urological Diseases. 6th edition. 2017.

Albers LL, Sedler KD, Bedrick EJ, Teaf D, Peralta P. Factors related to genital tract trauma in normal spontaneous vaginal births. Birth 2006; 33(2):94-100.

Albirich SB, Welker K, Wolpert B et al. How common is ballooning? Hiatal area on 3D transperineal ultrasound in urogynecological patients and its association with lower urinary tract symptoms. Arch Gynecol Obstet 2017; 295(1):103-9.

American College of Obstetricians and Gynecologists, Society for Maternal-Fetal Medicine. Obstetric care consensus n° 1: safe prevention of the primary cesarean delivery. Obstet Gynecol 2014; 123(3):693-711.

American College of Obstetricians and Gynecologists' Committee on Practice Bulletins-Obstetrics. Practice Bulletin n° 165: Prevention and management of obstetric lacerations at vaginal delivery. Obstet Gynecol 2016; 128(1):e1-e15.

Amir B, Allen VM, Kirkland S, MacPherson K, Farrell S. The long-term pelvic floor health outcomes of women after childbirth: the influence of labour in the first pregnancy. 2016; 38(9):827-38.

Andrada Hamer M, Persson J. Familial predisposition to pelvic floor dysfunction: prolapse and incontinence surgery among family members and its relationship with age or parity in a Swedish population. Eur J Obstet Gynecol Reprod Biol 2013; 170(2):559-62.

Andrews V, Sultan AH, Thakar R, Jones PW. Risk factors for obstetric anal sphincter injury: a prospective study. Birth 2006; 33(2):117-22.

Ashton-Miller JA, DeLancey JO. On the biomechanics of vaginal birth and common sequelae. Annu Rev Biomed Eng 2009; 11:163-76.

Aydin S, Tuncel MA, Aydin ÇA, Ark C. Do we protect the pelvic floor with non-elective cesarean? A study of 3-D/4-D pelvic floor ultrasound immediately after delivery. J Obstet Gynaecol Res 2014; 40(4):1037-45.

Balik G, Guven ES, Tekin YB et al. Lower urinary tract symptoms and urinary incontinence during pregnancy. Low Urin Tract Symptoms 2016; 8(2):120-4.

Basu M, Smith D, Edwards R, STOMP project team. Can the incidence of obstetric anal sphincter injury be reduced? The STOMP experience. Eur J Obstet Gynecol Reprod Biol 2016; 202:55-9.

Bazi T, Takahashi S, Ismail S et al. Prevention of pelvic floor disorders: International Urogynecological Association research and development committee opinion. Int Urogynecol J 2016; 27(12):1785-95.

Berger MB, Morgan DM, DeLancey JO. Levator ani defect scores and pelvic organ prolapse: is there a threshold effect? Int Urogynecol J 2014; 25(10):1375-9.

Bilecocq S, Morel MP, Fritel X. Levator ani trauma after childbirth, from stretch injury to avulsion: review of the literature. Prog Urol 2013; 23(8):511-8.

Blasi I, Fuchs I, D'Amico R et al. Intrapartum translabial threedimensional ultrasound visualization of levator trauma. Ultrasound Obstet Gynceol 2011; 37(1):88-92.

Bo K, Frawley HC, Haylen BT et al. An International Urogynecological Association (IUGA)/International Continence Society (ICS) joint report on the terminology for the conservative and nonpharmacological management of female pelvic floor dysfunction. Neurourol Urodyn 2017; 36(2):221-244.

Bo K, Hilde G, Tennfjord MK, Engh ME. Does episiotomy influence vaginal resting pressure, pelvic floor muscle strength and endurance, and prevalence of urinary incontinence 6 weeks postpartum? Neurourol Urodyn 2017; 36(3):683-6.

Botelho S, Riccetto C, Hermann V, Pereira LC, Amorim C, Palma P. Impact of delivery mode on electromyographic activity of pelvic floor: comparative prospective study. Neurourol Urodyn 2010; 29(7):1258-61.

Bump RC, Mattiasson A, Bo K et al. The standardization of terminology of female pelvic organ prolapse and pelvic floor dysfunction. Am J Obstet Gynecol 1996; 175(1):10-7.

Byrd LM, Hobbiss J, Tasker M. Is it possible to predict or prevent third degree tears? Colorectal Dis 2005; 7:311-8.

Calderwood CS, Thurmond A, Holland A, Osmundsen B, Gregory WT. Comparing 3-dimensional ultrasound to 3-dimensional magnetic resonance imaging in the detection of levator ani defects. Female Pelvic Med Reconstr Surg 2017. doi: 10.1097/SPV.0000000000000485.

Cassadó J, Pessarrodona A, Rodriguez-Carballeira M et al. Does episiotomy protect against injury of the levator ani muscle in normal vaginal delivery? Neurourol Urodyn 2014; 33(8):1212-6.

Cassadó-Garriga J, Wong V, Shek K, Dietz HP. Can we identify changes in fascial paravaginal supports after childbirth? Aust N Z J Obstet Gynaecol 2015; 55(1):70-5.

Caudwell-Hall J, Kamisan Atan K, Martin A et al. Intrapartum predictors of maternal levator ani injury. Acta Obstet Gynecol Scand 2017; 96(4):426-31.

Chan SSC, Cheung RYK, Lee LL, Choy RKW, Chung TKH. A longitudinal follow-up of levator ani muscle avulsion: does a second delivery affect it? Ultrasound Obstet Gynecol 2017; 50(1):110-5.

Cyr MP, Kruger J, Wong V, Dumoulin C, Girar I, Morin M. Pelvic floor morphometry and function in women with and without puborectalis avulsion in the early postpartum period. Am J Obstet Gynecol 2017; 216(3):274.e1-274.e8.

Dandolu V, Chatwani A, Harmanli O, Floro C, Gaughan JP, Hernandez E. Risk factors for obstetrical anal sphincter lacerations. Int Urogynecol J Pelvic Floor Dysfunct 2005; 16(4):304-7.

Dannecker C, Hillemanns P, Strauss A, Hasbargen U, Hepp H, Anthuber C. Episiotomy and perineal tears presumed to be imminent: the influence on the urethral pressure profile, anal manometric and other pelvic floor findings – follow-up study of a randomized controlled trial. Acta Obstet Gynecol Scand 2005; 84(1):65-71.

DeLancey JO, Morgan DM, Fenner DE et al. Comparison of levator ani muscle defects and function in women with and without pelvic organ prolapse. Obstet Gynecol 2007; 109(2 Pt 1):295-302.

Dietz HP, Bernardo MJ, Kirby A, Shek KL. Minimal criteria for the diagnosis of avulsion of the puborectalis muscle by tomographic ultrasound. Int Urogynecol J 2011; 22(6):699-704.

Dietz HP, Franco AV, Shek KL, Kirby A. Avulsion injury and levator hiatal ballooning: two independent risk factors for prolapse? An observational study. Acta Obstet Gynecol Scand 2012; 91(2):211-4.

Dietz HP, Lanzarone V. Levator trauma after vaginal delivery. Obstet Gynecol 2005; 106(4):707–12.

Dietz HP, Shek K, De Leon J, Steensma AB. Ballooning of the levator hiatus. Ultrasound Obstet Gynecol 2008; 31(6):676-80.

Dietz HP, Simpson JM. Levator trauma is associated with pelvic organ prolapse. BJOG 2008; 115(8):979-84.

Dietz HP, Wong V, Shek KL. A simplified method for determining hiatal biometry. Aust N Z J Obstet Gynaecol 2011; 51(6):540-3.

Dumoulin C, Adewuyi T, Booth J et al. Adult conservative management (Committee 12) In: Abrams P, Cardozo L, Wagg A, Wein A (eds). Incontinence. 6th International Consultation on Incontinence, Tokyo, September 2016. International Continence Society / International Consultation on Urological Diseases. 6th edition. 2017.

Eisenberg V, Kafri R. Should every woman after labor be offered pelvic floor physiotherapy? Harefuah 2018; 157(1):34-7.

Ferreira CWS, Atan IK, Martin A, Shek KL, Dietz HP. Pelvic organ support several years after a first birth. Int Urogynecol J 2017; 28(10):1499-1505.

Fitzpatrick M, O'Herlihy C. The effects of labour and delivery on the pelvic floor. Best Pract Res Clin Obstet Gynaecol 2001; 15(1):63-79.

García Mejido JA, Suárez Serrano CM, Fernéndez Palacín A, Aquise Pino A, Bonomi Barby MJ, Sainz Bueno JA. Evaluation of levator ani muscle throughout the different stages of labor by transperineal 3D ultrasound. Neurourol Urodyn 2017; 36(7):1776-81.

Garcia-Mejido JA, Gutierrez L, Fernandez-Palacín A, Aquise A, Sainz JA. Levator ani muscle injuries associated with vaginal vacuum assisted delivery determined by 3/4D transperineal ultrasound. J Matern Fetal Neonatal Med 2017; 30(16):1891-96.

Garmi G, Peretz H, Braverman M, Berkovich I, Molnar R, Salim R. Risk factors for obstetric anal sphincter injury: to prolong or to vacuum? Midwifery 2016; 34:178-82.

Georges B, Kamisan Atan I, Shek KL, Dietz HP. How to determine "ballooning" of the levator hiatus on clinical examination: a retrospective observational study. Int Urogynecol J 2013; 24(11):1933-7.

Grob ATM, Hitschrich N, van de Waarsenburg MKV, Withagen MI, Scheweitzer KJ, van der Vaart CH. Changes in the global strain of the puborectalis muscle during pregnancy and postpartum. Ultrasound Obstet Gynecol 2017. DOI: 10.1002/uog.17488

Guise JM, Boyles SH, Osterweil P, Li H, Eden KB, Mori M. Does cesarean protect against fecal incontinence in primiparous women? Int Urogynecol J Pelvic Floor Dysfunct 2009; 20(1):61-7.

Guise JM, Morris C, Osterweil P, Li H, Rosenberg D, Greenlick M. Incidence of fecal incontinence after childbirth. Obstet Gynecol 2007; 109(2 Pt 1):281-8.

Gunnarsson M, Mattiasson A. Female stress, urge and mixed urinary incontinence are associated with a chronic and progressive pelvic floor/vaginal neuromuscular disorder: An investigation of 317 healthy and incontinent women using vaginal surface electromyography. Neurourol Urodyn 1999; 18(6):613-21.

Guzmán Rojas RA, Kamisan Atan I, Shek KL, Dietz HP. Anal sphincter trauma and anal incontinence in urogynecological patients. Ultrasound Obstet Gyncel 2015; 46:363-6.

Guzmán Rojas RA, Shek KL, Langer SM, Dietz HP. Prevalence of anal sphincter injury in primiparous women. Ultrasound Obstet Gynecol 2013; 42(4):461-6.

Guzmán Rojas RA, Shek KL, Langer SM, Dietz HP. Prevalence of anal sphincter injury in primiparous women. Ultrasound Obstet Gynecol. 2013; 42(4):461-6.

Guzmán RR, Wong V, Shek KL, Dietz HP. Impact of levator trauma on pelvic floor muscle function. Int Urogynecol J 2014; 25(3):375-80.

Hartmann K, Viswanathan M, Palmieri R, Gartlehner G, Thorp J, Lohr KN. Outcomes of routine episiotomy: a systematic review. JAMA 2005; 293(17):2141-8.

Harvey MA, Pierce M, Alter JE et al. Obstetrical anal sphincter injuries (OASIS): prevention, recognition and repair. J Obstet Gynaecol Can 2015;37(12):1131-48.

Heit M, Mudd K, Culligan P. Prevention of childbirth injuries to the pelvic floor. Curr Women Health Rep 2001; 1(1):72-80.

Horak TA, Guzman-Rojas RA, Shek KLL, Dietz HP. Pelvic floor trauma: does the second baby matter? Ultrasound Obstet Gynecol 2014; 44(1):90-4.

Huebner M, Brucker SY, Tunn R, Naumann G, Reisenauer C, Abele H. Intrapartal pelvic floor protection: a pragmatic and interdisciplinary approach between obstetrics and urogynecology. Arch Gynecol Obstet 2017; 295(4):795-8.

Huser M, Janku P, Hudecek R. Pelvic floor dysfunction after vaginal and cesarean delivery among singleton primiparas. Int J Gynaecol Obstet 2017; 137(2):170-3.

Jha S, Parker V. Risk factors for recurrent obstetric anal sphincter injury (rOASI): a systematic review and meta-analysis. Int Urogynecol J 2016; 27(6):849-57.

Kahyaoglu Sut H, Balkanli Kaplan P. Effect of pelvic floor muscle exercise on pelvic floor muscle activity and voiding functions during pregnancy and the postpartum period. Neurourol Urodyn 2016; 35(3):417-22.

Keag OE, Norman JE, Stock SJ. Long-term risks and benefits associated with cesarean delivery for mother, baby and subsequent pregnancies: systematic review and meta-analysis. PLoS Med 2018; 15(1):e1002494.

Kearney R, Miller JM, Ashton-Miller JA, DeLancey JO. Obstetric factors associated with levator ani muscle injury after vaginal birth. Obstet Gynecol 2006; 107(1):144-9.

Koc O, Duran B, Ozdemirci S, Bakar Y, Ozengin N. Is cesarean section a real panacea to prevent pelvic organ disorders? Int Urogynecol J 2011; 22(9):1135-41.

Kruger JA, Dietz HP, Budgett SC, Dumoulin CL. Comparison between transperineal ultrasound and digital detection of levator ani trauma. Can we improve the odds? Neurourol Urodyn 2014; 33(3):307-11.

Kruger JA, Heap SW, Murphy BA, Dietz HP. Pelvic floor function in nulliparous women using three-dimensional ultrasound and magnetic resonance imaging. Obstet Gynecol 2008;111(3): 631-8.

Kudish B, Blackwell S, Mcneely SG et al. Operative vaginal delivery and midline episiotomy: a bad combination for the perineum. Am J Obstet Gynaecol 2006; 195(3):749-54.

Lee JH, Pretorius DH, Weinstein M, Guaderrama NM, Nager CW, Mittal RK. Transperineal three-dimensional ultrasound in evaluating anal sphincter muscles. Ultrasound Obstet Gynecol 2007; 30(2):201-9.

Leon-Larios F, Corrales-Gutierrez I, Casado-Mejía R, Suarez-Serrano C. Influence of a pelvic floor training programme to prevent perineal trauma: a quasi-randomized controlled trial. 2017; 50:72-7.

Li X, Kruger JA, Nash MP, Nielsen PM. Modeling childbirth: elucidating the mechanisms of labor. Wiley Interdiscip Rev Syst Biol Med 2010; 2(4):460-70.

Liang CC, Tseng LH, Horng SG, Lin IW, Chang SD. Correlation of pelvic organ prolapse quantification system scores with obstetric parameters and lower urinary tract symptoms in primiparae postpartum. Int Urogynecol J Pelvic Floor Dysfunct 2007; 18(5):537-41.

Lien KC, Mooney B, DeLancey JO, AshtonMiller JA. Levator ani muscle stretch induced by simulated vaginal birth. Obstet Gynecol 2004; 103(1):31–40.

Long E, Jha S. Factors that influence patient preference for mode of delivery following an obstetric anal sphincter injury. Eur J Obstet Gynecol Reprod Biol 2017; 221:28-33.

Luo D, Chen L, Yu X et al. Differences in urinary incontinence symptoms and pelvic floor structure changes during pregnancy between nulliparous and multiparous women. Peer J 2017; 5:e3615.

Macarthur C, Glazener C, Lancashire R, Herbison P, Wilson D, Grant A. Faecal incontinence and mode of first and subsequent delivery: a six-year longitudinal study. BJOG 2005; 112(8):1075-82.

Macleod M, Strachan B, Bahl R et al. A prospective cohort study of maternal and neonatal morbidity in relation to use of episiotomy at operative vaginal delivery. BJOG 2008; 115(13):1688–94.

Malik MF, Awonuga AO, Iglesia CB. Informed consent for vaginal delivery: is it time to revisit the shared decision-making process? J Reprod Med 2016; 61(3-4):153-8.

Martins JA, Pato MP, Pires EB, Jorge RM, Parente M, Mascarenhas T. Finite element studies of the deformation of the pelvic floor. Ann NY Acad Sci 2007; 1101:316-34.

Meister MR, Cahill AG, Conner SN, Woolfolk CL, Lowder JL. Predicting obstetric anal sphincter injuries in a modern obstetric population. Am J Obstet Gynecol 2016; 215(3):310.e1-7.

Memon HU, Blomquist JL, Dietz HP, Pierce CB, Weinstein MM, Handa VL. Comparison of levator ani muscle avulsion injury after forcepsassisted and vacuum-assisted vaginal childbirth. Obstet Gynecol 2015; 125(5):1080-7.

Milson I, Altman D, Cartwright R et al. Epidemiology of urinary incontinence (UI) and other urinary tract symptoms (LUTS), pelvic organ prolapse (POP) and anal (AI) incontinence (Committee 1). In: Abrams P, Cardozo L, Wagg A, Wein A. Incontinence. 6th International Consultation on Incontinence, Tokyo, September 2016. International Continence Society/International Consultation on Urological Diseases. 6th edition. 2017.

Naganawa S, Maeda E, Hagiwara A et al. Vaginal delivery-related changes in the pelvic organ position and vaginal cross-sectional area in the general population. Clin Imaging 2017; 50:86-90.

Norton PA, Allen-Brady K, Wu J, Egger M, Cannon-Albright L. Clinical characteristics of women with familial pelvic floor disorders. Int Urogynecol J 2015; 26(3):401-6.

Orejuela FJ, Shek KL, Dietz HP. The time factor in the assessment of prolapse and levator ballooning. Int Urogynecol J. 2012; 23(2): 175-8.

Quiroz LH, Muñoz A, Shippey SH, Gutman RE, Handa VL. Vaginal parity and pelvic organ prolapse. J Reprod Med 2010; 55(3-4):93-8.

Rahmanou P, Caudwell-Hall J, Kamisan Atan I, Dietz HP. The association between maternal age at first delivery and risk of obstetric trauma. Am J Obstet Gynecol 2016; 215(4):451.e1-7.

Ramm O, Woo VG, Hung YY, Chen HC, Ritterman Weintraub ML. Risk factors for the development of obstetric anal sphincter injuries in modern obstetric practice. Obstet Gynecol 2018; 131(2):290-6.

Robson SJ, de Costa CM. Thirty years of the World Health Organization's target caesarean section rate: time to move on. Med J Aust 2017; 206(4):181-5.

Rogers RG, Leeman LM, Borders N et al. Contribution of the second stage of labour to pelvic floor dysfunction: a prospective cohort comparison of nulliparous women. BJOG 2014; 121(9):1145-53.

Rogers RG, Ninivaggio C, Gallagher K, Borders AN, Qualls C, Leeman LM. Pelvic floor symptoms and quality of life changes during first pregnancy: a prospective cohort study. Int Urogynecol J 2017; 28(11):1701-7.

Rortveit G, Hannestad YS. Association between mode of delivery and pelvic floor dysfunction. Tidsskr Nor Laegeforen 2014; 134(19):1848-52.

Salvatore S, Rademakers K, DeLancey J et al. Pathophysiology of urinary incontinence, faecal incontinence and pelvic organ prolapse (Committee 4). In: Abrams P, Cardozo L, Wagg A, Wein A (eds). Incontinence. 6th International Consultation on Incontinence, Tokyo, September 2016. International Continence Society / International Consultation on Urological Diseases. 6th edition. 2017.

Sartore A, De Seta F, Maso G, Pregazzi R, Grimaldi E, Guaschino S. The effects of mediolateral episiotomy on pelvic floor function after vaginal delivery. Obstet Gynecol 2004; 103(4):669-73.

Serati M, Rizk D, Salvatore S. Vaginal birth and pelvic floor dysfunction revisited: Can cesarean delivery be protective? Int Urogynecol J 2016; 27(1):1-2.

Shek KL, Dietz HP. Assessment of pelvic organ prolapse: a review. Ultrasound Obstet Gynecol 2016; 48(6):681-92.

Shek KL, Dietz HP. Intrapartum risk factors for levator trauma. BJOG 2010; 117(12):1485-92.

Shek KL, Dietz HP. The effect of childbirth on hiatal dimensions. Obstet Gynecol 2009; 113(6):1272-8.

Smith LA, Price N, Simonite V, Burns EE. Incidence of and risk factors for perineal trauma: a prospective observational study. BMC Pregnancy Childbirth 2013; 13:59.

Sultan AH, Kamm MA, Hudson CN. Pudendal nerve damage during labour: prospective study before and after childbirth. Br J Obstet Gynaecol 1994; 101(1):22-8.

Svabik K, Shek KL, Dietz HP. How much does the levator hiatus have to stretch during childbirth? BJOG 2009; 116(12):1657-62.

Tan L, Shek KL, Atan IK, Rojas RG, Dietz HP. The repeatability of sonographic measures of functional pelvic floor anatomy. Int Urogynecol J 2015; 26(11):1667-72.

Thibault-Gagnon S, Yusuf S, Langer S et al. Do women notice the impact of childbirth-related levator trauma on pelvic floor and sexual function? Results of an observational ultrasound study. Int Urogynecol J 2014; 25(10):1389-98.

Thom DH, Rortveit G. Prevalence of postpartum urinary incontinence: a systematic review. Acta Obstet Gynecol Scand 2010; 89(12):1511-22.

Thomas V, Shek KL, Guzmán Rojas R, Dietz HP. Temporal latency between pelvic floor trauma and presentation for prolapse surgery: a retrospective observational study. Int Urogynecol J 2015; 26(8):1185-9.

Valsky DV, Lipschuetz M, Bord A et al. Fetal head circumference and length of second stage of labor are risk factors for levator ani muscle injury, diagnosed by 3-dimensional transperineal ultrasound in primiparous women. Am J Obstet Gynecol 2009; 201(1):91.e1-7.

Van Delft K, Sultan AH, Thakar R, Schwertner-Tiepelmann N, Kluivers K. The relationship between postpartum levator ani muscle avulsion and signs and symptoms of pelvic floor disorders. BJOG 2014; 121(9):1164-71.

Van Delft K, Thakar R, Sultan A, Schwertner-Tiepelmann N, Kluivers K. Levator ani muscle avulsion during childbirth: a risk prediction model. BJOG 2014; 121(9):1155-63.

Van Delft KW, Sultan AH, Thakar R, Shobeiri SA, Kluivers KB. Agreement between palpation and transperineal and endovaginal ultrasound in the diagnosis of levator ani avulsion. Int Urogynecol J 2015; 26(1):33-9.

Van Geelen H, Ostergard D, Sand P. A review of the impact of pregnancy and childbirth on pelvic floor function as assessed by objective measurement techniques. Int Urogynecol J 2018. doi: 10.1007/s00192-017-3540-z.

Vergeldt T, Notten K, Weemhoff M et al. Levator hiatal area as a risk factor for cystocele recurrence after surgery: a prospective study. BJOG 2015; 122(8):1130-7.

Volloyhaug I, Morkevd S, Salvesen KA. Association between pelvic floor muscle trauma and pelvic organ prolapse 20 years after delivery. Int Urogynecol J 2016; 27(1):39-45.

Volloyhaug I, Morkved S, Salvesen O, Salvesen K. Pelvic organ prolapse and incontinence 15-23 years after first delivery: a cross-sectional study. BJOG 2015; 122(7):964-71.

Wilson D, Dornan J, Milsom I, Freeman R. UR-CHCICE: can we provide mothers-to-be with information about the risk of future pelvic floor dysfunction? Int Urogynecol J 2014; 25(11):1449-52.

Zivkovic K, Zivkovic N, Zupic T, Hodzic D, Mandic V, Oreskovic S. Effect of delivery and episiotomy on the emergence of urinary incontinence in women: review of literature. Acta Clin Croat 2016; 55(4):615-24.

8

Trauma Perineal no Parto – Predição, Prevenção e Tratamento

Luiz Gustavo Oliveira Brito | Giuliane Jesus Lajos | Adriana Gomes Luz

INTRODUÇÃO

O trauma perineal é uma situação prevalente em obstetrícia. Estima-se que pelo menos 40% a 70% dos partos vaginais apresentem algum tipo de trauma perineal, de maneira mais leve ou grave. A forma grave apresenta 0,5% a 5% de incidência, a depender da paridade e do local do parto, sendo maior em primíparas.

No Brasil não são apresentados dados nacionais, mas, geralmente, a incidência é menor do que em países europeus ou americanos, talvez em razão da subnotificação ou da não identificação dessas lesões.

Um grande estudo britânico retrospectivo evidenciou que a incidência de traumas perineais graves está aumentando: de 1,8% em 2000 para 5,9% em 2011. Essa tendência também é observada em outros países desenvolvidos, como Finlândia, Noruega e Canadá, e a principal hipótese é o diagnóstico correto a partir da introdução da classificação padronizada de trauma perineal e de um bom treinamento dos profissionais de saúde para reconhecer os diferentes graus de laceração.

A classificação de trauma perineal mais utilizada é a estabelecida pelo Royal College of Obstetricians and Gynecologists, atualmente em sua terceira edição. As lesões perineais são divididas em quatro graus (Figura 8.1):

- **Primeiro grau – lesão de pele e/ou mucosa vaginal**.
- **Segundo grau – lesão muscular:** acomete frequentemente os músculos bulbocavernoso e transverso do períneo.
- **Terceiro grau – esfíncter anal:** subdivide-se em (a) esfíncter anal externo (< 50%), (b) esfíncter anal externo (> 50%) e (c) esfíncter anal externo e interno.
- **Quarto grau – mucosa anorretal**.

As formas graves (também conhecidas pelo acrônimo OASIS – *Obstetric and Anal Sphincter InjurieS*) abrangem lesões de terceiro e quarto graus, as quais precisam ocorrer necessariamente em progressão, ou seja, lesões puntiformes comunicando o reto com a vagina não constitui trauma perineal, mas fístulas retovaginais, pois não apresentam essa progressão e da mesma maneira devem ser corrigidas por meio de cirurgia.

As consequências mais preocupantes estão relacionadas com o trauma perineal grave (lesão de esfíncter e/ou mucosa anal), uma vez que a longo prazo a mulher pode apresentar incontinência urinária, de flatos e/ou anal, dor pélvica crônica, dispareunia e piora da função sexual.

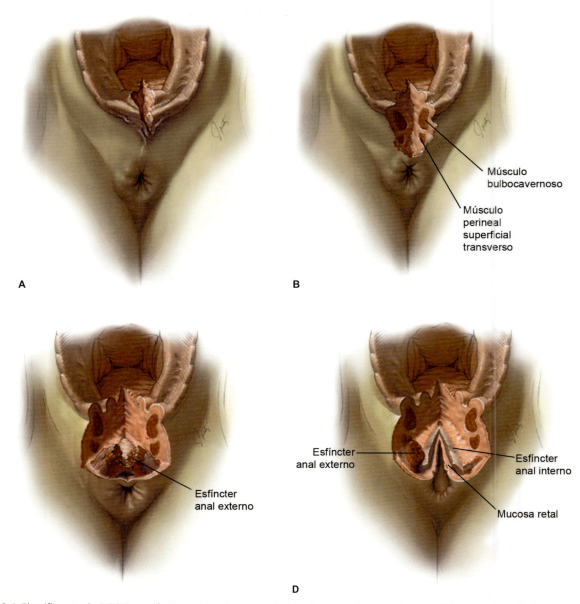

Figura 8.1 Classificação do RCOG para lesões perineais graves. **A** Primeiro grau. **B** Segundo grau. **C** Terceiro grau. **D** Quarto grau.

FATORES DE RISCO

Inúmeros fatores são associados ao trauma perineal grave. Nuliparidade, história prévia de OASIS e parto instrumental (fórceps, principalmente de rotação) são fatores relatados em todos os estudos. Os demais fatores, como segundo período prolongado do trabalho de parto, peso fetal > 4.000g, variedade de posição occipitossacro, posição vertical durante o segundo período do trabalho de parto, rápido desprendimento do polo cefálico e perímetro cefálico > 33 ou 34cm, são descritos em vários ensaios. Algumas etnias, como as asiáticas, também são consideradas mais desfavoráveis.

A episiotomia é um fator controverso – em alguns estudos se apresenta como fator de risco e em outros como fator protetor, pois se trata de uma secção/trauma programado em região mediolateral da fúrcula vaginal, que desviaria o trajeto do trauma perineal grave. No entanto, deve ser utilizada de maneira restritiva por apresentar complicações inerentes a qualquer procedimento cirúrgico. Ensaios controlados randomizados não demonstram redução significativa de OASIS nas mulheres submetidas à episiotomia mediolateral em comparação com as não submetidas.

Outro ponto polêmico diz respeito à proteção perineal. Apesar de as diretrizes da NICE não terem encontrado diferença entre o *hands on* (manipulação do períneo) e o *hands poised/off* (sem manipulação do períneo), estudos mais recentes de intervenção mostraram que técnicas de proteção perineal reduzem o risco de lesão grave. Essas medidas foram: mão esquerda diminuindo a velocidade de desprendimento do polo cefálico, mão direita protegendo o períneo, não realização do puxo induzido e a espera pelo momento oportuno para realização da episiotomia.

O parto em posição vertical acelera o segundo período do parto e reduz a necessidade de episiotomias, porém não há comprovação de que aumente o risco de trauma perineal grave, mas há a possibilidade de aumentar o risco para as lesões de segundo grau.

Finalmente, é importante salientar que a identificação desses fatores de risco não ajuda a predizer o prognóstico de que as pacientes apresentarão OASIS no intraparto.

DIAGNÓSTICO CLÍNICO

A presença de um profissional atento e, se possível, bem treinado durante a inspeção e o exame físico de mulher com trauma perineal grave é extremamente importante, pois já se sabe que o reexame pelo profissional que reúne essas características duplica a taxa de detecção. Ademais, estima-se em 10% a 15% a prevalência de trauma perineal grave oculto (diagnóstico realizado por ultrassonografia transperineal ou endoanal com visualização de rotura do esfíncter anal interno ou externo), o que pode ocorrer tanto por avulsão do músculo levantador do ânus como por lesão esfincteriana anal e não ser detectado. Portanto, a opinião de consenso é a de que toda mulher deva ser submetida ao toque retal durante a revisão do canal de perto, logo após o parto, mesmo que aparentemente não tenha havido lesão perineal no período intraparto.

Em caso de dúvida sobre o diagnóstico de lesão de terceiro ou de quarto graus, deve-se escolher sempre a pior classificação. Se houver dúvida sobre a presença de OASIS após o parto, pode ser solicitada ultrassonografia perineal. No entanto, é muito importante que o diagnóstico seja feito durante o intraparto, pois os melhores resultados cirúrgicos acontecem na primeira tentativa de correção cirúrgica nesse momento. O toque digital, com a inspeção da região perineal, e o movimento cranial, pressionando o esfíncter e verificando sua integridade, são importantes. Com frequência, observa-se a exposição dos músculos do corpo perineal sem haver lesão de terceiro ou quarto graus, o que pode ser confundido com uma lesão grave.

MÉTODOS DE PREVENÇÃO DO TRAUMA PERINEAL

Cabe lembrar que o tocoginecologista pode trabalhar em equipe multidisciplinar (fisioterapia) para aplicação de técnicas intraparto de modo a reduzir o risco de dano perineal.

Compressas mornas (durante o parto)

Uma revisão sistemática da Cochrane mostrou que o uso de compressas mornas continuamente durante o parto,

antes e entre as contrações, é benéfico para a redução de trauma perineal grave (nível de evidência I).

Massagem perineal (anteparto)

Outra técnica com nível de evidência I consiste na realização de exercícios iniciados na fúrcula vaginal, cujo vetor de digitopressão é no sentido semicircular, de baixo para cima, de modo que não cause dor, mantendo essa pressão por alguns minutos em cada localização. Repete-se o procedimento diariamente, o qual pode ser feito pela paciente ou pelo(a) parceiro(a) pelo menos 4 semanas antes do parto. Os estudos mostram redução geral na incidência de trauma que necessita de sutura e do número de episiotomias. Entretanto, não foi detectada redução da incidência de traumas perineais graves após a execução dessa técnica.

Epi-No

O *Epi-No* é um dilatador vaginal usado há pelo menos 15 anos como método que se destina a reduzir o risco de episiotomias e trauma perineal por meio da insuflação gradual por 10 a 15 minutos diários. O limite de insuflação se baseia na dor da mulher (no máximo, ela deve sentir um desconforto quando de sua utilização), sendo normalmente de 10cm de diâmetro. Até o momento não há evidência de que o *Epi-No* reduza o número de episiotomias ou de trauma perineal.

Episiotomia restritiva

A episiotomia restritiva em vez de rotineira pode resultar em um número menor de mulheres com trauma perineal grave e aparentemente não acarreta dano materno ou fetal. Recomendam-se taxas de episiotomia abaixo de 10% e sua realização em casos extremamente selecionados. Não existe nível de evidência para a recomendação de episiotomia profilática em mulheres que apresentaram OASIS em gestações prévias.

CORREÇÃO DO TRAUMA PERINEAL GRAVE

Diante de um trauma perineal grave, de terceito ou quarto grau, a paciente deve ser avisada sobre a lesão que ocorreu e que é necessário reparo cirúrgico. Deve ser confirmado o diagnóstico de OASIS por toque retal e bidigital. Nesse momento, é importante que a paciente esteja bem posicionada, com analgesia e sob iluminação adequada. Inicia-se a dissecção do esfíncter anal externo (EAE) da musculatura do corpo perineal, do esfíncter anal interno (EAI) e da mucosa anorretal.

As duas técnicas mais usadas para o reparo esfincteriano são a *overlapping* e a *end-to-end* (Figura 8.2). A primeira consiste na dissecação de um dos lados do esfíncter de 1

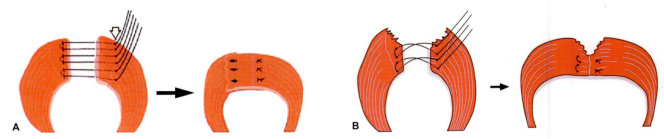

Figura 8.2 Técnicas *overlapping* (**A**) e *end-to-end* (**B**) para reparo do esfíncter anal.

a 1,5cm da borda externa para que esse lado fique sobreposto ao outro – deve-se escolher o lado esfincteriano com a musculatura mais íntegra – e a segunda consiste em unir as pontas de ambos os esfíncteres. Convém lembrar que a dissecção não deve ultrapassar as posições de 3 ou 9 horas, considerando o esfíncter anal como ponteiros de um relógio.

A sutura recomendada é realizada com poliglactina ou polidioxanona. O categute tem duração de até 14 dias e não é recomendado ou estudado na literatura. Inicia-se o reparo de baixo para cima pela mucosa anorretal. Os pontos podem ser feitos com o nó para fora ou para dentro do canal anorretal – não há evidência de que o posicionamento do nó influencie o risco de infecção.

Recomendam-se pontos simples com fio 3-0 ou 4-0. Em seguida, a sutura do EAI com técnica *end-to-end* e, depois, procede-se à do EAE com técnica *overlapping* ou *end-to-end*. A técnica *overlapping* deve ser evitada no EAI. Em *workshops* promovidos pela International Urogynecological Association, a técnica preconizada consiste em *overlapping* para esse último passo. Para os pontos que ficaram perto do corpo perineal é importante lembrar a incidência de 7% de migração de sutura para a pele e, nesses casos, os pontos devem ser preferencialmente invertidos. Inicia-se a antibioticoterapia de amplo espectro para reduzir o risco de infecções pós-operatórias e deiscência. Laxativos são também recomendados (p. ex., lactulose) para reduzir o risco de deiscência. A reavaliação clínica deve ser feita em 6 a 12 semanas. Além disso, recomenda-se reabilitação precoce com fisioterapia.

ORIENTAÇÃO ÀS GESTANTES COM TRAUMA PERINEAL GRAVE PRÉVIO

O Royal College of Obstetricians and Gynecologists recomenda que as mulheres que apresentaram OASIS em gestação prévia e que são sintomáticas ou que apresentam ultrassonografia endoanal ou manometria alteradas devem ser aconselhadas a respeito da opção de uma cesariana eletiva. Entre as mulheres que apresentam reparo intraparto de OASIS, 60% a 80% estarão assintomáticas em 12 meses após o parto. Para aquelas que ficarem assintomáticas e voltarem a engravidar, não há consenso sobre a melhor via de parto em uma próxima gestação.

Leitura complementar

Aasheim V, Nilsen AB, Reinar LM, Lukasse M. Perineal techniques during the second stage of labour for reducing perineal trauma. Cochrane Database Syst Rev 2017; 6:CD006672.

Andrews V, Sultan AH, Thakar R, Jones PW. Occult anal sphincter injuries – myth or reality? BJOG 2006; 113(2):195-200.

Beckmann MM, Stock OM. Antenatal perineal massage for reducing perineal trauma. Cochrane Database Syst Rev 2013; 4:CD005123

Brito LG, Ferreira CH, Duarte G, Nogueira AA, Marcolin AC. Antepartum use of Epi-No birth trainer for preventing perineal trauma: systematic review. Int Urogynecol J 215; 26(10):1429-36.

Burrell M, Dilgir S, Patton V et al. Risk factors for obstetric anal sphincter injuries and postpartum anal and urinary incontinence: a case-control trial. Int Urogynecol J 2015; 26:383-9.

De Vogel J, van der Leeuwan-van Beek A, Gietelink D et al. The effect of a mediolateral episiotomy during operative delivery on the risk of developing obstetrical anal sphincter injuries. Am J Obstet Gynecol 2012; 206:404.e1-5.

Fritel X, Schaal JP, Fauconnier A, Bertrand V, Lever C, Pigne A. Pelvic floor disorders 4 years after first delivery on the risk of developing obstetrical anal sphincter injuries. BJOG 2008; 115:247-52.

Gupta JK, Sood A, Hofmeyr GJ, Vogel JP. Position in the second stage of labour for women without epidural anaesthesia. Cochrane Database Syst Rev 2017; 5:CD002006

Gurol-Urganci I, Cromwell D, Edozien L et al. The management of third- and fourth-degree perineal tears among primiparous women in England between 2000 and 2012: time trends and risk factors. BJOG 2013; 120(12):1516-25.

Hals E, Oian P, Pirhonen T et al. A multicenter interventional program to reduce the incidence of anal sphincter tears. Obstet Gynecol 2010; 116:901-8.

Jiang H, Qian X, Carroli G, Garner P. Selective *versus* routine use of episiotomy for vaginal birth. Cochrane Database Syst Rev 2017; 2:CD000081.

National Institute for Health and Clinical Excellence. Intrapartum care: Care of healthy women and their babies during childbirth. NICE clinical guideline 55. Manchester: NICE:2007.

Oliveira LS, Brito LG, Quintana SM, Duarte G, Marcolin AC. Perineal trauma after vaginal delivery in healthy pregnant women. São Paulo Med J 2014; 132(4):231-8.

Raisanen S, Vehvilainen-Julkunen K, Heinonen S. Need for and consequences of episiotomy in vaginal birth: a critical approach. Midwifery 2010; 26:348-56.

Royal College of Obstetricians & Gynaecologists. The management of third- and fourth-degree perineal tears. Green-top Guideline 2015 June; 19:1-19.

Williams A, Adams EJ, Tincello DG, Alfirevic Z, Walkinshaw SA, Richmond DH. How to repair an anal sphincter injury after vaginal delivery: results of a randomized controlled trial. BJOG 2006; 113:201-7.

Seção II

Propedêutica

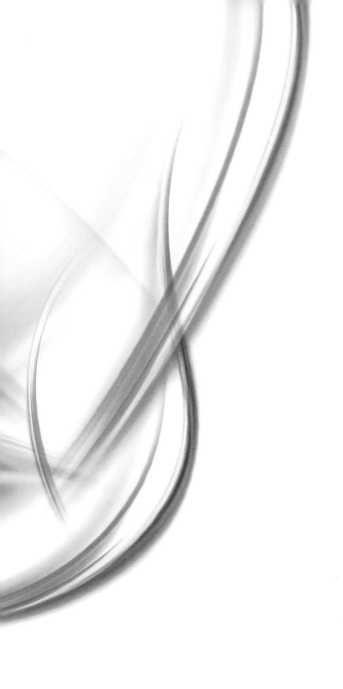

- **9** ■ Exame Físico da Mulher com Queixa Uroginecológica
- **10** ■ Estudo Urodinâmico – Implicações Clínicas
- **11** ■ Exame Físico e Propedêutica Complementar da Mulher com Incontinência Fecal
- **12** ■ Papel da Fisioterapia na Avaliação das Disfunções do Assoalho Pélvico

9

Exame Físico da Mulher com Queixa Uroginecológica

Marilene Vale de Castro Monteiro | Mariana Furtado Meinberg |
Múcio Barata Diniz | Liv Braga de Paula

O exame físico orienta a propedêutica complementar das pacientes com sintomas do trato urinário inferior, além de possibilitar a avaliação de condições associadas, como prolapso genital, infecções do trato urinário, câncer e doenças neurológicas e da musculatura do assoalho pélvico.

Os protocolos adotados para a abordagem inicial das pacientes com queixas uroginecológicas recomendam a seguinte sequência: história clínica e anamnese, exame físico, exame de urina (para afastar infecção urinária), teste de esforço e avaliação do volume residual pós-miccional. O exame físico das mulheres com qualquer queixa uroginecológica é parte importante da abordagem propedêutica e inclui avaliação abdominal, exame neurológico simplificado, exame da genitália externa, exame digital da vagina e reto, além de manobras de esforço.

O exame abdominal deve obedecer à sequência padronizada na semiologia clínica. A paciente deve estar em decúbito dorsal horizontal com os braços esticados ao longo do corpo e com o abdome exposto, podendo ser necessário flexionar os joelhos e apoiá-los em almofadas para reduzir a contração da musculatura abdominal. Realiza-se, então, a inspeção do abdome (avaliar cicatrizes, estrias, abaulamentos, escavações e lesões de pele) e depois a palpação (superficial e profunda) com o objetivo de avaliar as condições da parede abdominal, a presença de massas/vísceras e a sensibilidade do abdome.

A presença de estrias pode ser um marcador de deficiência do metabolismo de colágeno, principalmente em pacientes com incontinência urinária (IU) e prolapso de órgão pélvico (POP) associados. Quando a bexiga cheia está palpável, particularmente em mulheres idosas, presume-se a presença de pelo menos 300mL de urina de volume residual.

A avaliação neurológica é direcionada principalmente para a inervação sacral e lombar, mas em idosas é importante investigar também a função cognitiva e a mobilidade. Quando os testes estão alterados, geralmente com mais de um alterado simultaneamente, a disfunção neurológica pode ser a causa dos sintomas urinários, indicando a necessidade de propedêutica complementar. No Quadro 9.1 estão listados os principais testes neurológicos que avaliam a integridade da inervação do assoalho pélvico.

O exame ginecológico convencional é parte do exame uroginecológico. As condições da pele vulvar e perineal são avaliadas para verificar se há sinais de dermatite urêmica ou uso frequente de absorvente ou de fraldas (escoriações, odor, eritema, edema) e para afastar outras lesões anatômicas (líquen, neoplasia intraepitelial vulvar etc.).

Segundo Staskin e cols., o exame ginecológico deve incluir avaliação da estrutura da bacia óssea, do tônus da musculatura e da integridade do tecido conectivo de suporte do assoalho pélvico, do meto uretral, do útero e

Quadro 9.1 Testes neurológicos em uroginecologia

Teste neurológico	Inervação avaliada
Sensibilidade dos pequenos e grandes lábios (teste de sensibilidade tátil)	L1-L2
Parte lateral e da sola dos pés	S1
Reflexos cutâneos sacrais Reflexo bulbocavernoso (estímulo do clitóris) Reflexo anal (estimulação ou toque na pele do períneo causa contração do esfíncter externo anal)	S2-S4

anexos (tamanho, forma, mobilidade) por meio do toque bimanual, inervação do assoalho pélvico e trofismo genital. O exame do reto auxilia a avaliação do prolapso de parede posterior e a investigação de constipação e incontinência anais.

Na inspeção do meato uretral é possível verificar sua integridade, a presença de carúncula e o prolapso de mucosa endouretral. Ao toque vaginal unidigital, a uretra se mostra macia à palpação da parede anterior e, em caso de algum abaulamento que ao ser comprimido (expressão uretral) cause a saída de secreção purulenta pelo meato uretral, é possível suspeitar da presença de divertículo de uretra.

A hipermobilidade uretral pode ser avaliada visualmente por examinador experiente, por meio do teste do cotonete ou por métodos de imagem, como a ultrassonografia. Proposto em 1971 por Cristle e cols. com o objetivo de quantificar/identificar o defeito do suporte uretrovesical, o teste do cotonete é realizado colocando-se um *swab* ou cotonete lubrificado na uretra até o nível do colo vesical; em seguida, após a manobra de Valsalva, observa-se sua angulação: se > 30°, é considerado positivo. Se o cotonete não se move, não há defeito anatômico de suporte uretral, mas existe o risco teórico de infecção urinária após sua realização. Como a hipermobilidade uretral é um mecanismo de IU de esforço (IUE), acreditava-se em uma correlação direta entre o teste do cotonete e o diagnóstico de IUE, mas a ausência de hipermobilidade uretral não afasta IUE.

Contudo, em virtude do desconforto causado durante a execução do teste do cotonete (mesmo usando lubrificantes anestésicos), alguns autores observaram outras maneiras mais simples e menos invasivas de constatar a hipermobilidade uretral, além de mais práticas e de fácil execução durante o exame físico. A ultrassonografia e a ressonância magnética são os métodos mais fidedignos para avaliação da hipermobilidade uretral e apresentam alta acurácia e reprodutibilidade, mas têm alto custo e não são acessíveis a todos na prática clínica, não havendo evidência de sua aplicação rotineira nem para o diagnóstico da hipermobilidade nem para a determinação do tratamento. Assim, a avaliação visual da hipermobilidade uretral por examinadores experientes pode ser adotada por equivaler ao teste do cotonete. Há o outro teste para avaliação da hipermobilidade com *swab* vaginal, verificando sua angulação durante as manobras de esforço e se correlacionando positivamente com o teste do cotonete.

O teste de esforço deve ser realizado preferencialmente com a bexiga parcialmente cheia, quando, então, apresenta maior acurácia, sendo considerado positivo quando acontece perda concomitante de urina à manobra de esforço (tosse, Valsalva, espirro), independentemente da posição litotômica ou ortostática. O teste de esforço positivo é altamente sugestivo de IUE e apresenta valor preditivo positivo de 78% a 97%.

Além disso, também integra o exame uroginecológico a avaliação da musculatura do assoalho pélvico. A contração e o relaxamento voluntários dessa musculatura podem ser observados na inspeção perineal e por palpação digital. Essa parte do exame inclui a avaliação da força muscular (estática e dinâmica), resistência muscular (capacidade de sustentar a força máxima), capacidade de repetir o movimento de contração, duração da contração e coordenação preferencialmente de cada lado do assoalho pélvico. A correlação clínica desses achados pode ser assim simplificada:

- Se a paciente apresenta boa função muscular, o treinamento do assoalho pélvico irá manter a continência e tratar a incontinência.
- Se a musculatura é fraca, mas a paciente é capaz de contraí-la, o treinamento do assoalho pélvico é recomendado para melhorar o tônus e responder ao aumento da pressão abdominal.
- Se a paciente não consegue contrair a musculatura, ela precisa de avaliação complementar especializada.

A classificação dos achados após a avaliação da musculatura do assoalho pélvico ficou assim descrita por Hayden e cols. e Bo e cols.:

- **Normal:** os músculos do assoalho pélvico se contraem e relaxam voluntariamente.
- **Hipertonicidade:** os músculos do assoalho pélvico não relaxam nem mesmo durante a micção e a evacuação.
- **Hipotonicidade:** os músculos não conseguem se contrair voluntariamente.
- **Não funcionante:** não há nenhuma ação palpável dos músculos do assoalho pélvico.

O trofismo vaginal ou a avaliação clínica do estado hormonal na genitália externa e principalmente nas paredes vaginais integra o exame físico. Tanto o trato urinário baixo como o reprodutivo contêm receptores para o estrogênio, e a diminuição dos níveis desse hormônio está associada à deficiência de colágeno e à redução da vascularização uretral e da espessura da musculatura do assoalho pélvico. Na pós-menopausa, a redução dos níveis de estrogênio na genitália externa acarreta diminuição da umidade vaginal, cor rosada mais pálida e diminuição do pregueamento das paredes vaginais, dos grandes lábios, do espessamento do epitélio do hímen e do introito vaginal. A administração de estrogênios por via vaginal é útil na abordagem das disfunções do assoalho pélvico nas pacientes na pós-menopausa e no pré-operatório.

O prolapso de órgãos pélvicos é diagnosticado por meio de exame físico, podendo ou não estar associado à IU, mas é parte importante do exame uroginecológico. Essa avaliação compreende a inspeção visual, o auxílio de espéculo, o toque bimanual, as medidas de descida das estruturas do assoalho pélvico e o exame retovaginal. A bexiga deve estar vazia e, se possível, a ampola retal também, na posição em que há melhor demonstração do prolapso de acordo com a paciente (em litotomia, em ortostatismo ou de lado). Não é incomum a paciente relatar que seu prolapso se acentua ao final do dia após longo período em ortostatismo. O hímen é uma parte fixa utilizada para visualização e estadiamento do prolapso, o qual é definido com a descida das paredes anterior e posterior e do ápice vaginal (com ou sem útero), sendo comum a utilização dos termos cistocele, retocele, enterocele, prolapso uterino ou prolapso de cúpula vaginal.

O sistema de quantificação dos prolapsos de órgãos pélvicos (POP-Q), descrito por Bump e cols. em 1996, é o mais utilizado e registra a descida das paredes vaginais em centímetros, adotando como parâmetro o hímen remanescente. As vantagens de sua utilização são a reprodutibilidade e a aferição mais objetiva com régua adaptada à cavidade vaginal e graduada em centímetros.

Existem outros sistemas de quantificação do prolapso, como o POP-Q simplificado e o proposto pela FIGO (FASS – *Assessment Scoring System for Pelvic Floor Dysfunction*). As principais críticas ao POP-Q são a necessidade de um especialista para ensinar a técnica, uma vez que a maioria dos residentes em ginecologia só entende a classificação com o auxílio de um preceptor experiente, a dificuldade de compreensão por outros profissionais não especializados em uroginecologia ou em saúde da mulher e as divergências quanto aos pontos C e D em desenhos esquemáticos de várias publicações, além das controvérsias em relação ao estágio 2, englobando o prolapso que está desde –1 até +1 do limite do hímen.

Atualmente, encontram-se disponíveis aplicativos para aparelhos móveis que facilitam o acesso ao estadiamento do POP-Q e a demonstração tanto para os residentes como para as pacientes, sendo um dos mais utilizados o POP-Q *Interactive Assessment Tool* da Sociedade Americana de Uroginecologia (AUGS) (disponível em: https://www.augs.org/patient-services/pop-q-tool/).

Para as medidas do POP-Q é necessário contar com espéculo que possa ser desarticulado, pois apenas um ramo é utilizado para melhor visualização das paredes anterior e posterior da vagina. Também é necessária uma régua específica (Popstix) graduada em centímetros, mas em razão de sua escassa disponibilidade e do custo podem ser feitas adaptações com a espátula de Ayre ou com o abaixador de língua, ambos marcados em centímetros. Outra opção é o próprio histerômetro.

Inicialmente, o exame é realizado com a paciente em posição ginecológica e o mais relaxada possível. A paciente é posicionada em ortostatismo quando a extensão do prolapso visualizada não é a mesma referida pela paciente durante a anamnese. Todas as medidas são descritas em centímetros, mas a régua pode ser graduada a cada 0,5cm para aumentar a acurácia.

Sete medidas do POP-Q são realizadas durante a manobra de esforço; com o símbolo – significando que a medida está acima do hímen ou dentro da cavidade vaginal e o símbolo + significando que o prolapso ultrapassou o hímen (Figura 9.1).

- **Parede vaginal anterior:**
  - **Aa:** corresponde aproximadamente à junção uretrovesical e está na linha média da parede anterior a 3cm do meato uretral. De acordo com o grau de prolapso, sua medida pode variar de –3 (ausência de prolapso) a +3.
  - **Ba:** é o ponto de maior prolapso da parede anterior, situado entre o ponto Aa e o limite do fundo de saco anterior da vagina. Esse ponto pode variar de –3 (ausência de prolapso) a +3 ou apresentar medidas maiores do que +3 em caso de prolapso de cúpula vaginal após histerectomia em que o ponto Ba pode ser semelhante ao ponto C.
- **Parede vaginal posterior:**
  - **Ap:** está na linha média da parede posterior vaginal e, de acordo com o grau de prolapso, sua medida pode variar de –3 (ausência de prolapso) a +3.
  - **Bp:** semelhante ao Ba, esse ponto corresponde ao maior prolapso da parede posterior, situado entre o ponto Ap e o limite do fundo de saco posterior da vagina. Esse ponto pode variar de –3 (ausência de prolapso) a +3 ou apresentar medidas maiores do que +3 em casos de prolapso de cúpula vaginal após histerectomia em que o ponto Bp pode ser semelhante ao ponto C.
- **Ápice vaginal:**
  - **C:** é o ponto mais distal do ápice da vagina como o colo uterino ou a cúpula vaginal (nas pacientes histerectomizadas).

- **D:** esse ponto é aferido apenas nas pacientes com colo uterino. É o ponto mais profundo do fundo de saco posterior, correspondendo aproximadamente ao ponto onde os ligamentos uterossacros estão conectados ao fundo de saco posterior. Se há alongamento hipertrófico do colo uterino, o ponto C é pelo menos 4cm mais positivo ou distal do que o ponto D.
- **Gh:** o hiato genital é a medida da linha média anteroposterior do introito vaginal, tendo como limite o meato uretral externo e o hímen.

As outras duas medidas do POP-Q são realizadas sem manobra de esforço, totalizando 9 pontos (Figura 9.1):

- **CTV:** comprimento total da vagina ou TVL (*total vaginal length*), que é medido após redução dos pontos C e D, desde o fundo de saco posterior até o hímen.
- **Pb (*perineal body*) ou corpo perineal:** é a medida do hímen até a abertura medial do esfíncter anal.

Após realizadas as nove medidas e dispostos os valores na representação esquemática do POP-Q (Figura 9.2), o grau de prolapso genital é classificado em quatro categorias de acordo com Bump e cols.:

- **Estágio 0:** não há prolapso, e os pontos Aa, Ba, Ap, Bp estão no 3 e os pontos C e D estão próximos ao CTV com variação média de 2cm.
- **Estágio 1:** o ponto mais distal do prolapso está até 1cm acima do hímen (−1).

Aa	Ba	C
Gh	Pb	CTV
Ap	Bp	D

Figura 9.2 Representação esquemática das medidas do POP-Q. (Aa: parede vaginal anterior; Ba: ponto mais distal da parede anterior; Ap: parede vaginal posterior; Bp: ponto mais distal da parede posterior. Gh: hiato genital; Pb: corpo perineal; CTV: comprimento total da vagina; C: ápice; D: fundo de saco posterior.)

- **Estágio 2:** o ponto de maior prolapso está entre −1 e +1 em relação ao hímen.
- **Estágio 3:** o ponto de maior prolapso está a mais de 1cm além do hímen, mas está 2cm a menos do que o CTV, ou seja, ele é menor do que a eversão total da vagina.
- **Estágio 4:** eversão completa de todo o comprimento da vagina.

O exame retovaginal tem por objetivo auxiliar o diagnóstico da enterocele, diferenciando-a da retocele, além de verificar a integridade do corpo perineal e o prolapso retal. A melhor posição para a realização desse exame é com a paciente em ortostatismo, quando há maior projeção das alças intestinais no fundo de saco posterior em caso de enterocele.

Finalizada essa etapa do exame físico, está indicada a verificação do volume residual pós-miccional por meio da passagem de sonda vesical de alívio estéril (8 ou 10) após assepsia do introito vaginal, podendo ser utilizado gel de xilocaína para lubrificar a sonda. Volume residual > 100mL é indicativo de disfunção miccional, apesar de algumas controvérsias, principalmente em pacientes idosas, quando é maior a complacência vesical, e naquelas com prolapso genital completo (estágio 4). O volume residual de 100mL deve ser considerado quando a micção eliminou pelo menos de 200mL de urina ou quando um terço do volume urinado também é considerado fisiológico. O volume residual pode ser verificado por meio do ultrassom, um método considerado menos invasivo do que o cateterismo.

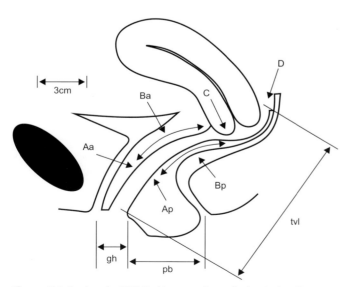

Figura 9.1 Pontos do POP-Q. (Aa: parede vaginal anterior; Ba: ponto mais distal da parede anterior; Ap: parede vaginal posterior; Bp: ponto mais distal da parede posterior; Gh: hiato genital; Pb: corpo perineal; CTV: comprimento total da vagina; C: ápice; D: fundo de saco posterior.)

Alguns autores preconizam a realização de mais dois exames adicionais à rotina de avaliação das pacientes com prolapso genital:

- **Simulação do suporte apical:** ao reduzir o prolapso apical com pinça de Cheron ou *swab* longo, o cirurgião pode visualizar o grau de redução do prolapso de parede anterior e posterior que será adquirido após a correção do prolapso apical, podendo também avaliar a indicação de uso de pessário.
- **Avaliação do defeito paravaginal:** esse defeito decorre da desinserção da fáscia vesicovaginal do arco tendíneo, uni ou bilateralmente, e sua avaliação não é contemplada no sistema POP-Q. Ao pressionar a pinça de Cheron na parede lateral vaginal anterior (direita, esquerda), pode-se considerar uma possível correção do defeito paravaginal após tratamento cirúrgico. No entanto, é discutida a aplicabilidade da avaliação clínica na definição de tratamento cirúrgico, mas a análise desse defeito por meio de métodos de imagem, como a ressonância magnética, tem maior aplicabilidade.

A rotina de exame físico em uroginecologia é importante na abordagem inicial das pacientes com queixas urinárias, e muitos achados estão relacionados com os sintomas e servem para controle antes e após o tratamento clínico conservador ou cirúrgico.

Leitura complementar

Alrenholt LTS. Paravaginal defect: anatomy, clinical findings, and imaging. Int Urogynecol J, 2017 May; 28(5):661-73.

Bo KFH. An International Urogynecological association (IUGA)/ International Continence Society (ICS) joint report on the terminology for the conservative and nonpharmacological management of female pelvic floor dysfunction. Int Urogynecol J , 2017 Feb; 28(2):191-213on.

Bump RC. The standardization of female pelvic organ prolapse and pelvic floor dysfunction. Am J Obstet Gynecol, 1996; 175:10-11.

Crystle CD. Q-tip test in stress urinary incontinence. Obstet Gynecol, 1971; 38:313.

Digesu GA. The FIGO (assessment scoring system – FASS): a new holistic classification tool to assess women with pelvic floor dysfunction: validity and reliability. Int Urogynecol J, 2015 Jun; 26(6):859-64.

Harmanli O. POP-Q 2.0: its time has come! Int Urogynecol J, 2014 Apr; 25(4):447-9.

Haylen BT. An International Urogynecological Association (IUGA). International Continence Society(ICS) joint report on terminology for female pelvic floor dysfunction. Neurourol Urodyn, 2010; 29(1):4-20. Disponível em: https://www.augs.org/patient-services/pop-q-tool/. (s.d.).

Kurt STE. Can striae be used as a marker for the prediction f pelvic organ prolapse? Eur J Obstet Gynecol Reprod Biol, 2014 Sep; 180:116-9.

Lukacz E., Y, S.-L., E., A. M., & L, B. Urinary incontinence in women a review. JAMA, 2017; 318(16):1592-1604.

Meyer ISJ. Vaginal swab test compared with the urethral Q-tip test for urethral mobility measurement: a randomized controlled trial. Obstet Gyneco, 2016; 127(2):348–352.

Robinson BL. Diagnostic accuracy of visual urethral mobility exam versus Q-Tip test: a randomized crossover trial. Am J Obstet Gynecol, 2012 Jun; 206(6):528.e1-6l.

Rodrigues MA. Exame físico do abdome. In: Silva RM (ed.). Tratado de Semiologia Médica. Rio de Janeiro: Guanabara Koogan, 2014; 393-410.

Staskin D. Initial assessment of urinary Incontinence in adult male and female patients. In: Abrams CL (ed.). Incontinence: 5th International Consultation on Incontinence. Paris, France: ICS, 2013; 361-88.

Swift SMS. Validation of a simplified technique for using the POPQ pelvic organ prolapse classification system. Int Urogynecol J Pelvic Floor Dysfunct, 2006 Nov; 17(6):615-20.

Estudo Urodinâmico – Implicações Clínicas

Márcia Salvador Géo | Rachel Silviano Brandão Corrêa Lima

INTRODUÇÃO

Algumas das queixas mais frequentes no ambulatório de ginecologia dizem respeito às disfunções do assoalho pélvico, sendo a incontinência urinária a mais comum na mulher. Desde meados dos anos 1970 a uroginecologia adquiriu enorme importância graças ao avanço nos conhecimentos de neurofisiologia, anatomia e farmacologia do trato urinário inferior feminino. Historicamente, o surgimento dessa subespecialidade se deu na década de 1970 com os trabalhos de Hodkinson e Enhorning, os quais demonstraram, através de medidas das pressões vesicais, a ocorrência de contrações do músculo da bexiga, causando urgência miccional e perda urinária.

Hodkinson e cols., em seu trabalho de 1963, postulam que até 60% das pacientes eram submetidas à cirurgia desnecessariamente, pois apresentavam contrações do músculo detrusor e, portanto, não melhoravam após a cirurgia. Os autores destacaram a importância da urodinâmica para diagnosticar essa causa funcional de incontinência urinária.

Em seguida, o estudo urodinâmico se tornou um dos principais exames para avaliação da mulher incontinente, quando foi então fundada a Sociedade Internacional de Continência (ICS), que desde então padroniza a nomenclatura, a avaliação clínica, a urodinâmica e o controle de cura/melhora. Mais tarde surgiu a Associação Internacional de Uroginecologia (IUGA), que também padroniza a nomenclatura e a propedêutica. Ambas promovem encontros anuais para discutir o assunto. Assim, o estudo urodinâmico continuou como padrão-ouro na avaliação da causa da incontinência urinária feminina.

No início do século, os estudos clínicos e a vivência da prática clínica em todo o mundo foram destacando a maior importância da avaliação clínica detalhada e meticulosa, dos questionários de sintomas e qualidade de vida e dos exames não invasivos, culminando com uma padronização em 2002.

A partir de 1998 foi criado o Consenso Internacional em Incontinência (ICI) por iniciativa da ICS em conjunto com a Organização Mundial da Saúde (OMS), que é uma reunião com 200 especialistas eventualmente para revisar toda a literatura de cada assunto com conclusões ancoradas na medicina e com base em evidências. A última reunião da ICI aconteceu em 2016.

Atualmente, o estudo urodinâmico permanece como exame extremamente importante para avaliação da paciente, mas já não é mais obrigatório em todos os casos, existindo grupos na uroginecologia que o consideram desnecessário na maioria dos casos.

O objetivo desse estudo é reproduzir sintomas do trato urinário baixo com medidas precisas para identificar suas causas e quantificar os processos fisiopatológicos relacionados. Essa medida quantitativa pode ser complementada por imagem (videourodinâmica).

Neste capítulo é descrito o estudo urodinâmico em mulheres e, ao final, é feita uma análise crítica de seu emprego na prática clínica diária do ginecologista.

O estudo urodinâmico é composto por testes que tentam *reproduzir os sintomas da paciente em condições controladas*, como:

- Urofluxometria e medida de volume residual.
- Cistometria de enchimento.
- Cistometria miccional (estudo miccional fluxo-pressão).
- Medidas de pressão uretral (perfil uretral e medida da pressão de perda).

A terminologia usada será aquela introduzida e revisada constantemente pela ICS, a qual padronizou e estabeleceu boas práticas em nível internacional de todos os procedimentos e exames utilizados para o esclarecimento das disfunções urinárias, tornando possíveis a comunicação e a comparação entre os serviços de uroginecologia no mundo.

INDICAÇÕES

O termo *urodinâmica* significa observação da função do trato urinário inferior durante certo período. O exame avalia a fisiologia do trato urinário baixo, cuja função é armazenar a urina e esvaziar a bexiga voluntariamente. No âmbito da ginecologia, a queixa urinária mais comum seria a incontinência urinária. Os dois tipos de perda mais comuns são a urinária aos esforços e a que está associada à urgência (necessidade premente de urinar). Esses dois sintomas muitas vezes estão associados, o que torna difícil estabelecer um diagnóstico clínico preciso.

O papel do teste urodinâmico inclui a confirmação de um diagnóstico clínico, fornecer uma ideia a respeito da intensidade do sintoma e, talvez o mais importante, identificar fatores complicantes, como obstrução, hipoatividade detrusora e hiperatividade detrusora, situações que podem complicar ou alterar a conduta diante da paciente. A confirmação de sinais e sintomas do trato urinário baixo com as observações urodinâmicas é crucial para o estabelecimento de uma proposta de tratamento para pacientes com sintomas mistos (perda aos esforços e urge-incontinência), doenças neurológicas associadas, falhas de tratamento ou incontinência e disfunções miccionais pós-operatórias.

Na avaliação pré-operatória, a urodinâmica sob condições bem padronizadas é necessária com o objetivo de definir o tipo de incontinência urinária e excluir disfunções miccionais. As controvérsias referentes a essa afirmação serão discutidas na análise crítica da urodinâmica na prática clínica.

UROFLUXOMETRIA

A micção pode ser avaliada a partir do fluxo urinário livre, sendo essa uma variável que pode ser visualmente observada através do jato urinário ou de registro gráfico. A urofluxometria consiste na medida desse fluxo urinário, ou seja, o volume de urina que passa pela uretra em uma unidade de tempo, expressa em mL/s. Trata-se de um teste não invasivo relativamente barato, indispensável, que auxilia o rastreamento inicial de mulheres com suspeita de disfunção do trato urinário, pois, apesar de simples, contribui com informações objetivas e quantitativas que podem ser úteis para o entendimento dos sintomas de esvaziamento.

Técnica

Após o enchimento vesical espontâneo, evitando a hiperdistensão vesical, a paciente se senta na cadeira de fluxo (local que deverá ser privado) e é orientada a esvaziar totalmente a bexiga. Um fluxômetro, que pode ser de disco, balança ou eletrônico, coletará o volume urinado. Uma curva de fluxo é enviada por sinais eletrônicos ao aparelho durante a micção e gravada em papel milimetrado ou computadorizada. O gráfico registra no eixo das coordenadas o tempo (s) e nas ordenadas o fluxo (mL), possibilitando a construção da curva que expressa o ato miccional. Como a micção integra fatores mecânicos, neurológicos e psicossociais, esses podem interferir na realização e no resultado do exame. Para minimizá-los, a paciente deve estar o mais relaxada possível e com o desejo natural de urinar, esvaziando a bexiga em sua privacidade, pois a inibição, a ansiedade e a tensão podem interferir sobremaneira na interpretação do exame, fornecendo uma falsa impressão diagnóstica.

É necessário um volume mínimo de 150mL, e a capacidade total fisiológica varia de 400 a 600mL.

Os parâmetros analisados na urofluxometria são:

- **Volume urinado:** total de urina eliminada pela uretra, calculado pela área sobre a curva no gráfico.
- **Fluxo máximo:** a medida máxima do fluxo urinário observado na curva equivale ao pico de fluxo e geralmente é obtido no primeiro terço do tempo de micção.
- **Tempo de fluxo:** tempo total desde o início até a conclusão da micção.
- **Tempo de fluxo máximo:** intervalo entre o início da micção e o fluxo máximo.
- **Volume vesical total:** volume urinado + resíduo pós-miccional.
- **Volume médio:** relação entre volume urinado e tempo total de micção.
- **Padrão de fluxo:** contínuo ou intermitente.

Interpretação

Não existem valores de referência fixos para todos esses parâmetros. A maioria dos autores concorda que uma urofluxometria normal na mulher é aquela que, para um volume urinado > 150mL, o pico de fluxo deve ser > 12 a 15mL/s com tempo de micção de 15 a 20 segundos e ausência ou pequena quantidade de resíduo pós-miccional (< 20% do volume vesical), porém esse valor pode sofrer influências nos casos de hiperdistensão vesical.

A urofluxometria funciona apenas como um exame de triagem, pois o estudo da micção estará completo quando for medida a pressão detrusora durante a micção à cistometria miccional. Por meio da urofluxometria é possível suspeitar de alguma alteração no esvaziamento vesical.

A curva do fluxo normal deve ser em forma de "sino" com o fluxo se elevando à medida que o volume urinado aumenta até um pico que ocorre no primeiro terço do tempo de micção e depois diminui gradualmente (Figura 10.1).

Existem vários padrões de curva de fluxo: o padrão de alto fluxo ocorre em pacientes com baixa pressão uretral ou naquelas com urgência miccional (Figura 10.2); o padrão intermitente pode ocorrer em casos de inibição ou de micção com esforço abdominal, e o padrão obstruído é muito mais comum em homens do que em mulheres (Figura 10.3).

Uma urofluxometria alterada pode ser decorrente de fatores que alteram a contratilidade do detrusor, a resistência uretral ou ambas. A contratilidade do detrusor pode estar alterada em mulheres com lesões neurológicas, em virtude do uso de medicamentos, por disfunção intrínseca da parede vesical ou do detrusor ou por inibição da paciente. A resistência uretral pode estar alterada por atrofia ou fibrose em razão do uso de medicamentos como agentes alfa-adrenérgicos, neuropatia da musculatura estriada, dor, medo ou distorção do eixo uretral por relaxamento do assoalho pélvico. O padrão obstrutivo na mulher pode ocorrer em razão do estreitamento ou de lesões uretrais muito raras no sexo feminino ou por compressão extrínseca, como cistos e massas vaginais, grandes prolapsos vaginais que podem comprimir a uretra.

Na dissinergia do esfíncter externo ocorre a falta de coordenação entre a contração detrusora e o relaxamento da musculatura lisa e estriada uretral, que se apresenta com fluxo baixo e em razão da doença neurológica com lesões altas da medula espinhal.

Relevância clínica

A urofluxometria integra a avaliação clínica não invasiva inicial. Na avaliação da paciente com incontinência urinária é muito importante comprovar seu padrão miccional. Portanto, esse exame, em conjunto com a história clínica,

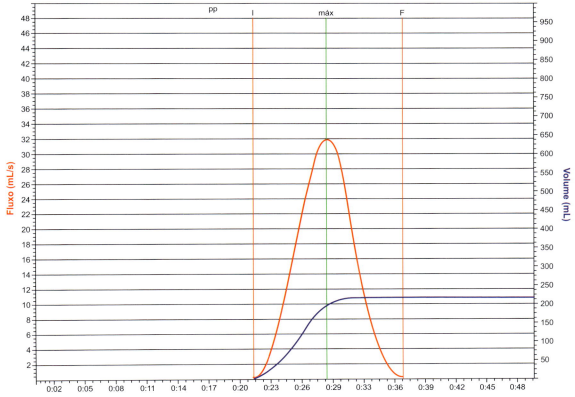

Figura 10.1 Urofluxometria (medida de fluxo livre).

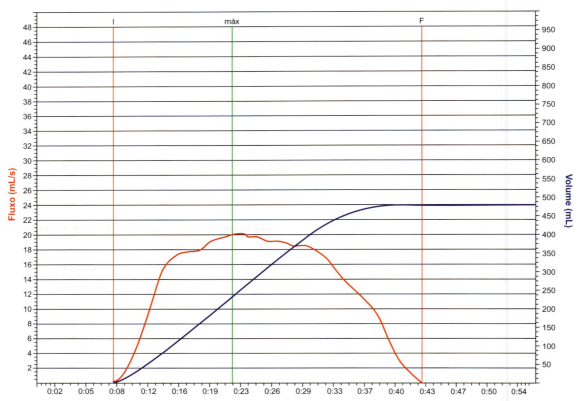

Figura 10.2 Urofluxometria (medida de fluxo livre) – pico de fluxo de 20mL/s. Volume urinado: 480mL. Curva de fluxo normal.

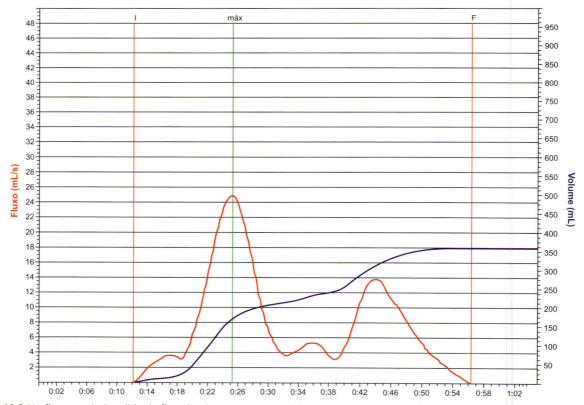

Figura 10.3 Urofluxometria (medida de fluxo livre) – curva com padrão intermitente. Pico de fluxo de 25mL/s. Volume urinado: 350mL.

o exame físico e o diário, deve ser realizado sempre que possível em todas as pacientes. Diante de quaisquer queixas obstrutivas, a urofluxometria se impõe e vai interferir no estabelecimento de uma proposta terapêutica.

No pré-operatório de cirurgia pélvica ou sobre o colo vesical, a urofluxometria é importante para o rastreamento das disfunções miccionais existentes, podendo ocasionar retenção no pós-operatório. No pós-operatório de cirurgias anti-incontinência, as mulheres com sintomas obstrutivos *de novo* devem ser submetidas à urofluxometria com medida do volume residual para melhor caracterizar a micção.

Em caso de suspeita ou na presença de doenças neurológicas ou sistêmicas que cursam com neuropatia (diabetes, esclerose múltipla, acidente vascular cerebral, entre outras), a urofluxometria também tem papel relevante no rastreamento e no seguimento do tratamento.

MEDIDA DO VOLUME RESIDUAL

A medida do volume residual é importante para avaliação das disfunções urinárias miccionais. Quando o volume residual se apresenta elevado, há a confirmação de que a disfunção miccional é realmente importante. Não é possível esquecer as pacientes com volume residual elevado, mas com ingesta hídrica muito elevada; no entanto, devem ser sempre excluídos os fatores já citados que possam interferir na urofluxometria. O resíduo pós-miccional deve ser avaliado também após a cistometria miccional.

O volume residual pode ser avaliado de diversas formas: palpação hipogástrica pós-miccional no exame físico, cateterismo pós-miccional (geralmente realizado após a urofluxometria e antes da cistometria miccional), ultrassonografia pós-miccional e estudos radiológicos (videocistouretrografia, cistografia miccional).

O limite superior da normalidade não é consensual na literatura, sendo ideal considerar o volume residual em relação ao urinado. O normal é que o volume urinado represente pelo menos 80% do volume intravesical total, ou seja, o volume residual deve representar até 20% do volume vesical inicial.

No estudo urodinâmico, como citado, geralmente se mede o volume residual após a urofluxometria e a cistometria miccional. Sempre que houver dúvida, o volume residual aumentado deverá ser confirmado por outros exames ou o mesmo exame repetido em momentos diferentes, sendo considerado o mais prático, fácil e fidedigno o ultrassom com medida de resíduo pós-miccional, pois, no estudo urodinâmico, o estado de ansiedade e a inibição da paciente podem influenciar muito a interpretação do exame. A associação de exames para medidas de resíduo pós-miccional em mulheres aumenta a sensibilidade e a confiabilidade dos testes.

CISTOMETRIA DE ENCHIMENTO

A cistometria de enchimento é o teste de maior acurácia para avaliação da função vesical. Esse exame consiste em um teste urodinâmico que mede as relações de pressão e volume da bexiga. Por meio desse teste são estudadas a sensação, a complacência e a capacidade vesicais, além da atividade detrusora durante o enchimento. A cistometria assume alta relevância na definição etiológica da incontinência urinária, devendo ser sempre analisada em conjunto com as queixas da mulher.

O princípio básico da cistometria consiste em medir a pressão intravesical durante o enchimento vesical mediante a infusão de um meio líquido. O equipamento necessário inclui desde simples aparelhagem para a realização até métodos complexos e sofisticados que combinem medidas eletrônicas das pressões abdominal, vesical e uretral simultaneamente à eletromiografia ou à fluoroscopia.

Técnica

Apesar de ser um teste muito utilizado em todo o mundo, existem variações com relação à técnica.

A cistometria pode ser realizada de várias maneiras, a saber:

- **Cistometria simples:** por meio de cateter vesical ligado a um *tree-way* conectado em frasco de soro fisiológico ou água destilada e a uma seringa de 20mL, é realizado o enchimento da bexiga e de tempos em tempos é verificada a pressão intravesical. A pressão detrusora é igual à intravesical menos a intra-abdominal.
- **Cistometria de canal único:** basicamente semelhante à cistometria simples, diferindo apenas pela presença de um transdutor conectado a um dos lados do *tree-way*. Também não fornece a pressão verdadeira do detrusor. Assim, qualquer aumento de pressão abdominal dá a falsa impressão de contração vesical.
- **Cistometria de múltiplos canais:** necessita de aparelhagem específica. As medidas de pressão vesical e abdominal são realizadas simultaneamente e, por subtração manual ou automática, obtém-se a pressão detrusora. Utilizam-se dois cateteres intravesicais (4 e 6Fr) ou um cateter intravesical de duplo lúmen (um para o enchimento vesical e o outro para a medida da pressão intravesical). Utiliza-se ainda outro cateter retal com um balão em sua extremidade, o qual é colocado no reto para a medida da pressão abdominal. Por meio dos cateteres é avaliada a pressão do detrusor, pois são medidas simultaneamente as pressões vesical e abdominal, que podem ser subtraídas manual ou automaticamente, dependendo do aparelho usado (Pdet =

Pves – Pabd). Todos os aparelhos registram o enchimento vesical em papel ou computador. A medida das pressões é realizada com transdutores de pressão de diferentes tipos. Os mais usados são os externos (ficam entre o cateter e o aparelho) e os internos (muito delicados, pois estão localizados no cateter e são chamados de *microtip cateter*).

- **Cistometria de coluna de água subtraída:** trata-se de uma opção barata em relação à cistometria eletrônica de múltiplos canais, pois os cateteres são colocados da mesma maneira, mas, em vez de ligados a transdutores, ligam-se a um equipo simples (para registro da pressão intravesical) e a um equipo de pressão venosa central (para obtenção de pressão intra-abdominal) e ambos são colocados em uma régua de PVC de modo que de um lado seja medida a pressão vesical e de outro a intra-abdominal. Esse cistômetro é uma modificação daquele simples, desenhado por Lewis em 1939 e modificado por Gonçalves em tese de mestrado pela UFMG, na qual a cistometria de coluna de água foi comparada à cistometria eletrônica de múltiplos canais com resultados bem consistentes.

Os meios utilizados para o enchimento vesical incluem água destilada, soro fisiológico, dióxido de carbono ou contraste radiológico. Os mais usados são a água destilada e o soro fisiológico. A melhor temperatura do fluido é a ambiente, mas alguns autores preferem o líquido morno ou gelado, o que auxilia a avaliação da sensibilidade vesical, pois pode estimular mais facilmente as contrações involuntárias do detrusor.

O exame deve ser realizado com a paciente em posição de ortostatismo ou sentada, não sendo recomendada a posição supina, uma vez que estudos mostraram que essa posição diminui a sensibilidade do exame. Durante o enchimento, várias manobras provocativas são realizadas com o objetivo de reproduzir as queixas da mulher e aumentar a sensibilidade do exame, como tosses repetidas, manobra de Valsalva, andar ou pular e o barulho de água corrente. Na posição sentada, a contração da musculatura perineal pode impedir perdas que só serão evidenciadas em ortostatismo. Essas manobras podem demonstrar tanto a incontinência urinária por esforço como as contrações involuntárias do detrusor. As idosas com dificuldade de deambulação ou limitação física podem realizar o exame em posição sentada ou deitada, dependendo da limitação.

A velocidade de infusão foi padronizada pela ICS e deve ser informada no laudo, ficando assim classificada: enchimento lento com 10mL/min, enchimento médio com 10 a 100mL/min e enchimento rápido com mais de 100mL/min.

Do início da fase de enchimento até a capacidade final (capacidade cistométrica máxima) há uma pequena elevação da pressão vesical em razão do tônus vesical, que reflete as propriedades vesicoelásticas de acomodação do músculo da bexiga. Mesmo na capacidade máxima, a paciente é capaz de suprimir a atividade detrusora. Ao comando de micção, uma contração detrusora voluntária é iniciada e começa a micção.

Interpretação e parâmetros

Medidas de sensibilidade e capacidade vesicais

Os valores normais para cistometria de enchimento apresentam grande variação, conforme citado por diversos autores em avaliações de mulheres normais. Aparentemente, a velocidade de enchimento, a temperatura do líquido usado e a posição da paciente não têm influência no volume em que as sensações são sentidas ou na capacidade vesical. Os testes provocativos durante o enchimento vesical, como enchimento rápido, mudança de postura, tosse ou movimento do cateter, não devem causar nenhum aumento na pressão detrusora.

Segundo os dados da literatura e de acordo com as últimas publicações da ICS, os valores considerados normais são:

- **Primeiro desejo miccional:** 170mL* (100 a 300mL**).
- **Desejo miccional normal:** 250mL* (170 a 250mL**).
- **Forte desejo miccional:** 400mL* (300 a 550mL**).
- **Capacidade cistométrica máxima (CCM):** 480mL* (340 a 570mL**).

Complacência vesical

A complacência é avaliada pelo aumento progressivo da pressão detrusora durante o enchimento vesical e expressa pela taxa do volume instilado sobre o aumento da pressão detrusora (mL/cmH$_2$O). A complacência normal é representada por pequeno aumento inicial da pressão detrusora de 5 a 6cmH$_2$O (115mL/cmH$_2$O**) com velocidade de enchimento média.

As mulheres sem alterações neurológicas e com complacência vesical normal toleram o enchimento rápido, o qual pode ser mais sensível para demonstração de contrações involuntárias do detrusor. Por esse motivo, os enchimentos médio e rápido são os mais usados. Em pacientes neurológicas não se deve esvaziar totalmente a bexiga antes do enchimento, mas utilizar velocidades menores de enchimento para evitar resultados falsamente positivos.

---

* Valores sugeridos pela International Continence Society, 2010.
** Valores publicados no Incontinence, 2017.

Fisiologicamente, a fase de enchimento vesical deve ocorrer sem que aconteçam contrações involuntárias do detrusor.

As manobras que provocam esforço devem ser realizadas a partir de 150 a 200mL na posição de ortostatismo e, normalmente, não devem ocorrer perdas urinárias (Figuras 10.4 a 10.6).

Uma situação frequente é a das mulheres com grandes prolapsos genitais que realizam o exame em razão de sintomas de incontinência urinária ou não. Assim, o prolapso deve ser sempre reduzido antes que a paciente seja solicitada a realizar manobras de esforço para verificar se há incontinência oculta. A manobra ideal para redução do prolapso é tema de grande discussão na literatura. Podem ser usados pessário, espéculo, redução digital, pinça ou *swab* de algodão. Em estudo recente que avaliou o tratamento da incontinência oculta, todos os tipos de manobra de redução do prolapso obtiveram especificidade de 88%, sendo as maiores reduções associadas ao uso do pessário e à redução digital. No laudo deve estar relatado que os testes de esforço foram realizados com redução do prolapso genital e descrita a manobra usada para reduzi-lo.

Relevância clínica

A cistometria mais utilizada é a de múltiplos canais, por apresentar sensibilidade e especificidade maiores e detectar pequenos aumentos na pressão do detrusor, além de ser capaz de diferenciar o aumento na pressão abdominal da elevação na pressão detrusora. A ICS, em sua padronização mais recente, cita a cistometria de múltiplos canais como o método mais acurado. Quando não disponível, podem ser usados métodos mais baratos que precisam de menos tecnologia, como a cistometria simples ou mesmo a cistometria de coluna de água.

Em geral, a cistometria tem importância nos seguintes casos:

- Sintomas complexos ou mistos (associação de incontinência por urgência à incontinência aos esforços).
- Mulheres que já se submeteram à cistometria simples com resultado inconclusivo.
- Na avaliação de mulheres candidatas à correção cirúrgica da incontinência urinária.
- Incontinência urinária recorrente ou disfunções miccionais após tratamento cirúrgico.

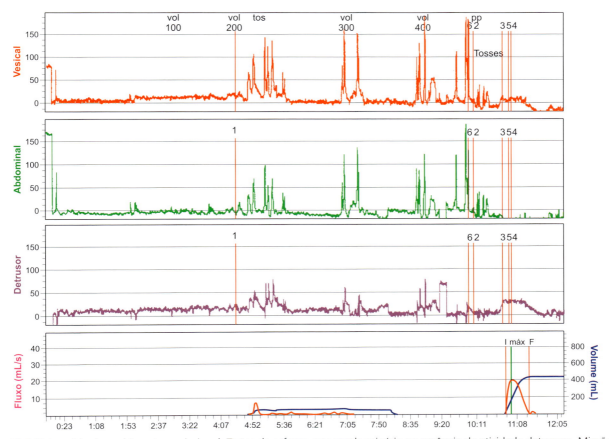

Figura 10.4 Cistometria de enchimento e miccional. Testes de esforço com perda urinária na ausência de atividade detrusora. Micção – Volume urinado: 430mL, fluxo máximo de 20mL/s. Pressão detrusora no fluxo máximo de 32cmH$_2$0.

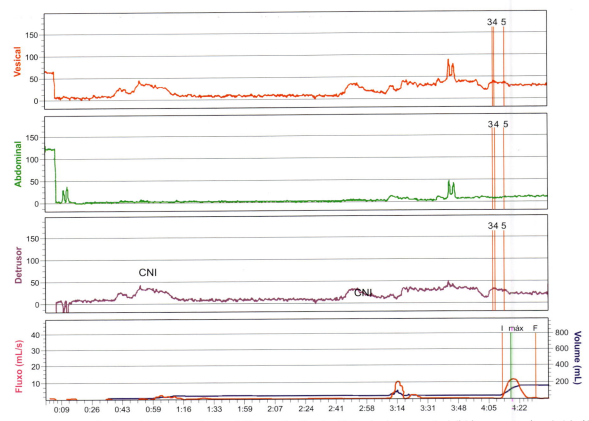

Figura 10.5 Cistometria de enchimento e miccional. Contrações involuntárias do detrusor não inibidas com perda urinária (CNI).

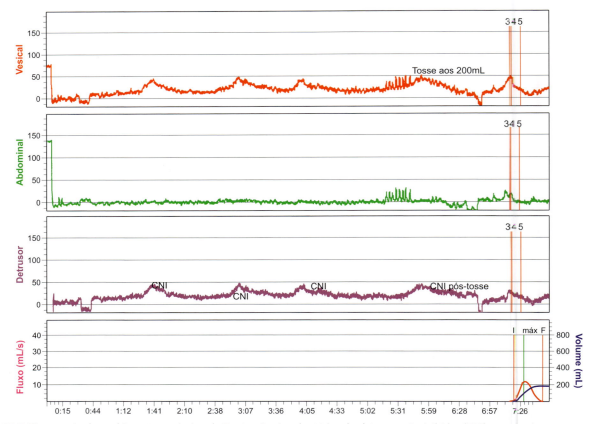

Figura 10.6 Cistometria de enchimento e miccional. Contrações involuntárias do detrusor não inibidas (CNI) provocadas por tosse aos 200mL.

- Síndromes de frequência/urgência e de dor ao enchimento que não responderam ao tratamento.
- Falhas de tratamentos conservadores (fisioterapia ou farmacológico).
- Distúrbio urinário após cirurgia pélvica extensa ou radioterapia.
- Doenças neurológicas associadas a queixas urinárias.

CISTOMETRIA MICCIONAL OU ESTUDO FLUXO-PRESSÃO

A urofluxometria normal não descarta distúrbios da micção. Há mulheres cujo fluxo está dentro dos padrões da normalidade e que urinam somente com esforço abdominal.

A cistometria miccional é uma sequência da cistometria e mede simultaneamente as pressões vesical e abdominal durante a micção, oferecendo um panorama a respeito do esvaziamento vesical.

Técnica

A cistometria miccional é realizada logo após a cistometria. Quando se atinge a capacidade cistométrica máxima, a paciente, sentada no urofluxômetro, é orientada a iniciar a micção espontaneamente, e o aparelho registra as medidas de pressão vesical e abdominal (e, consequentemente, a pressão detrusora). Os parâmetros avaliados são: tempo de abertura uretral (início da contração detrusora e do fluxo urinário), pressão pré-miccional (pressão vesical registrada imediatamente antes da contração isovolumétrica detrusora), pressão de abertura (pressão vesical medida no início do fluxo), pressão máxima (valor da pressão detrusora máxima medida, independentemente do fluxo) e pressão detrusora no fluxo máximo (veja as Figuras 10.4 a 10.6).

Interpretação

Uma urofluxometria deve ser sempre realizada antes para evitar conclusões precipitadas em relação ao padrão de fluxo, uma vez que algumas mulheres não serão capazes de urinar por inibição psicológica. Assim, o fluxo da cistometria miccional pode ser totalmente diferente do fluxo à urofluxometria.

Na fase de micção, o detrusor pode apresentar os seguintes comportamentos: normal, acontrátil ou hipocontrátil. A micção normal é iniciada por contração voluntária do detrusor e mantida até que se esvazie completamente a bexiga, sendo também suprimível voluntariamente. O detrusor hipocontrátil na micção produz contração de duração e/ou intensidade insuficientes para o esvaziamento vesical. O detrusor acontrátil é incapaz de se contrair voluntariamente, obedecendo a uma ordem de micção, e está associado a lesões neurológicas.

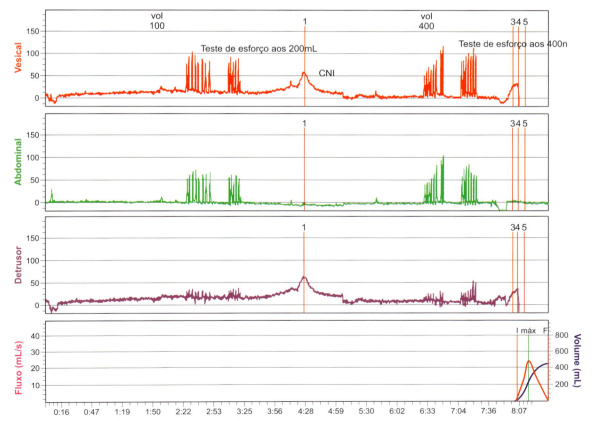

Figura 10.7 Cistometria de enchimento e miccional. Testes de esforço aos 200 e 400mL, contração involuntária do detrusor.

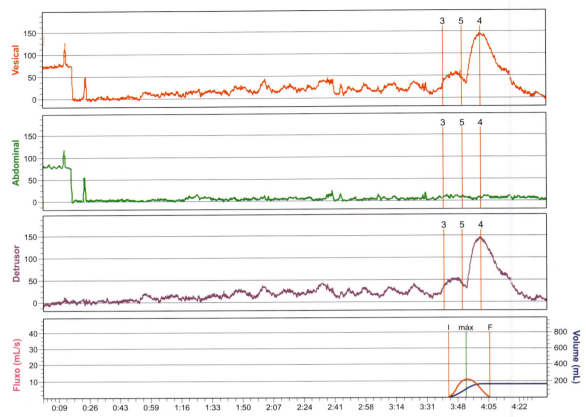

Figura 10.8 Cistometria de enchimento. Contrações involuntárias do detrusor, cistometria miccional – pós-contração (contração detrusora após pico de fluxo – 4).

Uma mulher sem alterações neurológicas, dependendo da idade, da fase reprodutiva, do volume urinado e da presença ou não de disfunção urinária, pode urinar por várias combinações de contração detrusora, esforço abdominal e relaxamento uretral. As mulheres podem urinar apenas por relaxamento uretral sem contração detrusora, por relaxamento uretral associado a uma contração detrusora, por relaxamento uretral e esforço abdominal ou por meio dos três fatores (pressão detrusora, relaxamento uretral e esforço abdominal).

Apesar de muito utilizado e estabelecido, ainda não está completamente definido o mecanismo normal de micção nas mulheres. A maioria dos estudos foi realizada em homens com pressões detrusoras miccionais muito altas secundárias à obstrução tão frequente nesses pacientes.

Algumas perguntas devem ser respondidas pelo estudo de fluxopressão à micção:

- A paciente é capaz de iniciar uma contração do detrusor? Voluntária ou involuntariamente? Qual a pressão detrusora atingida por ela? A contração detrusora é mantida?
- Houve contração isométrica à interrupção do fluxo urinário?
- A micção foi facilitada pelo esforço abdominal (a paciente normalmente faz esforço abdominal para urinar)?
- Existe uma boa correlação entre fluxo urinário e volume residual durante a cistometria miccional ou à urofluxometria?
- Existe alguma evidência de obstrução?
- Existe suspeita ou diagnóstico de incoordenação esfíncter-detrusor? Se há, é de origem neuropática ou decorrente da impossibilidade de relaxar a uretra por ansiedade ou pelo desconforto causado pelo exame? Ela é sustentada ou transitória? Mais uma vez a correlação com a urofluxometria (exame não invasivo) pode esclarecer.
- A paciente é capaz de interromper o fluxo urinário ao comando?
- A paciente é capaz de esvaziar totalmente a bexiga? (Correlação entre volume infundido e volume urinado.) Caso não seja capaz no aparelho, é possível fazê-lo sem os cateteres em ambiente privado? (Medir o volume urinado mesmo quando a micção se dá em ambiente privado sem os cateteres.)

Não há consenso quanto aos valores de referência da pressão detrusora à micção nas mulheres. Nos homens são considerados entre 40 e 60cmH$_2$O. As mulheres urinam com pressões detrusoras mais baixas, pois a resistência ao fluxo é bem menor. Muitas delas, como já citado, são capazes de urinar normalmente com nenhuma ou pequena pressão detrusora sem que isso indique alguma disfunção ou patologia, o que não representa ausência de pressão detrusora, mas que a pressão é isotônica na presença de uma uretra totalmente relaxada.

A mulher pode ser solicitada a tentar interromper o fluxo urinário ao atingir o fluxo máximo. Esse é o chamado *stop test*, que provoca uma pressão isométrica de significado controverso. Em algumas mulheres representa apenas o resultado de uma contração simultânea ao fechamento voluntário do esfíncter externo da uretra com distensão da uretra posterior (geralmente relacionado com altas pressões de micção). Em outras, seria pelo mecanismo de *milkback* (retorno de urina para a bexiga quando há o fechamento do colo vesical), que geralmente ocorre com pressões de micção mais baixas. Pode haver também a incapacidade de interromper o fluxo urinário ao comando, o que, algumas vezes, pode estar associado à incontinência urinária de esforço (IUE) e/ou à deficiência do mecanismo de fechamento uretral. Altas pressões isométricas estão associadas à incontinência por urgência e à enurese noturna, podendo ser a única anormalidade encontrada no exame.

Relevância clínica

O principal objetivo da cistometria miccional é documentar o mecanismo de micção normal ou avaliar as desordens. Se uma mulher apresenta sintomas e sinais de micção anormal, baixo fluxo à urofluxometria e urina com altas pressões detrusoras, provavelmente é portadora de obstrução. Por outro lado, se uma paciente tem baixo fluxo e urina com baixa pressão detrusora ou ausente, sua disfunção miccional é provavelmente secundária à hipo ou à contratilidade detrusora. O fator limitante desse teste é o fato de não haver um valor de referência definido de pressão detrusora miccional normal em mulheres.

O teste é útil em ginecologia para as mulheres que irão se submeter a cirurgia pélvica extensa sobre o colo vesical ou cirurgias anti-incontinência e para aquelas com disfunção miccional no pós-operatório. Essa disfunção é basicamente secundária a dois fatores principais: aumento da resistência uretral ou diminuição da contratilidade detrusora.

Em uma revisão de casos de IUE tratados cirurgicamente foi observado que a freqüência de obstrução pós-operatória foi significativamente maior em pacientes que apresentam fluxo livre ≤ 15mL/s, independentemente da pressão detrusora no fluxo máximo, e naquelas com mais de 65 anos.

MÉTODOS DE AVALIAÇÃO DA FUNÇÃO URETRAL (PERFIL DE PRESSÕES URETRAL E DE PERDA)

A continência urinária é alcançada em razão de a pressão uretral ser maior do que a vesical durante o enchimento vesical mesmo na presença de aumento da pressão abdominal ou detrusora. Dessa maneira, não há dúvida de que a pressão uretral é muito importante para o mecanismo da continência. Os fatores responsáveis pela complacência e pressão uretrais são as musculaturas estriada e lisa uretrais, o tecido elástico da parede uretral, a tensão vascular do plexo venoso periuretral que forma um *coxim* no lúmen uretral e a compressão extrínseca promovida pelos músculos do assoalho pélvico. O estudo da pressão uretral é uma tentativa de avaliar a resistência uretral e seu papel no desenvolvimento das disfunções do trato urinário baixo.

A pressão uretral consiste na pressão de líquido necessária para abrir uma uretra colabada (fechada). Esse conceito só pode ser usado em caso de uretras facilmente colabadas. A introdução de cateteres ou sondas pode alterar o fechamento natural do lúmen e, por isso, as técnicas de medida ainda são tão questionadas.

A pressão uretral e a pressão de fechamento uretral são conceitos idealizados com o objetivo de representar a habilidade da uretra em prevenir a perda. A metodologia e a padronização atualmente vigentes na literatura têm limitado a utilidade das medidas da pressão uretral.

Perfil de pressão uretral

O perfil de pressão uretral consiste em uma representação gráfica em toda a extensão da uretra. Existem muitas críticas ao perfil de pressão uretral por não discriminar incompetência uretral de outras afecções, não medir a gravidade da incontinência e não conseguir prever o sucesso de qualquer tratamento cirúrgico. As medidas urodinâmicas da uretra quantificam o comprimento da uretra e as pressões vesical e abdominal, os quais são dados importantes para quantificar o mecanismo da continência. O perfil de pressão uretral é representado por testes clínicos que avaliam a função uretral em mulheres com medidas da pressão intraluminal ao longo de toda a extensão da uretra

Técnica

Várias técnicas se encontram disponíveis para a realização do perfil uretral, as quais são dependentes dos tipos de transdutor e cateteres:

1. **Cateter com balão:** essa técnica de perfusão utiliza cateteres com orifícios para a medida da pressão uretral perfundidos com água destilada. Quando se utiliza um meio líquido, resulta em boa técnica para medir o perfil

de repouso, medindo a resistência ao fluxo de líquido na uretra, mas não é o ideal para determinar o perfil durante o esforço, pois a medida é feita em momento único, sendo pouco utilizada atualmente em razão da alta incidência de distorções e da baixa reprodutibilidade.

2. **Transdutor interno (*microtip cateter*):** um microtransdutor é acoplado ao cateter, que é conectado ao aparelho. Essa é a técnica mais usada por ser o método mais reprodutível e mais sensível. O cateter com microtransdutor tem a grande vantagem de medir a pressão nos diversos pontos da uretra e a desvantagem de ser muito caro, muito delicado e necessitar de mão de obra especializada para a calibragem dos transdutores.

A medida do perfil de pressão uretral deve especificar o tipo de medida, a situação (repouso ou esforço), a posição da paciente, o volume vesical, as manobras provocativas, a velocidade de infusão e o aumento na taxa de infusão. Além disso, deve determinar o tipo de cateter usado, a flexibilidade, o tamanho, a orientação da direção do sensor dentro da uretra e a posição em que os sensores foram fixados e zerados. Em função de todos esses detalhamentos essenciais para a realização do teste, as padronizações são difíceis.

Parâmetros

A nomenclatura adotada para o perfil uretral foi padronizada pela ICS, e os parâmetros mais importantes a serem medidos são:

- **Pressão uretral de fechamento máximo (MCUP):** a diferença entre a MCUP e a pressão vesical expressa a força de fechamento permanente que inclui submucosa, musculaturas lisa e estriada e estruturas fibroelásticas. Em geral, é mais baixa nas mulheres incontinentes, após cirurgias anti-incontinências e nas idosas. Não existe padronização dos valores normais da MCUP, visto que eles apresentam variações muito grandes.
- **Comprimento funcional da uretra:** é a extensão de uretra na qual a pressão uretral é maior do que a pressão vesical.

Outros parâmetros, como o comprimento total e anatômico da uretra e a área do perfil, também podem ser calculados.

O índice de transmissão de pressão pode ser medido pelo perfil de esforço, ou seja, a medida da transmissão da pressão para a bexiga e a uretra durante a tosse ou a manobra de Valsalva. Esse índice mede a quantidade de pressão abdominal transmitida para a bexiga e a uretra. O índice de transmissão de pressão pode ser usado para quantificar o fechamento uretral durante o esforço e é calculado

dividindo-se a pressão uretral durante a tosse pela pressão vesical durante a tosse multiplicadas por 100.

Relevância clínica

O perfil uretral não estabelece o diagnóstico de IUE, pois não foi encontrado parâmetro que diferencie as mulheres com IUE das continentes. A MCUP é uma medida estática e por isso tem apresentado limitação clínica para avaliação de rotina da IUE. No entanto, alguns autores relatam a correlação clínica do perfil uretral com o tratamento cirúrgico. Sand e cols. verificaram que mulheres com MCUP < 20cmH$_2$O apresentaram taxas de sucesso menores após colpossuspensão à Burch. Outros autores obtiveram os mesmos achados e, dessa maneira, vários serviços consideram 20cmH$_2$O como o ponto de corte da MCUP, optando por cirurgias não *slings* em caso de pressão > 20 e por cirurgias mais obstrutivas, como o *sling*, em caso de pressões menores.

Os divertículos suburetrais, apesar de mais bem diagnosticados pelos exames radiológicos, podem ser suspeitados no perfil uretral com microtransdutor, o qual mostrará perda na pressão uretral de fechamento no local do divertículo.

A reprodutibilidade do perfil de pressão uretral é baixa, além de demonstrar baixas sensibilidade e especificidade, e suas aplicações são controversas. O ICI (2016) não recomenda o uso isolado do perfil uretral na avaliação da mulher com incontinência urinária, mas aconselha que os achados do perfil uretral sejam correlacionados a outros achados urodinâmicos e à avaliação clínica da paciente (grau de recomendação B).

Pressão de perda (*leak point pressure* – LPP)

A pressão vesical em que ocorre expulsão involuntária de urina pelo meato uretral é chamada de pressão de perda. A pressão de perda abdominal é definida então como pressão de perda intravesical em que ocorre perda urinária em virtude do aumento da pressão abdominal na ausência de atividade detrusora.

Na avaliação da IUE só tem importância a pressão de perda abdominal medida durante manobras de esforço (tosses repetidas ou manobra de Valsalva). Essa medida deve ser aferida durante a cistometria de enchimento em ortostatismo com um volume vesical de 150 a 200mL. A pressão de perda é então definida como a menor pressão vesical em que ocorre perda urinária causada por manobras de tosse ou de Valsava na ausência de atividade detrusora.

Os valores considerados para análise e diagnóstico de prováveis causas da incontinência são motivos de muitas divergências entre os autores e ainda não há dados padronizados. A ICS não define ponto de corte para quantificar a baixa pressão na uretra. Por isso, a expressão *deficiência esfincteriana intrínseca* pode ser arbitrária. Entretanto, muitos estudos e serviços no mundo utilizam a pressão de perda < 60cmH$_2$O como um indicativo de deficiência esfincteriana. Essa medida indica a resistência uretral ao esforço abdominal, o que seria uma maneira de quantificar a intensidade da perda ou a gravidade da incontinência.

A inexistência de definição desse método pela ICS e pela IUGA reside no fato de ter se mostrado pouco reprodutível. Na revisão do ICI (2016) são citados vários estudos que não encontraram correlação entre pressão de perda e intensidade da IUE. Outros estudos também foram incapazes de demonstrar que o valor da pressão de perda isolado é parâmetro de sucesso/insucesso de cirurgias como *sling* retropúbico ou transobturatório em pacientes com IUE. Portanto, segundo o consenso da ICI (2016), não se recomenda o uso da pressão de perda isolada como diagnóstico de IUE ou para escolha da técnica cirúrgica, mas é aconselhada a associação dessa pressão a outros parâmetros urodinâmicos e à avaliação clínica da paciente.

VIDEOURODINÂMICA

O estudo videourodinâmico consiste na realização do estudo urodinâmico simultâneo à radioscopia ou à fluoroscopia de modo a possibilitar a avaliação anatômica da bexiga durante o enchimento e o esvaziamento.

Técnica

A técnica aplicada consiste em associar ao aparelho de urodinamica convencional um intensificador radiológico de imagens. O meio utilizado para encher a bexiga é o contrastado, para que sejam visualizadas, radioscopicamente, a bexiga e a uretra durante o estudo urodinâmico. O exame é gravado em vídeo para que seja detalhadamente interpretado mais adiante.

Relevância clínica

Entre as vantagens da videourodinâmica está a oportunidade de avaliação funcional e anatômica do trato urinário baixo por meio de um único exame. Obtêm-se informações importantes, como a descida e o posicionamento do colo vesical em repouso e com esforço, a visualização do fenômeno de *milkback* e do fechamento do colo vesical, tudo com gravação simultânea das pressões vesical, abdominal e uretral. A videourodinâmica pode diagnosticar alterações assintomáticas, como divertículos vesicais e uretrais, mediante a visualização adequada dos contornos vesicais e uretrais. As principais desvantagens do exame são a necessidade de aparelhagem complexa, o que aumenta seu custo, o uso de contraste e a exposição à radiação.

As indicações para a videourodinâmica são ainda controversas. Ela pode ser muito útil nos casos de obstrução uretral, pois localiza a região da obstrução. Alguns autores acreditam que esse exame não é necessário porque as informações do estudo urodinâmico de múltiplos canais são semelhantes em termos práticos. Entretanto, outros acreditam que por meio da videourodinâmica é possível obter informações adicionais importantes, especialmente nos casos de incontinência urinária recorrentes ou disfunções miccionais após cirurgias anti-incontinência e nos casos neurológicos complicados. A videourodinâmica é mais sensível para demonstrar objetivamente a perda urinária por esforço do que os exames clínico e urodinâmico convencionais.

Atualmente, vários estudos tentam substituir a videourodinâmica pela urodinâmica com ultrassonografia translabial do assoalho pélvico com boa reprodutibilidade e custo mais baixo. Além disso, outros já comprovaram a boa correlação entre o ultrassom e a videourodinâmica na avaliação da mobilidade e do posicionamento do colo vesical no repouso e no esforço.

URODINÂMICA AMBULATORIAL

A grande deficiência do estudo urodinâmico é a necessidade de realização do exame em laboratório e em tempo reduzido, dificultando a reprodução dos sintomas que a paciente experimenta em seu dia a dia. Por mais fisiológicos que se tente ser durante a urodinâmica, sabe-se que o ambiente é hostil à paciente, o que muitas vezes dificulta a interpretação do exame, principalmente quando se percebe que não é possível reproduzir em laboratório as queixas principais da mulher. Teoricamente, nesses casos estaria indicada a monitorização urodinâmica ambulatorial. Os aparelhos para esse tipo de exame foram lançados no mercado, mas não vêm sendo usados com muita frequência. Trata-se de dispositivos portáteis que medem as pressões de maneira contínua durante um tempo maior (3 a 12 horas). Apesar da teórica exclusão de algumas dificuldades inerentes à urodinâmica, a ocorrência de muitos artefatos dificulta bastante a interpretação. Essa técnica não é recomendada para avaliação de rotina da incontinência urinária feminina.

ANÁLISE CRÍTICA DO ESTUDO URODINÂMICO

O estudo urodinâmico, como o próprio nome indica, deve ser interpretado de maneira dinâmica e individualizada. As conclusões diagnósticas devem estar sempre fundamentadas em uma anamnese específica para o trato urinário baixo e em um exame físico, além de alguns exames não invasivos, como diário miccional e questionários de qualidade de vida e sintomas, inclusive a própria urofluxometria.

A partir da padronização ICS/IUGA de 2002, definiu-se que a bexiga hiperativa é uma síndrome clínica caracterizada pela presença de urgência, frequência e noctúria associada ou não à perda urinária da urodinâmica, sendo denecessária a realização da urodinâmica. Nesse tipo de paciente está autorizado o início do tratamento. Da mesma maneira, na paciente com incontinência urinária aos esforços sem outros sintomas, é recomendado iniciar o tratamento não invasivo.

Dois importantes estudos realizados em pacientes chamadas "típicas" (jovem, hígida, sem doenças associadas, sem resíduo, queixa de IUE ou predominante) randomizaram dois grupos: em um foi realizada a urodinâmica e no outro não. Ambos se submeteram a *sling* sintético e não foi detectada diferença na evolução nem no índice de sucesso. Entretanto, as pacientes "típicas" correspondem a apenas cerca de 20% dos casos. Posteriormente, os autores publicaram outro estudo em que realizaram questionários com os cirurgiões que trataram as pacientes, mostrando que a segurança do cirurgião se fortalece quando é realizado o estudo urodinâmico pré-operatório.

Um dos principais objetivos do estudo urodinâmico é encontrar um tratamento adequado para a disfunção urinária e estabelecer um prognóstico de resposta de acordo com os parâmetros urodinâmicos.

Em mulheres idosas, independentes, a urodinâmica ajuda no diagnóstico etiológico e consequentemente no tratamento mais adequado, melhorando a qualidade de vida desse grupo. Neste em particular, após os estudos de Resnik e cols., verificou-se a existência da hiperatividade do detrusor com baixa contratilidade à micção (DHIC), situação na qual se deve ter muito cuidado com o tratamento da hiperatividade do detrusor, já que essas pacientes apresentam altos volumes residuais por disfunção miccional (contratilidade do detrusor ineficaz durante a micção).

O valor da urodinâmica na abordagem da mulher incontinente é inquestionável. Consequentemente, dois tópicos devem ser discutidos: a morbidade do exame e seu custo. Em termos de morbidade, a maioria dos estudos mostra um índice de 3% a 8% de infecção urinária, sendo grande parte baixa não complicada após urodinâmica, e não é possível esquecer que se trata de exame invasivo e desconfortável. Nesse sentido, deve-se sempre pesar o custo-benefício antes de realizar o exame completo. Como a taxa de infecção urinária em função do exame é baixa, não se recomenda o uso rotineiro de antibiótico profilático, exceto em pacientes com alto risco de infecção.

Em termos práticos e à luz das evidências científicas, são recomendados testes não invasivos (diário urinário, medida do resíduo pós-miccional e, sempre que possível, a urofluxometria) para todas as pacientes com queixa de incontinência urinária. O estudo urodinâmico também é recomendado para as pacientes que serão submetidas à cirurgia (grau de recomendação B), em pacientes com sintomas mistos (IUE e urgeincontinência) sem predomínio de um em relação ao outro, naquelas que já realizaram tratamento conservador ou não e não houve resposta, naquelas com doenças associadas que podem alterar a função urinária (AVC, Parkinson, diabetes) e nas pacientes incontinentes com suspeita de resíduo pós-miccional elevado.

Leitura complementar

Abrams P, Cardozo L, Fall M et al. The standardization of terminology of lower urinary tract function: report from Standardization Subcommittee of the International Continence Society. Neurourology Urodyn 2002; 21:167-78.

Bates P, Bradley WE, Glen E et al. First report on the standartisation or terminology of lower urinary tract function. Urinary incontinence. Procedures related to the evaluation of urine storage - cystometry, urethral closure pressure profile, units of measurement. Br J Urol 1976; 48:39-42; Eur Urol 1976; 2:274-6; Scand J Urol Nephrol 1976; 11:193-6; Urol Int 1976; 32:81-7.

Blaivas J, Chancellor MB, Weiss J, Verhaaren M. Atlas of Urodynamics. Second edition. Carlton, Blackwell Publishing 2007.

Enhorning G. Simultaneous recording of intravesical and intraurethral pressure. Acta Chir Scand 1961; 276(Supcl.):4.

Gonçalves SC, Camargos AF, Lima VJR, Silva JAL. Continuous Two-Channel Water Cystometry: Description of an Alternative Test for Evaluating Incontinent Women. IntUrogynecol J, 1991; 2:212-4.

Haylen BT, Ridder D, Freeman R et al. An International Urogynecological Association (IUGA)/International Continence Society (ICS) joint report on the terminology for female pelvic floor dysfunction. Int Urogynecol J 2010; 21:5-26.

Hodkinson CP, Ayers HA, Drukker BH. Dyssynergic detrusor dysfunction in the apparently normal female. Am J Obstet Gynecol 1963; 87:717.

Nager CW, Brubaker L, Litman HJ et al. Urinary Incontinence Treatment Network. A randomized trial of urodynamic testing before stress-incontinence surgery. N Engl J Med 2012 May 24; 366(21):198797.

Rachaneni S, Latthe P. Does preoperative urodynamics improve outcomes for women undergoing surgery for stress urinary incontinence? A systematic review and meta-analysis. BJOG 2015 Jan; 122(1):8-16.

Resnik NM, Yalla SV. Management of urinary incontinence in the elderly. N Engl J Med 1985; 313:800.

Rosier PF, Schaefer W, Lose G et al. International Continence Society Good Urodynamics Practices and Terms 2016: Urodynamics, uroflowmetry, cystometry, and pressure-flow study. Neurourol Urodyn. 2017 Jun; 36(5):1243-60.

Rosier PFWM, Kuo HC, Agro EF et al. Urodynamic Testing. In: Abrams P, Cardozo L, Wagg A, Wein A. (eds.). Incontinence – 6th International Consultation on Incontinence – Tokio Set. 2016.

Serati M, Topazio L, Bogani G et al. Urodynamics useless before surgery for female stress incontinence: Are you sure? Results from a multicenter single nation database. Neurourol Urodyn 2016 Sep; 35(7):809-1.

Sirls LT, Richter HE, Litman HJ et al. Urinary Incontinence Treatment Network. The effect of urodynamics testing on clinical diagnosis, treatment plan and outcomes in women undergoing stress urinary incontinence surgery. J Urol 2013 Jan; 189(1):204-9.

Thiel M, Soares E. Atlas de Urodinâmica – Práticas clínicas de consultório para urologistas e ginecologistas – Ric de Janeiro 2015, 1. ed.

11

Exame Físico e Propedêutica Complementar da Mulher com Incontinência Fecal

Kelly Cristine de Lacerda Rodrigues Buzatti | Rodrigo Gomes da Silva

INTRODUÇÃO

A incontinência fecal (IF) pode ser definida clinicamente como a incapacidade de controlar a eliminação de fezes e/ou de flatos pelo canal anal por mais de 1 mês, em uma pessoa com idade ≥ 4 anos. Acredita-se que, apesar de a IF ser bem conhecida, os estudos sobre sua prevalência têm dados subestimados, uma vez que o constrangimento e a vergonha impedem os pacientes de procurar tratamento médico para diagnóstico e tratamento. Estudos populacionais mostraram que a IF atinge 4% a 18% dos indivíduos, e essa incidência aumenta com a idade, chegando a 55% entre os idosos.

Para a continência fecal são necessários a interação e o sinergismo de um grupo de fatores que incluem a musculatura do assoalho pélvico (ângulo anorretal formado pelo músculo puborretal), os esfíncteres anais interno (EAI) e externo (EAE), a complacência retal (reservatório), a sensibilidade anal, a consistência das fezes e, por último, a função cognitiva do indivíduo, que permite controlar a defecação de acordo com suas necessidades e a conveniência social. A evacuação ocorre quando as forças de propulsão (aumento da pressão intra-abdominal e movimentos peristálticos intestinais) superam as forças de resistência do assoalho pélvico e dos esfíncteres.

As principais etiologias da IF incluem defeitos estruturais e funcionais adquiridos, malformações anorretais, problemas funcionais intestinais e doenças degenerativas neurológicas. Diarreia crônica por síndrome do intestino irritável, doença inflamatória intestinal e intolerância alimentar são fatores de risco independentes para a perda da continência fecal. A constipação intestinal crônica também pode ocasionar dano funcional por estiramento do nervo pudendo ou originar diarreia paradoxal na presença de fecaloma. Cirurgias anorretais, como hemorroidectomia, fistulotomia e esfincterotomia anais, podem contribuir para a perda da continência fecal. O prolapso retal, a relação sexual anorreceptiva e as operações nas quais o reto foi parcial ou totalmente removido são outras situações que podem desencadear as manifestações clínicas da IF.

Entretanto, a causa estrutural mais importante resulta de lesões obstétricas que podem ter ocorrido décadas antes do início dos sintomas. Em razão da gestação e do parto, as mulheres são mais propensas do que os homens a desenvolver disfunções do assoalho pélvico e incontinências fecal e urinária durante a vida. Estudos na população norte-americana mostraram que as mulheres são mais afetadas pela IF (proporção de 63% contra 37% dos homens) entre os pacientes diagnosticados com incontinência ou urgência defecatória. O início da menopausa e a consequente perda de massa muscular contribuem para a disfunção muscular no assoalho pélvico feminino com a idade.

As lesões perineais com acometimento esfincteriano podem ser identificadas em 3% a 8% dos partos vaginais, mas se acredita que lesões ocultas dos esfíncteres possam ocorrer em até 35% dos casos. Apesar de a rotura esfincteriana poder ocasionar prejuízo na contração circular concêntrica esfincteriana, dois terços das lesões ocultas continuarão silenciosas e não irão acarretar incontinência ou urgência defecatória no seguimento clínico. Curiosamente se observa que a extensão da lesão esfincteriana também não tem relação direta com a gravidade dos sintomas, principalmente porque outros fatores etiológicos, como lesões nervosas, rotura do músculo puborretal e alterações de funcionamento intestinal, também podem ser fatores contribuintes.

As lacerações perineais durante o trabalho de parto podem gerar consequências funcionais às mulheres em curto ou longo prazo. Entre os principais fatores predisponentes para lesões do complexo esfincteriano anal durante o parto se destacam o uso de fórceps, a primiparidade, o peso fetal > 4kg, a episiotomia mediana, a duração do segundo estágio do trabalho de parto > 1 hora e a posição occpito-posterior persistente no período expulsivo.

O trauma perineal de origem obstétrica ocorre por meio de laceração espontânea ou a partir de um prolongamento da episiotomia, podendo ser classificado em graus conforme proposto por Sultan e cols.:

- **Primeiro grau:** lesão superficial do períneo sem acometimento muscular.
- **Segundo grau:** lesão perineal envolvendo a musculatura, mas poupando os esfíncteres anais.
- **Terceiro grau:** lesão perineal envolvendo o complexo esfincteriano:
  - 3a: < 50% do EAE.
  - 3b: > 50% do EAE.
  - 3c: tanto EAE como EAI.
- **Quarto grau:** lesão perineal envolvendo EAE, EAI e a mucosa retal.

APRESENTAÇÃO CLÍNICA E EXAME FÍSICO

A história clínica, com investigação da função intestinal e defecatória, é inicialmente realizada em mulheres com suspeita de IF para direcionar o exame físico e a propedêutica.

As pacientes devem ser interrogadas sobre o tempo de início e a frequência dos sintomas, fatores agravantes, tratamentos prévios, medicamentos em uso, operações na região anoperineal, tratamento com radioterapia pélvica prévia e história obstétrica detalhada.

A IF pode ser classificada de acordo com a manifestação clínica:

- **Incontinência passiva:** quando há perda involuntária de fezes, geralmente líquidas (*soiling*), sem a paciente notar. Em geral, está associada à disfunção do EAI com redução das pressões de repouso.
- **Urgeincontinência:** a paciente percebe a presença de fezes na ampola retal, mas essa perda ocorre a despeito das tentativas voluntárias de contração e é atribuída a lesões ou à denervação do EAE.

A avaliação clínica específica deve, preferencialmente, ser realizada por meio de questionários próprios e validados para avaliação da IF. O questionário *Cleveland Clinic Incontinence Score* (*Jorge-Wexner Score*) é o meio mais utilizado mundialmente em pacientes incontinentes, e sua pontuação varia de 0 a 20, com os valores maiores indicando incontinência mais grave. A versão validada para a língua portuguesa desse escore é mostrada na Tabela 11.1.

Apesar dos critérios bem definidos para o diagnóstico da IF, os sintomas relacionados com a perda de secreção, muco e conteúdo fecal podem ser atribuídos inadvertidamente à perda da continência fecal, quando se trata de outras condições proctológicas, como fístula anorretal, prolapso retal ou prolapso hemorroidário, os quais podem simular a IF (pseudoincontinência). A Figura 11.1 mostra o prolapso hemorroidário em uma paciente que procurou atendimento médico com relato de incontinência porque estava "sujando" as vestes constantemente .

Todas as pacientes que passam por avaliação coloproctológica devem ser submetidas ao exame físico habitual, acompanhado de inspeção da região perianal, toque retal e anuscopia, além de retossigmoidoscopia rígida, quando possíveis. A colonoscopia deve ser solicitada de acordo com o histórico pessoal ou familiar, considerando-se os protocolos de rastreamento para o câncer colorretal ou na medida em que haja suspeita clínica de doenças cólicas.

Tabela 11.1 Versão brasileira do *Cleveland Clinic Incontinence Score* para avaliação da incontinência fecal

	Nunca	Raramente	Às vezes	Frequentemente	Sempre
Fezes sólidas	0	1	2	3	4
Fezes líquidas	0	1	2	3	4
Gases	0	1	2	3	4
Uso de protetor	0	1	2	3	4
Alteração do estilo de vida	0	1	2	3	4

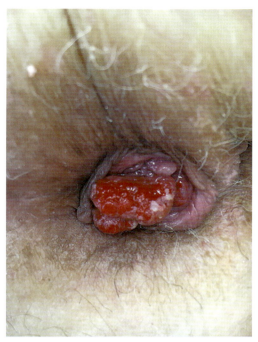

Figura 11.1 Prolapso hemorroidário como causa de perda de secreção na região anal.

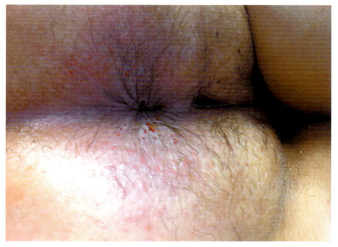

Figura 11.2 Dermatite perianal secundária à IF.

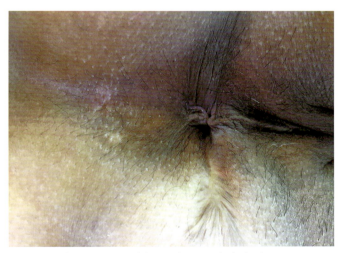

Figura 11.3 Defeito em buraco de fechadura.

Inspeção da região perianal

A presença de sujidade por fezes na região perianal ou nas vestes íntimas, de ânus entreaberto ou *patulous*, além da dermatite perianal (Figura 11.2), deve chamar a atenção do médico para a possibilidade de a paciente em questão ter IF. Cicatrizes na região perianal, cloaca e defeito anal em buraco de fechadura (Figura 11.3) são outros indicativos de trauma na região anorretal que podem resultar em perda involuntária de fezes ou flatos. Muitas vezes a paciente pode ter procurado atendimento médico por outro motivo, mas esses achados à simples observação da região perianal justificam a investigação a respeito da função defecatória. A contração voluntária do esfíncter e o esforço evacuatório devem ser solicitados à paciente para verificar a presença do movimento de contração e o eventual prolapso retal, respectivamente. Na inspeção da região perianal, podem também ser diagnosticados tumores ou úlceras que possam ser neoplasias com invasão esfincteriana.

Toque retal

O toque retal costuma ser realizado com o dedo indicador e é o exame mais simples e barato para avaliação anorretal. O exame digital possibilita a identificação de tumores, anastomoses ou estenoses do reto distal e do canal anal, fecalomas, lesões com descontinuidade grosseira no anel esfincteriano, retocele, contração paradoxal do puborretal durante o esforço evacuatório e hipotonia do esfíncter anal. A ausência de sensibilidade durante o toque retal sugere etiologia neurológica para a IF. Durante o repouso, é possível a avaliação subjetiva da EAI e em seguida, solicitando-se à paciente que realize a contração do esfíncter, avalia-se a força de contração voluntária do EAE. O toque bidigital com os exames anal e vaginal concomitantemente torna possíveis a avaliação do corpo perineal e a identificação de seu afilamento. O toque retal deve ser realizado rotineiramente no consultório durante o exame proctológico. Contudo, pacientes com dor anal ou hipertonia podem não tolerar esse exame sem analgesia ou sedação.

Anuscopia, retossigmoidoscopia rígida e colonoscopia

Os exames endoscópicos permitem a avaliação de anoderma, linha pectínea, mucosa colorretal e conteúdo no lúmen intestinal. Muco, sangue e fezes diarreicas são facilmente identificáveis por exame com luz direta. A presença de processo inflamatório e de ulcerações na mucosa retal pode sugerir o diagnóstico de doença inflamatória intestinal ou de outros tipos de proctite, como a actínica.

PROPEDÊUTICA COMPLEMENTAR

Tendo em vista a etiologia multifatorial da IF, a propedêutica das pacientes com essa condição exige avaliação tanto anatômica como fisiológica da função defecatória. Na ausência de lesões identificadas pelos exames físico e endoscópico, a propedêutica deve prosseguir com a realização da ultrassonografia endoanal e dos testes fisiológicos na tentativa de obter parâmetros objetivos para a investigação da IF.

Ultrassonografia endoanal

A ultrassonografia endoanal possibilita a avaliação da integridade do complexo esfincteriano, focando nas roturas que podem estar presentes em até 35% das primíparas após parto vaginal. Esse método se aproxima de 100% de sensibilidade e especificidade para identificação de defeito esfincteriano, porém, como mencionado, convém atentar para o fato de que as lesões esfincterianas não têm correlação direta com a presença ou o grau de incontinência. O corpo perineal também pode ser medido ultrassonograficamente com as medidas < 10mm indicando anormalidade e risco aumentado para IF.

O exame geralmente é bem tolerado pelas pacientes, e o músculo puborretal e os esfíncteres anais interno e externo são facilmente visualizados nas imagens. O EAI é identificado como estrutura hipoecogência em virtude da maior concentração de água, ao passo que o EAE é caracterizado como estrutura hiperecogênica em razão da riqueza de fibras de colágeno. A porção posterior do músculo puborretal pode ser identificada no canal anal superior, onde sua impressão no reto forma o ângulo anorretal.

Os aparelhos mais modernos contém sondas capazes de fazer a varredura em 360 graus, possibilitando a reconstrução tridimensional de numerosas imagens paralelas em forma de um cubo de 6cm. A imagem em forma de cubo pode ser gravada e amplamente movimentada, tornando possível a avaliação de todos os tipos de corte no estudo radiológico posteriormente (Figura 11.4).

Ultrassonografia endovaginal

O exame ultrassonográfico endovaginal é realizado de modo rotineiro para estudo do hiato urogenital e do assoalho pélvico na avaliação da IF. A sonda na vagina possibilita a identificação e a mensuração da área do hiato urogenital e de toda a extensão do músculo puborretal (Figura 11.5), que pode ter sido desinserido do púbis após o trauma obstétrico (Figura 11.6). O descenso perineal, o ângulo anorretal e os prolapsos de órgãos pélvicos podem também ser identificados na avaliação dinâmica, sendo solicitado às pacientes que façam esforço com a manobra de Valsalva durante o exame. Ao avaliarem as pacientes submetidas a

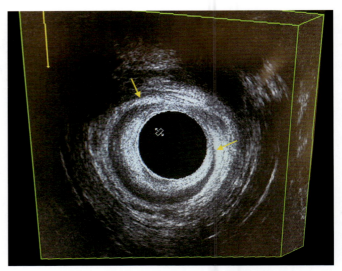

Figura 11.4 Imagem de ultrassonografia endoanal tridimensional mostrando lesão com rotura dos esfíncteres anais interno e externo em paciente submetida à fistulotomia anal.

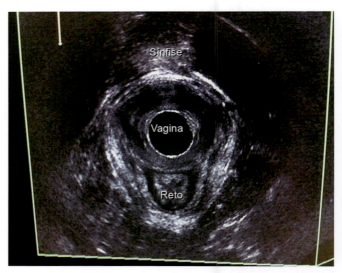

Figura 11.5 Imagem de ultrassonografia endovaginal tridimensional mostrando o reto e a vagina no hiato dos elevadores delimitado pelo músculo puborretal.

parto vaginal, Regadas e cols. mostraram alargamento do hiato dos músculos elevadores e posição mais baixa das junções anorretal e colovesical em comparação às nulíparas.

Manometria anorretal

A manometria anorretal, que mede a pressão no canal anal e no reto distal, é o primeiro exame na propedêutica da IF, uma vez que possibilita a avaliação da função do EAI e do EAE, além da complacência retal, da sensibilidade retal medida pelo teste de insuflação do balão e da pesquisa do reflexo inibitório retoanal. O teste da sensibilidade e complacência retais é realizado por meio de insuflação

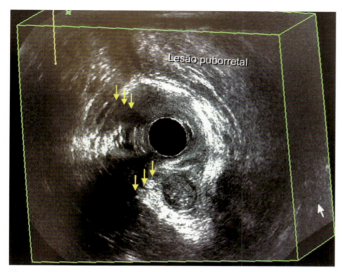

Figura 11.6 Imagem de ultrassonografia endovaginal tridimensional mostrando rotura completa do músculo puborretal que se encontra delimitado pelas setas.

intermitente de um balão no reto distal e da concomitante monitorização da resposta do paciente, sendo importante na avaliação da função retal como reservatório. A manometria anorretal também pode ser utilizada durante a fisioterapia para reabilitação perineal de modo a controlar a atividade muscular, além da avaliação dos resultados.

Pacientes com incontinência tendem a apresentar pressões reduzidas na avaliação dos esfíncteres. Entretanto, o exame não deve ser feito fora de contexto clínico, já que pacientes com pressões diminuídas podem não ter quaisquer sintomas relativos à IF. Além disso, faltam estudos e não há consenso sobre as variações em relação às pressões de repouso e de contração para definição diagnóstica.

Tempo de latência do nervo pudendo e eletroneuromiografia

O tempo de latência do nervo pudendo avalia a condutividade nervosa e, quando prolongado, sugere neuropatia que pode ter como causa seu estiramento ou rotura (trabalho de parto, cirurgias anoperineais, esforço defecatório crônico), neuropatia diabética ou quimioterapia. Até 60% das pacientes com lesão esfincteriana após o parto têm lesão associada do nervo pudendo. As alterações relativas à desnervação do esfíncter podem predizer piores resultados funcionais do tratamento cirúrgico da IF por meio de esfincteroplastia.

A eletroneuromiografia não é rotineiramente solicitada na avaliação de pacientes com IF, mas pode ser individualmente necessária em caso de suspeita de doença da musculatura estriada na etiologia. Seu uso tem diminuído nos últimos anos, uma vez que a extensão da desnervação não parece ter influência na gravidade da incontinência.

Defecografia

A defecografia deve ser solicitada em caso de suspeita de distúrbio misto com incontinência associada à constipação e na presença de prolapso de órgãos pélvicos, possibilitando a avaliação do descenso perineal, que deve ser < 1,5cm durante a defecação normal, tendo como referência a tuberosidade isquiática. No entanto, sua utilização em pacientes com incontinência pode ser limitada pela dificuldade em reter o contraste e apresentar restrições clínicas em razão de sua baixa reprodutibilidade.

Ressonância magnética

A ressonância magnética torna possível a avaliação estrutural do canal anal e dos esfíncteres para identificação de roturas e atrofia com resultados comparáveis à ultrassonografia endoanal. O estudo dinâmico da defecação (defecorressonância) permite a identificação de retoceles, enteroceles, intussuscepção, contração paradoxal do puborretal e descenso perineal.

CONSIDERAÇÕES FINAIS

Apesar de não ser possível a restauração completa da continência fecal em grande parte dos casos, o conhecimento da etiologia da IF torna possível a adoção de medidas para otimizar a função esfincteriana e minimizar o impacto dos sintomas na qualidade de vida. As pacientes com diarreia crônica, por exemplo, podem melhorar a continência fecal com o uso de antidiarreicos e de fibras formadoras de bolo fecal. As fezes formadas são consideradas mais fáceis de controlar do que as líquidas ou o gás.

O impacto da IF na qualidade de vida pode se manifestar por meio de vergonha, constrangimento, depressão, diminuição da libido, perda de compromissos de lazer e necessidade de programar as atividades diárias de acordo com a disponibilidade de banheiros de fácil acesso. Além de limitar as atividades sociais e trazer prejuízos à autoestima, o não tratamento da IF pode ocasionar dermatite perianal, infecção urinária de repetição e comprometimento da renda familiar em função da perda de dias de trabalho, gastos com fraldas, protetores de cama e tratamento médico crônico.

Apesar da possibilidade de alguns instrumentos para quantificar a intensidade da incontinência, a maioria desses escores toma por base relatos subjetivos das pacientes no que se refere à gravidade e à frequência dos sintomas, não levando em conta parâmetros fisiológicos e resultados de testes específicos. Os testes fisiológicos melhoram a compreensão a respeito da etiologia da incontinência e podem ajudar a guiar o tratamento, mas não devem ser usados de maneira isolada em virtude da pobre correlação à sintomatologia.

Uma situação comum na prática clínica diária consiste na busca pelo coloproctologista de mulheres com prolapso hemorroidário que desejam tratamento cirúrgico. Sabe-se que o coxim hemorroidário facilita o fechamento completo do canal anal e é responsável por 10% a 15% da continência fecal. Por conseguinte, as mulheres com algum sintoma relativo à IF ou com fatores de risco para seu desenvolvimento devem ser alertadas para a possibilidade de piora dos sintomas da IF com a realização da hemorroidectomia.

O conhecimento de lesões musculares prévias ocultas no assoalho pélvico pode evitar a ação de novos fatores etiológicos responsáveis pelo desencadeamento do quadro clínico relativo à IF. Entretanto, a maioria das mulheres com lacerações perineais de terceiro grau não manifesta perda da continência fecal e continuará assintomática mesmo após novo parto vaginal. Apesar de os resultados da literatura sugerirem a segurança de um novo parto vaginal mesmo com história de rotura esfincteriana, faltam estudos prospectivos randomizados a longo prazo para verificar a correta prevalência da IF em nosso meio.

Leitura complementar

Alavi K, Chan S, Wise P, Kaiser AM, Sudan R, Bordeianou L. Fecal incontinence: etiology, diagnosis, and management. J Gastrointest Surg 2015; 19(10):1910-21.

Andy UU, Vaughan CP, Burgio KL, Alli FM, Goode PS, Markland AD. Shared risk factors for constipation, fecal incontinence, and combined symptoms in older U.S. adults. J Am Geriatr Soc 2016; 64(11):e183-e188.

Caetano AC, Santa-Cruz A, Rolanda C. Digital rectal examination and balloon expulsion test in the study of defecatory disorders: are they suitable as screening or excluding ests? Can J Gastroenterol Hepatol 2016; (2016) Article ID 8654314, 8 pages.

Cerro CR, Franco EM, Santoro, GA, Palau MJ, Wieczorek P, Espuna-Pons M. Residual defects after repair of obstetric anal sphincter inju-ries and pelvic floor muscle strength are related to anal incontinence symptoms. Int Urogynecol J 2017; 28(3):455-460.

Fitzpatrick M, Cassidy M, Barassaud ML et al. Does anal sphincter injury preclude subsequent vaginal delivery? Eur J Obstet Gynecol Reprod Biol 2016; 198 30-4.

Fonseca AM, Meinberg MF, Lucas DV et al. Cultural adaptation and validation of the Wexner scale in patients with anal incontinence in a Brazilian population. Int Urogynecol J 2016; 27(6):959-63.

Jacobs PP, Scheuer M, Kuijpers JH, Vingernoets MH. Obstetric fecal incontinence. Role of pelvic floor denervation and results of delayed sphincter repair. Dis Colon Rectum 1990; 33(6):494-7.

Leeman L, Roger,s R, Borders N, Teaf D, Qualls C. The effect of perineal lacerations on pelvic floor function and anatomy at 6 months postpartum in a prospective cohort of nulliparous women. Birth 2016; 43(4):293-302.

Markland AD, Dunivan GC, Vaughan CP, Rogers RG. Anal intercourse and fecal incontinence: evidence from the 2009-2010 National Health and Nutrition Examination Survey. Am J Gastroenterol 2016; 111(2):269-74.

Murad-Regadas SM, Da SFGO, Regadas FS et al. Usefulness of anorectal and endovaginal 3D ultrasound in the evaluation of sphincter and pubovisceral muscle defects using a new scoring system in women with fecal incontinence after vaginal delivery. Int J Colorectal Dis 2017; 32(4):499-507.

Murad-Regadas SM, Dealcanfreitas ID, Regadas FS, Rodrigues LV, Fernandes GO, Pereira Jde J. Do changes in anal sphincter anatomy correlate with anal function in women with a history of vaginal delivery? Arq Gastroenterol 2014; 51(3):198-204.

Murad-Regadas SM, Fernandes GO, Regadas FS et al. Assessment of pubovisceral muscle defects and levator hiatal dimensions in women with faecal incontinence after vaginal delivery: is there a correlation with severity of symptoms? Colorectal Dis 2014; 16(12):1010-8.

Saldana RN, Kaiser AM. Fecal incontinence – challenges and solutions. World J Gastroenterol 2017; 23(1):11-24.

Shin GH, Toto EL, Schey R. Pregnancy and postpartum bowel changes: constipation and fecal incontinence. Am J Gastroenterol 2015; 110(4):521-9.

Sultan AH, Thakar R. Lower genital tract and anal sphincter trauma. Best Pract Res Clin Obstet Gynaecol 2002; 16(1):99-115.

Talley NJ. How to do and interpret a rectal examination in gastroenterology. Am J Gastroenterol 2008; 103(4):820-2.

Walsh KA, Grivell RM. Use of endoanal ultrasound for reducing the risk of complications related to anal sphincter injury after vaginal birth. Cochrane Database Syst Rev 2015; (10):CD010826.

12

Papel da Fisioterapia na Avaliação das Disfunções do Assoalho Pélvico

Elyonara Mello de Figueiredo | Gabriella Ferreira Vieira

INTRODUÇÃO

O fisioterapeuta é o profissional da saúde responsável por promover, manter e restaurar a postura e o movimento funcional de indivíduos quando ameaçados pelo envelhecimento, lesões, doenças ou distúrbios em qualquer fase da vida. Dessa maneira, a avaliação fisioterapêutica é importante para as mulheres com disfunções do assoalho pélvico, bem como para aquelas sob risco de desenvolvê-las, ou seja, gestantes, puérperas e mulheres no climatério. Envolvido com o bem-estar físico, psicológico, emocional e social do indivíduo, o fisioterapeuta atua nas esferas de promoção, prevenção e reabilitação em saúde e é o profissional responsável por avaliar, formular o diagnóstico fisioterapêutico, prescrever e aplicar condutas fisioterapêuticas, além de dar alta à paciente (*World Confederation for Physical Therapy* – WCPT).

A avaliação fisioterapêutica de mulheres com disfunções do assoalho pélvico visa identificar se existe influência/relação entre os movimentos funcionais e a postura corporal e as funções/deficiências dos órgãos pélvicos na paciente em questão. Sempre que existir essa relação, a abordagem fisioterapêutica estará indicada. A avaliação fisioterapêutica é o processo pelo qual o fisioterapeuta desenvolve o raciocínio clínico por meio de dados levantados durante a *entrevista*, o *exame físico* e *exames complementares* à luz da queixa da paciente e do diagnóstico da condição de saúde (realizado pelo médico), quando presente. Nesse processo,

são apuradas informações sobre a história da queixa e os sistemas fisiológicos envolvidos, aplicando testes válidos e confiáveis específicos ao quadro de saúde e funcionalidade apresentado. A partir dos dados da avaliação, o diagnóstico fisioterapêutico será realizado, identificando-se objetivamente as incapacidades (deficiências, limitações, restrições e os fatores contextuais – ambientais e pessoais) relacionados com a queixa da paciente. O plano de intervenção fisioterapêutica será então objetivamente traçado para prevenir e/ou reabilitar as deficiências nas estruturas e funções do corpo, as limitações nas atividades e as restrições na participação social identificadas, contribuindo direta ou indiretamente para o tratamento da doença e das incapacidades em questão. Desse modo, a abordagem fisioterapêutica contribui para promover a funcionalidade do indivíduo e não somente para a cura da doença/disfunção.

DISFUNÇÕES DO ASSOALHO PÉLVICO

As disfunções do assoalho pélvico (DAP) são uma expressão aplicada a uma variedade de condições clínicas que incluem a incontinência urinária (IU), a incontinência anal (IA), o prolapso de órgãos pélvicos (POP), as outras anormalidades de enchimento e esvaziamento do trato urinário baixo, as disfunções defecatórias, sexuais e as várias síndromes dolorosas, como as dores pélvicas.

Em virtude da estreita relação entre as estruturas do assoalho pélvico (músculos, fáscias e ligamentos) e as funções dos órgãos pélvicos, como sexual, vesical e intestinal, as DAP ocorrem concomitantemente e devem ser abordadas como um todo por uma equipe interdisciplinar. Nessa equipe, o fisioterapeuta contribuirá ao abordar a relação entre os sistemas neuromusculoesquelético, cardiovascular e respiratório (sistemas envolvidos diretamente na postura e movimentos funcionais) e os sistemas miccional, sexual e reprodutor, além do digestório. Por exemplo, a relação entre as deficiências dos músculos do assoalho pélvico (deficiência de força, resistência, tônus muscular etc.) e a ocorrência e a gravidade das DAP, como IU, IA e disfunção sexual, é conhecida, mas nem sempre direta, em virtude de sua natureza complexa e multifatorial. Cabe ao fisioterapeuta avaliar e diagnosticar os fatores relacionados com as deficiências musculares e as consequentes deficiências no(s) órgão(s) pélvico(s) especificamente para cada paciente. Por exemplo, as funções musculares do assoalho pélvico são influenciadas pelo alinhamento da pelve, pela estabilidade pélvica e pelo nível de estresse percebido no trabalho, fatores que podem influenciar de maneira diferenciada as funções dos órgãos pélvicos. Portanto, o fisioterapeuta deve identificar esses fatores e suas inter-relações em cada paciente.

Assim, em função da natureza multifatorial e complexa da funcionalidade/incapacidade de mulheres com DAP, o diagnóstico e a consequente intervenção fisioterapêutica podem e devem variar entre as mulheres. Em razão disso, como para outros profissionais da saúde, a abordagem de fisioterapeutas especialistas com sólida formação científica e experiência clínica influenciará os resultados do tratamento.

AVALIAÇÃO FISIOTERAPÊUTICA DE MULHERES COM DISFUNÇÕES DO ASSOALHO PÉLVICO

A avaliação fisioterapêutica se inicia pela entrevista, na qual são coletados dados sobre a queixa/demanda principal da mulher, momento em que a história da condição de saúde/doença e da funcionalidade é registrada, devendo orientar o exame físico e a solicitação de exames complementares.

Entrevista

A entrevista deverá incluir as seguintes informações:

- Identificação da queixa principal, como a perda de urina ao brincar com os filhos, deixar de ir à missa (ou viajar) por causa da perda de urina, deixar de ter relação sexual (ou prazer) por causa da dor, ter que usar ducha de água para evacuar e o fato de a dor pélvica estar impossibilitando o trabalho.

- História: início dos sintomas de DAP e sua relação com os fatores desencadeantes (número de gestações, peso do maior recém-nascido, tipo e duração do[s] parto[s], lacerações perineais, traumas neuromusculoesqueléticos, obesidade, tipo e nível de atividade física, menopausa etc.) da disfunção e mediadores (pessoais e ambientais) da funcionalidade, como nível de estresse, tipo de ocupação, apoio social etc.

- Investigar deficiências na função dos sistemas fisiológicos diretamente relacionados com a queixa apresentada, como as funções urinária (perda urinária, urgência, esvaziamento incompleto, esforço para urinar etc.), de defecação (perdas fecais e/ou de gases, urgência, esforço para evacuar, esvaziamento incompleto etc.), sexual (dor à penetração vaginal, sensação de vagina larga etc.) e do sistema neuromusculoesquelético (dores lombopélvicas, ciatalgias etc.).

- Histórico de outras condições de saúde associadas que podem ameaçar a integridade das funções do assoalho pélvico (infecção urinária de repetição, constipação intestinal, condições neuromusculoesqueléticas, como lombalgias, esclerose múltipla e respiratórias que possam provocar aumentos de pressão intra-abdominal, como tosse e espirro crônicos).

- Identificar e documentar o nível de realização/limitação de atividades diárias, como lavar louça, fazer faxina, tipo e nível de atividade física (esportiva ou lazer) etc.

- Identificar e documentar o nível de participação/restrição social imposta pela DAP, como deixar de ir à casa dos filhos, ao cinema e de ter relação sexual, necessidade de adaptação ou afastamento do trabalho etc.

- Identificar e documentar fatores contextuais (pessoais e ambientais) facilitadores ou barreiras da funcionalidade, como estado emocional/psicológico, tipo de atividade laboral, apoio social, acesso a serviços de saúde, impacto na vida afetiva e social etc.

Exame físico

Será realizado o exame de estruturas e de funções sensoriais e neuromusculoesqueléticas do assoalho pélvico e áreas adjacentes que estão relacionadas com a queixa, a condição de saúde (quando diagnosticada pelo médico) e dos fatores contextuais e desencadeadores das incapacidades identificadas na entrevista. Esse exame é realizado por meio de inspeção e palpação das estruturas de interesse, ao menos do assoalho pélvico e da região lombopélvica.

O exame fisioterapêutico deverá incluir as seguintes análises:

- **Exame postural com foco no alinhamento pélvico:** estudos recentes demonstraram que o posicionamento pélvico pode influenciar a capacidade de contração efetiva dos músculos do assoalho pélvico, reduzindo sua capacidade de fechar a uretra, o ânus e a vagina e de sustentar os órgãos pélvicos. O alinhamento pélvico deve ser examinado nos planos sagital (ante e retroversão pélvica), frontal (nivelamento das espinhas ilíacas anteriores e posteriores) e transverso (rotações pélvicas).

- **Palpação dos músculos lombopélvicos para detectar pontos dolorosos e deficiências de tônus muscular:** para a identificação de pontos dolorosos, a palpação deve ser realizada com a paciente em ortostatismo, e a do tônus, em decúbito ventral com os músculos relaxados. Na maioria dos casos, pelo menos os músculos paravertebrais, glúteos e rotadores laterais dos quadris devem ser investigados. O exame de outros grupos musculares pode ser necessário a depender dos dados levantados na entrevista e na avaliação postural.
- **Exame da estabilidade lombopélvica:** os músculos da região lombopélvica contribuem para o alinhamento pélvico e a estabilização da pelve durante a realização de atividades funcionais. As deficiências nesses músculos podem estar associadas às encontradas nos MAP e nos órgãos pélvicos. Devem ser examinados os músculos superficiais (grande dorsal, retos abdominais, oblíquos internos e externos, quadrado lombar, glúteos máximo e médio e adutores de quadril) e os profundos (multífidos, transverso do abdome e os músculos do assoalho pélvico), todos envolvidos na estabilização lombopélvica.
- **Inspeção e palpação do assoalho pélvico:** para exame de suas funções musculares (sensoriais e motoras), as quais serão detalhadas a seguir.

Avaliação fisioterapêutica do assoalho pélvico feminino

A avaliação fisioterapêutica do assoalho pélvico é realizada por meio de sua inspeção e palpação. Testes ou exames complementares, como manometria, eletromiografia, dinamometria, ultrassom e ressonância magnética, podem ser utilizados para aumentar a precisão das medidas ou complementar o diagnóstico. O assoalho pélvico é uma região íntima, sendo por isso importante que, antes da inspeção e palpação, a paciente compreenda o motivo pelo qual o fisioterapeuta faz a palpação por meio do canal vaginal e/ou anal. Esse entendimento é necessário porque o desconhecimento do exame e de sua relevância para seu tratamento poderá causar constrangimento e influenciar a resposta ao exame das funções musculares e a posterior adesão ao tratamento. O fisioterapeuta deverá ainda orientar a paciente, por meio de figuras ilustrativas, a respeito de como realizar a contração dos músculos do assoalho pélvico (Figura 12.1).

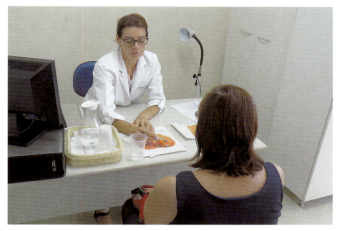

Figura 12.1 Educação sobre a importância dos músculos do assoalho pélvico para as funções dos órgãos pélvicos.

Posteriormente será solicitado à paciente que retire a roupa íntima na região pélvica e deite na maca em decúbito dorsal com quadris e joelhos flexionados, quadris abduzidos e rodados lateralmente, de preferência apoiados sobre um rolo de modo a garantir o relaxamento completo da musculatura lombopélvica. Uma toalha ou lençol é colocado sobre a região pélvica para oferecer maior privacidade à paciente. Serão, então, realizadas a inspeção do assoalho pélvico e a palpação (bi)digital do canal vaginal para o exame das funções sensoriais e musculares, conforme recomendações da Sociedade Internacional de Continência (ICS) (Figura 12.2):

- **Inspeção:** observar a capacidade de contração visível (correta, ausente ou incorreta) após o comando verbal

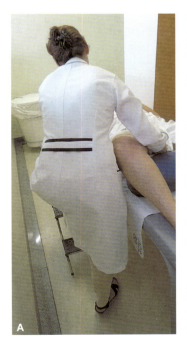 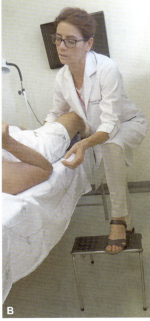

Figura 12.2A e **B** Posicionamentos para palpação dos músculos do assoalho pélvico.

do avaliador e a resposta do assoalho pélvico (contração dos MAP ou deslocamento caudal do assoalho pélvico) ao aumento brusco de pressão abdominal, solicitando que a paciente tussa.

- **Palpação:** é realizada com o dedo indicador e/ou médio do examinador com as polpas digitais voltadas para baixo e com luva de procedimentos e lubrificante à base de água. É importante evitar o contato entre o examinador e a paciente para que não ocorram interferências nas funções musculares do assoalho pélvico. Examinam-se as estruturas e funções sensoriais (existência de cicatrizes, pontos dolorosos, percepção das paredes vaginais e/ou anal) e as funções musculares (tônus, reflexos, controle, coordenação, força e resistência musculares). Para esse exame é sugerido o exame das funções sensoriais e musculares do assoalho pélvico (EFSMAP), o qual foi desenvolvido por nosso grupo de pesquisa a partir de extensa revisão da literatura sobre as funções sensoriais e musculares do assoalho pélvico e posterior associação à terminologia da Classificação Internacional de Funcionalidade, Incapacidade e Saúde da Organização Mundial da Saúde (OMS).

O EFSMAP apresenta de bons a ótimos índices de confiabilidade intra e interexaminadores, sendo adequado para utilização em pesquisas científicas e na prática clínica. O Quadro 12.1 apresenta as funções sensoriais e musculares do assoalho pélvico investigadas por meio dessa classificação, com suas definições conceituais e operacionais, respectivamente. O uso de terminologia clara e consensual é fundamental para a comunicação entre os profissionais na prática clínica e em pesquisa científica a fim de promover o avanço do conhecimento na área e a consequente melhora da qualidade da assistência.

Exames complementares

Os exames complementares são destinados a complementar as informações coletadas na entrevista e no exame físico para confirmação da hipótese diagnóstica fisioterapêutica. A seguir são destacados alguns exames complementares válidos e confiáveis para as mulheres com DAP.

Estruturas e funções musculares do assoalho pélvico

- **Eletromiografia (EMG):** consiste no registro da atividade elétrica gerada pela despolarização das fibras musculares durante a contração muscular ou em repouso. São utilizados eletrodos de superfície e endovaginais (um tipo de eletrodo de superfície) e analisadas algumas funções musculares do assoalho pélvico, como capacidade de contração e relaxamento, força e resistência muscula-

res, além de obtidas informações sobre o componente neurofisiológico do tônus muscular. Apesar da relação entre o sinal eletromiográfico e as funções musculares já descritas, a EMG não deve ser utilizada como medida direta, mas complementar dessas funções.

- **Manometria:** é a medida de pressão em determinada estrutura. A manometria vaginal ou anal pode registrar o valor da pressão nesses canais com os MAP em repouso durante a contração máxima (pesquisa-se a força muscular) e sustentada (para avaliação da resistência muscular). O manômetro é conectado a um sensor de pressão inserido no canal vaginal, anal ou na uretra e registra os valores em mmHg, hPa ou cmH_2O. O manômetro Peritron® (Cardio Design, Austrália) é um equipamento para medida da pressão no assoalho pélvico com bons índices de confiabilidade.

- **Dinamometria:** é a medida, em newtons, da força muscular, realizada de maneira direta. Para análise da força do assoalho pélvico é utilizado um espéculo conectado ao dinamômetro (aparelho com células de carga), o qual é inserido no canal vaginal. Apesar de apresentar bons índices de confiabilidade e ser utilizado em pesquisas, não está disponível comercialmente.

- **Ultrassonografia (US):** pode ser utilizada para examinar estruturas do assoalho pélvico, como as dimensões do hiato vaginal, a posição e o deslocamento do colo vesical, a presença e os graus de prolapsos, além da contração e do relaxamento do músculo levantador do ânus. A US demonstra boa correlação com a palpação e a manometria vaginal para avaliação da capacidade de contração e força dos músculos do assoalho pélvico. A US funcional, em situações de armazenamento ou imediatamente após o esvaziamento vesical, por exemplo, pode oferecer informações muito relevantes sobre a relação entre os MAP e a função vesical.

- **Ressonância magnética (RM):** pode ser utilizada para examinar as estruturas do assoalho pélvico, oferecendo informações importantes sobre a integridade e as lesões de tecidos moles, como lacerações decorrentes de parto vaginal. Também oferece informações para o desenvolvimento de modelos para diferentes investigações, como a respeito dos efeitos da passagem do feto pelo canal vaginal.

- *Pelvic Organ Prolapse Quantification* (POP-Q): esse sistema de mensuração documenta e quantifica objetivamente os prolapsos.

Funções urinárias

- **Teste do absorvente ou *pad test*:** utilizado para detectar e mensurar a perda de urina independentemente do tipo de incontinência, consiste no uso de absorventes

CAPÍTULO 12 | Papel da Fisioterapia na Avaliação das Disfunções do Assoalho Pélvico

Quadro 12.1 Definições conceituais e operacionais das funções sensoriais e musculares do assoalho pélvico mensuradas pelo EFSMAP

Função*	Definição conceitual	Definição operacional
b260* Função proprioceptiva	Função sensorial que possibilita identificar a posição relativa das partes do corpo (CIF – OMS/OPAS, 2003)	**Palpação (bi)digital vaginal:** o examinador pressiona as paredes vaginais posterior (sobre o reto), laterais (posições de 5h e 7h do relógio) e anterior (sobre a uretra) e solicita que a mulher informe o sentido da pressão
b28018 Dor localizada	Sensação desagradável percebida em uma ou em várias partes específicas do corpo que indica lesão potencial ou real de alguma estrutura (CIF – OMS/OPAS, 2003)	**Palpação (bi)digital vaginal:** o examinador exerce pressão digital sobre as paredes vaginais posterior (sobre o reto), laterais (posições de 5h e 7h do relógio) e anterior (sobre a uretra) e solicita que a paciente informe a presença de dor (Messelink et al., 2005). Em caso afirmativo, solicita-se que a paciente gradue a intensidade da dor (Katz e Melzack, 1999)
b7350 Tônus muscular	Tensão presente nos músculos esqueléticos, quando palpados no estado máximo de relaxamento que o indivíduo consegue atingir (Latash e Zatsiorsky, 2016)	**Palpação digital vaginal:** o examinador pressiona os ventres musculares do puborretal alternadamente à direita e à esquerda (posições de 5h e 7h do relógio). Manobra repetida três vezes após três contrações voluntárias (se possível) dos músculos do assoalho pélvico (Unger et al., 2014)
b7608 Controle de movimentos voluntários simples (capacidade de *contração*)	Capacidade de contrair os músculos do assoalho pélvico ao comando (Graber et al., 1981)	**Inspeção e palpação (bi)digital vaginal:** o examinador observa ou sente a resposta muscular à contração (Laycock e Jerwood, 2001)
b7608 Controle de movimentos voluntários simples (capacidade de *relaxamento*)	Capacidade de relaxar os músculos do assoalho pélvico sob comando após uma contração (Graber et al., 1981)	**Palpação (bi)digital vaginal:** o examinador observa ou sente a redução na tensão muscular à solicitação do relaxamento (Messelink et al., 2005)
b7602 Coordenação de movimento voluntário	Ativação dos músculos corretos em tempo e intensidade corretos para desenvolver uma ação específica (Turvey, 1990)	**Palpação (bi)digital vaginal + inspeção:** o examinador sente o aumento da tensão muscular e inspeciona o padrão respiratório e o uso de outros músculos durante a contração dos MAP: abdome, adutores de quadril e glúteos
b755 Reflexo de movimento involuntário na tosse	Contração muscular em resposta a uma perturbação (Latash e Zatziorsky, 2016)	**Inspeção e palpação (bi)digital vaginal:** o examinador sente a resposta à solicitação de uma tosse intensa (Messelink et al., 2005)
b7300 Força muscular	Força máxima que um músculo ou grupo de músculos pode gerar a uma velocidade de contração específica (Cipriani e Falkel, 2007)	**Palpação (bi)digital vaginal:** o examinador identifica a intensidade da tensão muscular gerada pela contração, assim como o deslocamento do dedo no canal vaginal (Laycock e Jerwood, 2001)
b7408 Resistência muscular	Capacidade de sustentar uma contração ou realizar um número de contrações até que ocorra fadiga ou degradação do movimento (Cipriani e Falkel, 2007)	**Palpação (bi)digital vaginal:** o examinador sente o tempo de sustentação da contração máxima ou próxima da máxima. Uma queda consistente e marcada da intensidade da contração e/ou o início explícito do uso de músculos sinergistas são os pontos de corte para o registro da sustentação da contração muscular (Laycock e Jerwood, 2001) **Palpação (bi)digital vaginal:** o examinador sente o número de repetições da contração sustentada que a mulher é capaz de realizar. Os intervalos entre as contrações correspondem ao tempo de um ciclo respiratório (aproximadamente 4 a 5s). O ponto de corte do número de repetições é qualquer sinal de fadiga muscular, como redução explícita da intensidade da contração, contração irregular ou relaxamento lento após a contração. Depois de identificar esses sinais, o examinador repete mais uma vez a contração, sem intervalo de repouso, para confirmar esses sinais de fadiga (Laycock e Jerwood, 2001)

*Os códigos para cada função indicam os codificadores da CIF/OMS, 2001.

íntimos por certo tempo e em condições preestabelecidos. Os mais utilizados são os testes com duração de 1 e 24 horas, sendo esse último o que oferece maior confiabilidade. No teste de 24 horas, a paciente é instruída a utilizar absorventes ou fraldas previamente pesados pelo avaliador e orientada a manter sua rotina diária. Cada absorvente/fralda trocado deve ser guardado em saco plástico bem vedado e em local refrigerado e posteriormente pesado em balança de precisão. Figueiredo e cols. concluíram, em 2012, que a mediana da umidade vaginal das mulheres continentes brasileiras é de 4,4g. Portanto, se o peso total dos absorventes utilizados durante 24 horas for superior a esse valor em mulheres com IU, indicará objetivamente a quantidade de escape de urina, devendo ser registrado para análise de seu grau e gravidade. Trata-se de um teste recomendado pela ICS por mensurar objetivamente a quantidade de urina perdida.

- **Diário miccional:** considerado de fácil reprodutibilidade e recomendado pela ICS. Nesse caso, a paciente deve anotar pelo período de 24 ou 48 horas a hora e o volume da urina e as situações de urgência e/ou perda urinária, além do horário, do volume e do tipo de líquido ingerido. A partir dessas informações é possível extrair os seguintes dados: volumes total, médio e mínimo urinados, volume total de líquido ingerido, frequência miccional em 24 horas e noturna, número de episódios de urgência e perda urinária.
- *International Consultation on Incontinence Questionnaire – Short Form* (ICIQ-SF): esse questionário é autoadministrável e tem a finalidade de avaliar o impacto da IU na qualidade de vida dos indivíduos. Essa informação direcionará o tratamento fisioterapêutico para o que é mais importante para a paciente. A pontuação varia de 0 a 21 e, quanto mais próximo do 0, menor é a gravidade da incontinência. Esse questionário foi traduzido e validado para o português brasileiro e apresenta bons índices de confiabilidade teste-reteste e validade de constructo e concorrente.

Funções de defecação

- **Escala de Wexner:** traduzida e validada para a população brasileira a fim de mensurar a gravidade da IU.
- **ROMA III:** é utilizada para registrar deficiência de eliminação de fezes, consistência e frequência, ou seja, investigar a constipação.
- *Fecal Incontinence Quality of Life* (FIQL): questionário usado para mensurar o impacto da IA na participação social e a qualidade de vida da paciente. Traduzido e adaptado transculturalmente para a população brasileira, está dividido em quatro domínios: estilo de vida,

comportamento, depressão e constrangimento e, quanto maior a pontuação, melhor é a qualidade de vida em relação à IA.

Funções sexuais

- *Female Sexual Function Index* (FSFI): é um questionário autoaplicado que tem o propósito de mensurar a resposta sexual feminina nos seguintes domínios: desejo e excitação sexual, lubrificação vaginal, orgasmos, satisfação sexual e dor. A pontuação varia de 2 a 36 e, quanto maior a pontuação, melhor é a função sexual. O FSFI foi traduzido e validado para o português brasileiro.

CONSIDERAÇÕES FINAIS

O fisioterapeuta tem papel fundamental na equipe interdisciplinar que aborda mulheres com DAP tanto no aspecto curativo/reabilitador como na promoção e prevenção da ocorrência dessas disfunções. A abordagem fisioterapêutica deve ser indicada desde a gestação, no parto e no puerpério, além do climatério, considerados períodos críticos para o desencadeamento das DAP.

A postura e os movimentos funcionais mantêm estreita relação com as estruturas e funções do assoalho pélvico, cabendo ao fisioterapeuta avaliar, diagnosticar, promover, prevenir e tratar deficiências neuromusculoesqueléticas e cardiorrespiratórias relacionadas com a(s) deficiência(s) do(s) órgão(s) pélvico(s).

O papel fundamental do fisioterapeuta é cumprir essas funções na equipe interdisciplinar, composta também por ginecologistas, uroginecologistas e coloproctologistas. A importância da abordagem interdisciplinar, preconizada desde 1991 por Wall e DeLancey, continua evidente. O desafio da interdisciplinaridade está superado nos serviços de referência para mulheres com DAP, e as experiências positivas devem ser propagadas para outros serviços e também contribuir para a abordagem ampla e efetiva às mulheres que mantêm sua qualidade de vida comprometida por DAP.

Leitura complementar

Baracho E. Fisioterapia aplicada à saúde da mulher. 6. ed. Rio de Janeiro: Guanabara Koogan, 2018.

Bø K, Bary B, Morkved S, Kampen V, Marijke . Evidence-based physical therapy for the pelvic floor bridging science and clinical practice. 2. ed. Edinburgh: Elsevier Churchill Livingstone, 2015.

Bø K, Frawley HC, Haylen BT et al. An International Urogynecological Association (IUGA)/International Continence Society (ICS) joint report on the terminology for female anorectal dysfunction. Neurourology and Urodynamics 2016; 9999:1-24.

Bump RC, Norton PA. Epidemiology and natural history of pelvic floor dysfunction. Obstetrics and Gynecology Clinics of North America 1998; 25(4):723-46.

Capson AC, Nashed J, Mclean L. The role of lumbopelvic posture in pelvic floor muscle activation in continent women. Journal of Electromyography and Kinesiology 2011; 21(1):166-77.

Cipriani DJ, Falkel JE. Physiological principles of resistance training and functional integration for the injured and disabled. In: Magee DJ, Zachazewski JE, Quillen WS (eds.). Scientific foundations and principles of practice in musculoskeletal rehabilitation. Saunders-Elsevier 2007;701.

Fawcett AL. Principles of assessment and outcome measurement for occupational therapists and physiotherapists. London: John Wiley & Sons 2007.

Figueiredo EM, Baracho SM, Triginerlli S et al. Digital muscle testing and vaginal squeeze pressure measurements: can these be interchangeable when accessing pelvic floor muscle function of continent and incontinent primiparous women? International Urogynecology Journal 2010; 21(Suppl 1):S1-S428.

Figueiredo EM, Gontijo R, VAZ CT et al. The results of a 24-h pad test in Brazilian women. International Urogynecology Journal 2012; 23(6):785-9.

Figueiredo EM. Avaliação e diagnóstico fisioterapêuticos de mulheres com disfunções do assoalho pélvico. In: Baracho E (ed.), Fisioterapia aplicada à saúde da mulher. Rio de Janeiro: Guanabara Koogan 2018: 269-89.

Fonseca AM, Meinberg MF, Lucas DV et al. Cultural adaptation and validation of the Wexner scale in patients with anal incontinence in a Brazilian population. International Urogynecology Journal 2016; 27(6):959-63.

Graber B, Kline-Graber G, Golden CJ. A circumvaginal muscle nomogram: a new diagnostic tool for evaluation of sexual dysfunction. Journal of Psychiatry 1981; 42:157-61.

Haylen BT et al. An International Urogynecological Association (IUGA)/International Continence Society (ICS) joint report on the terminology for female pelvic floor dysfunction. Neurourol Urodynamics 2010; 28:1-20.

Katz J, Melzack R. Measurement of pain. Surgical Clinics of North America 1999; 79(2):231-52.

Latash ML, Zatsiorsky VM. Biomechanics and motor control: defining central concepts. San Diego: Elsevier, 2016.

Lawrence JM, Lukacz ES, Nager CW, et al. Prevalence and co-occurrence of pelvic floor disorders in community-dwelling women. Obstet Gynecol 2008; 111:678-85.

Laycock J, Jerwood D. Pelvic floor muscle assessment: The PERFECT Scheme. Physiotherapy 2001; 87(12):631-42.

Lee D, Lee LJ, Vleeming A et al. The pelvic girlde – an integration of clinical expertise and research. 4. ed. China: Elsevier Churchill Livingstone, 2011.

Longstreth GF, Thompson GW, Chey WD et al. Functional bowel disorders. Gastroenterology 2006; 130:1480-91.

Messelink B, Benson T, Berghmans B et al. Standardization of terminology of pelvic floor muscle function and dysfunction: report from the pelvic floor clinical assessment group of the International Continence Society. Neurourology and Urodynamics 2005; 24(4):374-80.

Organização Mundial da Saúde (OMS)/OPAS. Classificação Internacional de Funcionalidade, Incapacidade e Saúde (CIF). São Paulo: EdUSP, 2003.

Parekh M, Swift S, Lemos N et al. Multicenter interexaminer agreement trial for the validation of simplified POP-Q system. International Urogynecology Journal 2011; 645-50.

Saltiel F, Miranda APG, Figueiredo EM. Confiabilidade de medidas de funções musculares do assoalho pélvico. 4o Congresso Internacional de Fisioterapia Pélvica. Anais. Belo Horizonte, 2016; 1.

Saltiel F. Funções musculares do assoalho pélvico em mulheres com incontinência urinária [tese]. Belo Horizonte: Escola de Educação Física, Fisioterapia e Terapia Ocupacional, Universidade Federal de Minas Gerais,2018.

Steiner W, Ryser L, Huber E. Use of the ICF model as a clinical problem-solving tool in physical therapy and rehabilitation medicine. Physical Therapy 2002; 82:1098-107.

Strauss C, Lienemann A, Spelsberg F et al. Biomechanics of the female pelvic floor: a prospective trail of the alteration of force-displacement-vectors in parous and nulliparous women. Archives of Gynecology and Obstetrics 2012; 285(3):741-7.

Sung VW, Hampton BS. Epidemiology of pelvic floor dysfunction. Obstetrics and Gynecology Clinics of North America 2009; 36(3):421-43.

Swift S, Morris S, Mckinnie V et al. Validation of a simplified technique for using the POP-Q pelvic organ prolapse classification system. International Urogynecology Journal and Pelvic Floor Dysfunction 2006; 17(6):615-20.

Tamanini JTN, Dambros M, D'Ancona CAL et al. Validação para o português do international consultation on incontinence questionnaire – short form (ICIQ-SF). Revista de Saúde Pública 2004; 38(3):438-44.

Thiel RC et al. Tradução para o português, adaptação cultural e validação do Female Sexual Function Index. Revista Brasileira de Ginecologia e Obstetrícia 2008; 30(10):504-10.

Turvey MT. Coordination. Am Psychol 1990; 45(8):938-53.

Unger CA, Mckinney JL, Weinstein MM et al. Pelvic floor muscle evaluation findings in patients with urinary incontinence. Journal of Women's Health Physical Therapy 2014; 38(2).

Wall L, DeLancey JOL. The politics of prolapse: a revisionist approach to disorders of the pelvic floor in women. Perspectives of Biological Medicine 1991; 34(4):486-96.

World Confederation for Physical Therapy. Disponível em: http://www.wcpt.org. Acesso em 22 de março de 2018.

Yusuf SAI, Jorge JMN, Habr-Gama A et al. Evaluation of quality of life in anal incontinence: validation of the questionnaire FIQL (Fecal Incontinence Quality of Life). Arquivos de Gastrenterologia 2004; 41(3):202-8.

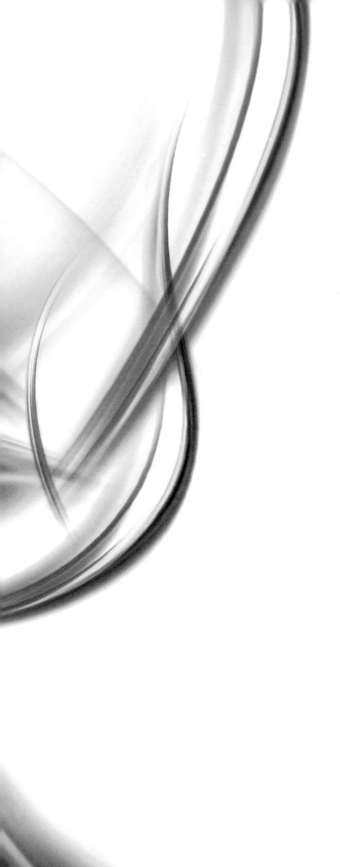

Seção III

Tratamentos Conservadores e Medicamentosos

13 ■ Abordagem Fisioterapêutica no Tratamento da Incontinência Urinária Feminina
14 ■ Abordagem Farmacológica da Bexiga Hiperativa
15 ■ Uso de Pessários nas Disfunções do Assoalho Pélvico
16 ■ Abordagem da Incontinência Anal

13

Abordagem Fisioterapêutica no Tratamento da Incontinência Urinária Feminina

Elza Lúcia Baracho | Ana Paula Gonçalves Miranda Gazzola

INTRODUÇÃO

Caracterizada por queixa de qualquer quantidade de perda de urina (após descartada infecção do trato urinário [ITU]), a incontinência urinária (IU) integra o grupo de disfunções do assoalho pélvico (DAP), as quais englobam: IU, incontinência anal (IA), prolapso de órgãos pélvicos (POP), disfunção sexual (DS), dor pélvica crônica (DPC) e outras disfunções no enchimento e esvaziamento urinário e defecatório. Os tipos mais comuns encontrados nas mulheres são a IU de esforço (perda de urina em situações de esforço, como tosse, espirro e durante a atividade física), a IU de urgência (perda de urina precedida de urgência urinária) e a IU mista (perda de urina em situações de esforço e urgência).

Entre as DAP, a IU é a mais prevalente na população feminina, respondendo por 13% a 64% dos casos. Apesar de ser a mais prevalente, estudos mostram que até 80% das mulheres com IU podem apresentar outras DAP concomitantes, uma vez que os órgãos pélvicos compartilham estruturas e funções comuns do assoalho pélvico (AP), constituído por três camadas de tecidos moles que fecham a pelve distalmente. A camada cranial corresponde ao peritônio visceral, a média é composta primordialmente de tecido muscular estriado esquelético envolto pela fáscia endopélvica, e a camada distal corresponde à pele da vulva e ao períneo. Os músculos do assoalho pélvico (MAP), que integram a camada média do AP, contribuem ativamente

por meio de sua contração e relaxamento, sustentação dos órgãos pélvicos e fechamento da uretra, da vagina e do ânus, além de protegerem contra o ato sexual indesejado. Portanto, funções musculares adequadas do AP (tônus, capacidade de contração e relaxamento, coordenação, força e resistência musculares) são fundamentais para a reabilitação de mulheres com DAP.

O tratamento conservador, realizado pelo fisioterapeuta, é recomendado pela Sociedade Internacional de Continência (ICS), a Associação Internacional de Continência (IUGA) e a Associação Europeia de Urologia (EAU) como primeira linha de tratamento para as mulheres com IU, tendo em vista a eficácia das técnicas utilizadas com alto nível de evidência científica, sendo pouco invasivo e de baixo custo. Segundo dados da literatura, o tratamento individualizado e supervisionado é superior àquele não supervisionado ou coletivo.

O objetivo do fisioterapeuta é, portanto, estabelecer o diagnóstico cinético-funcional e reabilitar as deficiências encontradas em cada mulher. Para essa finalidade pode ser utilizado o modelo da Organização Mundial da Saúde (OMS) – Classificação Internacional de Funcionalidade (CIF), complementar à CID –, que auxilia o raciocínio clínico à luz das deficiências de estrutura e função, limitações em atividades e restrições na participação social. Estabelecido o diagnóstico, é possível escolher as melhores técnicas terapêuticas usadas no processo de reabilitação para cada paciente. Entre as técnicas fisioterapêuticas estão a conscientização da ativação correta dos MAP e seu treinamento, sem ou com a utilização de *biofeedbacks* manométricos ou eletromiográficos, além da reabilitação postural.

REABILITAÇÃO DAS DEFICIÊNCIAS, LIMITAÇÕES E RESTRIÇÕES DE MULHERES COM INCONTINÊNCIA URINÁRIA

O primeiro passo no processo de reabilitação consiste na conscientização da paciente acerca da estrutura e função dos MAP e da correta contração muscular, o que pode ser feito por meio de figuras ilustrativas, palpação e outros recursos fisioterapêuticos, como o uso do *biofeedback* eletromiográfico.

Entender a(s) condição(ões) de saúde envolvida(s) no processo é fundamental para o atendimento da mulher. A disfunção urinária nem sempre é uma condição isolada, podendo também se associar às vaginais, sexuais e defecatórias, uma vez que, como citado, essas disfunções ocorrem concomitantemente em 80% das mulheres e se influenciam mutuamente.

Após a identificação das deficiências decorrentes da condição de saúde, pode-se chegar a um diagnóstico funcional. Diante desse diagnóstico é possível tratar as deficiências valorizando os aspectos de contexto, ambientais e pessoais, traçando assim um programa de exercícios dose--específico para cada mulher em busca de técnicas mais efetivas.

Desse modo, serão escolhidos os protocolos disponíveis na literatura que melhor se adaptem a cada caso avaliado. Conforme esperado, não existem consensos acerca do melhor protocolo de treinamento dos MAP e reabilitação de mulheres com IU. As deficiências encontradas pelo modelo CIF, utilizado para estabelecer o diagnóstico funcional, podem ser diferentes e, consequentemente, os treinos e a reabilitação também podem ser individualizados.

ABORDAGENS FISIOTERAPÊUTICAS
Conscientização sobre a contração e a importância dos MAP

O processo de reabilitação deve sempre ser iniciado com a educação a respeito da existência dos MAP e como realizar a contração correta. Essa etapa é a mais importante e a mais difícil, uma vez que cerca de 44,9% das mulheres são incapazes de realizar a contração desses músculos. Diversas são as técnicas utilizadas com o objetivo de levar o conhecimento dessa estrutura à paciente e facilitar o aprendizado motor. Esse *feedback* cognitivo e sensorial pode ser realizado por meio de figuras anatômicas, autopalpação vaginal e palpação do centro tendíneo do períneo ou também por meio de outros recursos, como os utilizados por

equipamentos de *biofeedback* manométrico ou eletromiográfico, sendo possível associá-los às técnicas respiratórias.

Todas essas técnicas são eficazes no processo de otimização da contração. Portanto, é papel do fisioterapeuta escolher as melhores técnicas para cada paciente. Cabe ressaltar que a palpação é fortemente recomendada para ensinar a correta contração, oferecendo um *feedback* imediato acerca da região que deve ser contraída adequadamente. Entre as técnicas descritas na literatura está a interrupção do jato urinário. Convém lembrar, também, que essa técnica não deve ser utilizada para treinamento dos MAP. Durante a micção não deve haver ativação desses músculos, mas, pelo contrário, os esfíncteres devem relaxar-se, proporcionando o esvaziamento efetivo da bexiga. Portanto, a interrupção do jato urinário ao final da micção pode ser usada somente para testar a habilidade da contração dos MAP.

Treinamento dos MAP

O programa de treinamento dos MAP consiste em repetidas contrações seguidas de relaxamento desses músculos sob supervisão e apresenta elevada evidência científica de melhora ou cura da IU na qualidade de vida, redução na frequência de perdas de urina, alto índice de satisfação, além de melhora na satisfação sexual. Altamente recomendado, deve ser considerado a primeira linha de tratamento para mulheres com IU.

Entretanto, é importante ressaltar que uma avaliação minuciosa deverá ser realizada por fisioterapeuta capacitado antes do início do treinamento dos MAP. A partir dessa avaliação, esse profissional definirá o tipo de exercício, a frequência, a intensidade e a duração do treinamento, obedecendo a uma dose específica para cada mulher.

Entre as funções estudadas e reabilitadas está a força muscular, sendo importante destacar que ela é um dos componentes que definem a função muscular; entretanto, não é a única e muitas vezes não será o principal objetivo do fisioterapeuta. Antes do ganho de força é importante garantir controle e coordenação adequados da contração dos MAP. As pacientes que não sabem contrair e não têm boa coordenação do movimento podem não melhorar esse componente da função em questão.

Tendo em vista os princípios que regem o treinamento muscular, acredita-se que o tempo de treinamento deve variar entre 8 semanas e 6 meses para que os resultados sejam bem estabelecidos. Baracho (2004) realizou estudo--piloto em que comprovou a efetividade da fisioterapia em torno da 12ª sessão. Os exercícios podem ser associados às atividades físicas preferidas da mulher ou realizados isoladamente.

A inserção de treinamento dos TMAP associados é muito comum, como no Pilates. Antes da contração dos MAP durante os exercícios de Pilates deve-se primeiro avaliar a capacidade de contração desses músculos, principalmente porque cerca de 30% das mulheres não sabem contrair essa musculatura adequadamente. O Pilates deveria ser recomendado como atividade de manutenção do tratamento e não como tratamento de escolha para mulheres com IU, sendo interessante que elas passem por um processo de reabilitação inicial.

No serviço de fisioterapia da clínica Mais Saúde da rede hospitalar MaterDei foi implementado um programa de autogerenciamento (Figura 13.1) no qual a paciente se responsabiliza por seu tratamento, tornando-se agente ativo de seu processo de cura. Em um levantamento realizado nesse serviço foi evidenciado que a IU corresponde a 50% das queixas principais, seguida por dores genitopélvicas (18%) e gestações (9%). Essas pacientes se submeteram à avaliação com o objetivo de estabelecer o diagnóstico funcional e realizaram cerca de quatro a seis sessões (SD: duas a 12 sessões) em um período de 3 meses, sendo então reavaliadas e iniciado o programa de manutenção com sessões a intervalos de 3, 6 e 9 meses e posteriormente a cada ano para mudanças e adaptações necessárias dos exercícios e sua inclusão na rotina da paciente.

Nesse modelo de assistência (autogerenciamento) foram observados maiores envolvimento e adesão de longo prazo aos exercícios. Das mulheres que participaram desse protocolo, 83% apresentaram melhora ou cura dos sintomas.

Eletroestimulação

Utilizada isoladamente ou associada ao treinamento dos MAP em mulheres com DAP, a eletroestimulação (EE) é uma técnica eficaz no tratamento da bexiga hiperativa, apresentando melhores resultados do que o placebo ou a utilização de medicamentos. Entretanto, não existe evidência de que seja superior ao treinamento dos MAP.

A EE pode ser utilizada com os seguintes objetivos:

- **Neuromodulação vesical:** tem por objetivo inibir as contrações do detrusor, reduzindo o número de micções e aumentando potencialmente a capacidade vesical. São usadas correntes que variam de 2 a 10Hz, alocadas endocavitariamente (vaginal e anal) ou percutaneamente (parassacra ou no nervo tibial posterior) e que se neuromodulam via raiz sacral.
- **Ativação muscular por meio da EE:** a EE também pode ser utilizada com o objetivo de promover contração muscular e torná-la consciente para a paciente. Para esse fim são utilizados eletrodos endocavitários (vaginais e/ou anais) com frequências de 20 a 70Hz.

Há controvérsia na literatura quanto às contraindicações. A EE está contraindicada em grávidas e em casos de infecção ou lesão vaginal e, dependendo das regiões, também de implantes metálicos.

Não há consenso quanto ao melhor protocolo para execução da EE (número de sessões, duração e parâmetros) em razão da ampla variação nos estudos e do risco de viés. Além disso, não existem estudos que avaliem seu efeito a longo prazo. Dessa maneira, deve ser realizada com cautela e sempre associada a outras técnicas fisioterapêuticas, como o treinamento específico dos MAP.

Biofeedback

O *biofeedback* oferece uma percepção objetiva de uma função fisiológica que as pessoas normalmente não percebem,

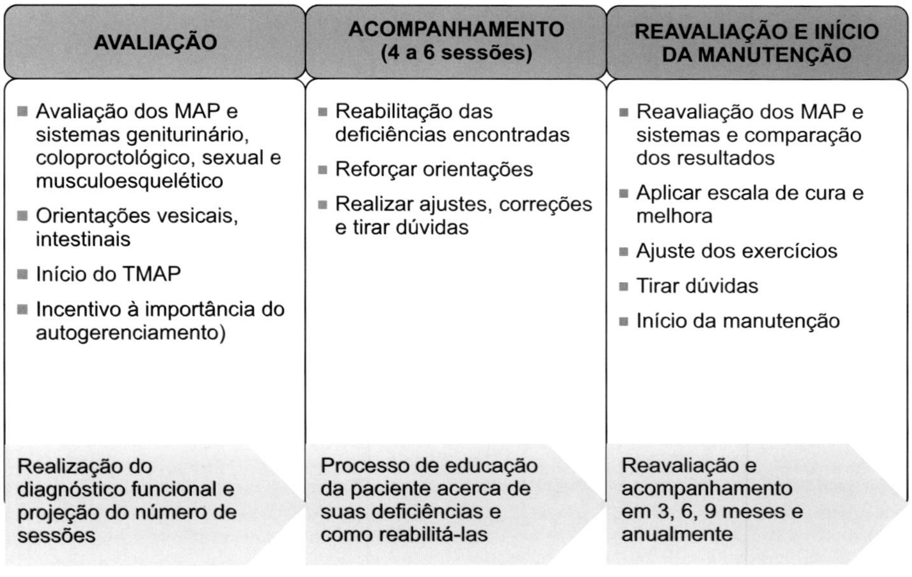

Figura 13.1 Protocolo de autogerenciamento da fisioterapia das disfunções do assoalho pélvico da Rede Hospitalar Mater Dei.

sendo indicado para o aprendizado da contração adequada dos MAP. Deve ser utilizado em conjunto com o treinamento dos MAP para auxiliar o ensino, o aprendizado e o processo de autorregulação que envolve o treinamento.

Existem diversos tipos de *biofeedback*: o fornecido pelo próprio terapeuta enquanto realiza a palpação ou inspeção da contração dos MAP, o manométrico e o eletromiográfico. O manométrico consiste em uma sonda vaginal de látex que capta a pressão no interior da vagina. Uma limitação desse dispositivo é sua sensibilidade. Assim, é de extrema importância o monitoramento do fisioterapeuta quanto à contração dos MAP, prioritariamente dos músculos acessórios (abdominais, glúteos, respiratórios e adutores).

O eletromiográfico consiste em um aparelho que capta a atividade elétrica neuromuscular e a transforma em informações significativas visuais e/ou acústicas. Pode ser realizado por eletrodo endocavitário (endovaginal ou anal) ou por eletrodos de superfície. Além da atividade elétrica neuromuscular dos MAP, pode monitorar também outros grupos musculares, como as musculaturas acessórias que devem ser pouco ativadas durante a contração desses músculos.

Não há consenso quanto à superioridade das técnicas de reabilitação dos MAP em relação ao *biofeedback*. Entretanto, diversos estudos mostram que ele auxilia a motivação e a adesão, além de permitir que a paciente acompanhe sua evolução de modo mais concreto.

Abordagem fisioterapêutica para controle dos fatores de risco das disfunções do assoalho pélvico

Além de avaliar e reabilitar as funções musculares do assoalho pélvico, é papel do fisioterapeuta investigar outros fatores relacionados com a IU, como as alterações posturais e a instabilidade pélvica, as quais influenciam os vetores de força sob os órgãos pélvicos e alteram o posicionamento e consequentemente a função dos MAP.

Devem ser controlados os hábitos inadequados que podem gerar desequilíbrio da capacidade e demanda, como exercícios de alto impacto (por exemplo, *jump*), constipação intestinal, alta ingesta de líquido ou elevados intervalos miccionais.

Os fatores pessoais e ambientais que podem interferir na aderência ou evolução do caso, como em mulheres que exercem atividades que exigem grande demanda física e aumento constante da pressão intra-abdominal sob o assoalho pélvico, também devem ser controlados. O mais importante é identificar as limitações em atividades e restrição e em participação social, pois o foco do processo de reabilitação não está apenas no tratamento das deficiências na estrutura e função do corpo, mas em devolver a funcionalidade a essa mulher.

Leitura complementar

Abrams P, Cardozo L, Fall M et al. The standardization of terminology of lower urinary tract function: report from the standardization sub-committee of the International Continence Society. American Journal of Obstetrics and Gynecology 2002; 187:116-26.

Amaro JL, Gameiro MOO, Padovani CR. Treatment of urinary stress incontinence by intravaginal electrical stimulation and pelvic floor physiotherapy. Int Urogynecol J Pelvic Dysfunct 2003; 14:204-8.

Ashton-Miller JA, DeLancey JOL. Functional anatomy of the female pelvic floor. Ann N Y Acad Sci 2007; 1101:266-96.

Bø K, Finckenhagen HB. Vaginal palpation of pelvic floor muscle strength: inter-testre producibility and comparison between palpation and vaginal squeeze pressure. Acta Obstetrica et Gynecologica Scandinavica 2001; 80:883-7.

BØ K, Frawley HC, Bernard T et al. An International Urogynecological Association (IUGA)/International Continence Society (ICS) joint report on the terminology for the conservative and non-pharmacological management of female pelvic floor dysfunction. Neurourol Urodyn 2016; 36(2):221-44.

Bø K, Morkved S. Motor learning. In: Bø K, Berghmans B, Morkved S, Van Kampen M (eds) Evidence-based physical therapy for the pelvic floor. Philadelphia: Elsevier, 2007; 113-9.

Bø K, Stien R, Needle EMG registration of striated urethral wall and pelvic floor muscle activity patterns during cough, valsalva, abdominal, hip adductor, and gluteal muscles contractions in nulliparous shealthy females. Neurourology and Urodynamics 1994; 13: 35- 41.

BØ K. Pelvic floor muscle training is effective in treatment of female stress urinary incontinence, but how does it work? Int Urogynecol J 2004; 15:76-84.

Bump RC, Norton PA. Epidemiology and natural history of pelvic floor dysfunction. Obstet Gynecol Clin North Am 1998; 25(4):723-46.

Dumoulin C, Hay-Smith E, Mac Habée-Séguin G. Pelvic floor muscle training versus no treatment, or inactive control treatments, for urinary incontinence in women (Cochrane Review). Cochrane Database Syst Rev 2014; 14(5):CD005654.

Dumoulin C, Hay-Smith J, Habée-Séguin GM, Mercier J. Neurourol Urodyn. Pelvic floor muscle training versus no treatment, or inactive control treatments, for urinary incontinence in women: a short version Cochrane systematic review with meta-analysis 2015; 34(4):300-8. doi: 10.1002/nau.22700.

Tajiri I, Huo M, Yin K, Sigeko Fujisawa HM. An Approach to Assessment of Female Urinary Incontinence Risk Using the Thickness of the Transverse Abdominal Muscle 2012; (Table 1):6-9.

Madill SJ, Harvey MA, McLean L. Women with stress urinary incontinence demonstrate motor control differences during coughing. J Electromyogr Kinesiol 2010; 20(5):804-12.

Mateus-Vasconcelos ECL, Ribeiro AM, Antônio FI, Brito LGO, Ferreira, CHJ. Physiotherapy methods to facilitate pelvic floor muscle contraction: a systematic review. Physiother Theory Pract 2017 Dec : 1-13. doi: 10.1080/09593985.2017.1419520.

Messelink B, Benson T, Berghmans B et al. Standardization of terminology of pelvic floor muscle function and dysfunction: Report from the pelvic floor clinical assessment group of the International Continence Society. Neurourol Urodyn 2005; 24(4):374-80.

Messelink EJ. The over active bladder and the role of pelvic floor muscles. British Journal of Urology 1999; 83:31-5. [MEDLINE: 10210602].

Moore KL, Agur AM, Dalley A. Fundamentos de anatomia clínica. ed. Rio de Janeiro: Guanabara Koogan 2013.

Organização Mundial da Saúde (OMS), Direção Geral da Saúde. Classificação Internacional de Funcionalidade, Incapacidade e Saúde (CIF): classificação detalhada com as suas definições, inclusões e exclusões. Lisboa, 2004.

Peters KM, Macdiarmid SA, Wooldridge LS et al. Randomized trial of percutaneous tibial nerve stimulation versus extended release tolterodine: results from the overactive bladder innovative therapytrial. The Journal of Urology 2009; 182:1055–61. [MEDLINE: 19616802].

Pinheiro BF, Franco GR, Feitosa SM, Yuaso DR, Castro RA, Girão . Physiotherapy for perineal consciousness: a comparison between pelvic floor muscle training alone and with biofeedback. Fisioterapia em Movimento 2012; 25: 639-48.

Pool-Goudzwaard A, Hoek Van Dijke G et al. Contribution of pelvic floor muscles to stiffness of the pelvic ring. Clin Biomech 2004; 19(6):564-71.

Richardson DA, Miller KL, Siegel SW, Kavam MM, Blackwood NB, Staskin DR. Pelvic floor electrical stimulation: a comparison of daily and every other day therapy for genuine stress incontinence. Urology 1996; 48:110-8. [MEDLINE: 8693630].

Stewart F, Gameiro OL, El Dib R, Gameiro MO, Kapoor A, Amaro JL. Electrical stimulation with non-implanted electrodes for overactive bladder in adults. Cochrane Database Syst Rev 2016 Apr 2; 4:CD010098. doi: 10.1002/14651858.CD010098.pub3.

Strauss C, Lienemann A, Spelsberg F, Bauer M, Jonat W, Strauss A. Biomechanics of the female pelvic floor: a prospective trail of the alteration of force-displacement-vectors in parous and nulliparous women. Arch Gynecol Obstet 2012; 285(3):741-7.

Sung VW, Hampton BS. Epidemiology of pelvic floor dysfunction. Obstet Gynecol Clin North Am [Internet] 2009; 36(3):421-43. Available from: http://dx.doi.org/10.1016/j.ogc.2009.08.002.

Talasz H, Himmer-Perschak G, Marth E, Fischer-Colbrie J, Hoefner E, Lechleitner M. Evaluation of pelvic floor muscle function in a random group of adult women in Austria. International Urogynecology Journal and Pelvic Floor Dysfunction 2008; 19:131-5.

Wang AC, Chih SY, Chen M. Comparison of electric stimulation and oxybutyninchloride in management of over active bladder with special reference to urinary urgency: a randomized placebo-controlledtrial. Urology 2006; 68(5): 999-1004. [MEDLINE: 17113893].

Wilson L, Brown JS, Shind GP, Luca KO, Subak LL. Annual direct cost of urinary incontinence. Obstet Gynecol 2001; 98(3):398-406.

14

Abordagem Farmacológica da Bexiga Hiperativa

Aparecida Maria Pacetta | Helga Elisa Marquesini Gonzales Monaco

INTRODUÇÃO

A síndrome da bexiga hiperativa (SBH) é uma desordem com alta prevalência mundial, afetando aproximadamente 10% da população global, ou seja, mais de 500 milhões de pessoas. Sua incidência varia de acordo com a população avaliada e aumenta com o avançar da idade – nas idosas americanas é mais prevalente do que a incontinência urinária de esforço. Alguns estudos apresentam taxas de 12% a 42% em jovens, podendo alcançar 17% a 55% das mulheres na pós-menopausa. Nos EUA, mesmo acometendo grande número de mulheres, apenas 15% procuram atendimento médico específico.

Assim, apesar da alta prevalência, a SBH é subdiagnosticada e, consequentemente, muitas vezes essa população deixa de ser tratada ou apresenta baixa adesão a longo prazo aos tratamentos disponíveis por motivos variados, entre os quais o fato de os médicos generalistas não inquirirem e não perguntarem às mulheres a respeito desses sintomas rotineiramente, além do constrangimento das pacientes em relatarem os sintomas espontaneamente. O impacto na qualidade de vida de quem apresenta SBH é maior do que o da depressão no que se refere a limitação e cansaço físico, dor corporal, diminuição da sensação de saúde global, vitalidade e possibilidade de convivência social. Seu impacto econômico é maior do que o do tratamento do câncer de mama.

Portanto, é fundamental que os médicos que atendam primariamente essa população conheçam melhor essa disfunção e conscientizem essas mulheres quanto à possibilidade de tratamento, informando que a terapia é simples e efetiva em grande parte dos casos.

O tratamento de primeira linha consiste em mudanças no estilo de vida e no uso de métodos comportamentais e técnicas fisioterapêuticas específicas. Nos casos de resposta parcial ou insatisfatória, recomenda-se que a paciente inicie as terapias de segunda linha, ou seja, a terapia medicamentosa.

Do mesmo modo, apenas nos casos de falha terapêutica da primeira e segunda linhas, ambas conservadoras, a paciente é orientada quanto às opções de terceira linha, passando a ser considerada portadora de bexiga hiperativa refratária, caso em que as opções terapêuticas são mais invasivas, como a toxina botulínica ou a neuromodulação sacral.

ABORDAGEM FARMACOLÓGICA

A terapia farmacológica objetiva promover a melhora da qualidade de vida das pacientes por meio do controle dos sintomas da SBH (Quadro 14.1).

O tratamento medicamentoso clássico da bexiga hiperativa é realizado especialmente com medicamentos de ação anticolinérgica, especificamente os antimuscarínicos, os quais foram ao longo dos anos se tornando mais seletivos

Quadro 14.1 Principais medicamentos e doses utilizados para o tratamento da SBH

Medicamento	Dose
Oxibutinina	2,5 a 10mg duas vezes ao dia
Tolterodina	1 a 2mg duas vezes ao dia
Solifenacina	5 a 10mg/dia
Darifenacina	7,5 a 15mg/dia
Fesoterodina	4 a 8mg/dia
Mirabegron	50 a 100mg/dia
Trospium	20mg duas vezes ao dia

e específicos e hoje apresentam como benefício a diminuição dos efeitos adversos classicamente descritos com o uso dos anticolinérgicos. Além disso, são amplamente estudados e considerados opções seguras e eficazes no tratamento da SBH (nível de evidência 1 e grau de recomendação A1).

Mais recentemente foi introduzido no mercado um novo agente agonista do receptor β3-adrenérgico, cuja ativação na bexiga ocasiona o relaxamento do detrusor e também o aumento da capacidade vesical (Figura 14.1).

Anticolinérgicos

Os anticolinérgicos agem antagonizando a resposta à acetilcolina e a outros parassimpaticomiméticos que são mediados pela ativação de receptores muscarínicos (principalmente M2 e M3) na bexiga. Além disso, pelo fato de os receptores muscarínicos se distribuírem em várias outras partes do corpo além da bexiga, como cérebro, olhos, glândulas salivares e trato gastrointestinal, o uso desses agentes costuma acompanhar-se de efeitos adversos com intensidade variada para cada grupo farmacológico, e muitos desses efeitos, como boca seca, obstipação intestinal, distúrbios cognitivos, visão embaçada e tontura, acabam levando uma porcentagem significativa de pacientes a abandonar o tratamento antes do final do primeiro ano. Alguns estudos concluíram que menos de 35% das mulheres continuam a medicação após o primeiro ano em razão desses efeitos indesejáveis. Portanto, a utilidade terapêutica dos anticolinérgicos terá como fator limitante a maior ou a menor seletividade de seus receptores: quanto menor a seletividade, maior a incidência de efeitos sistêmicos.

Os principais anticolinérgicos indicados para o tratamento da SBH são a oxibutinina, a tolterodina, a solifenacina, a darifenacina, a fesoterodina e o trospium. Embora todos os agentes antimuscarínicos sejam comparáveis em termos de eficácia e beneficiem a qualidade de vida dos usuários sem diferença significativa entre os vários agentes, a oxibutinina, principalmente a de liberação imediata, é associada à maior incidência de efeitos colaterais. A oxibutinina de liberação imediata e a solifenacina se mostraram mais vantajosas em termos de custo-efetividade do que as demais medicações disponíveis desse grupo. Alguns estudos mostram que o aumento progressivo da dose dos anticolinérgicos de acordo com a necessidade clínica das pacientes foi associado à melhora dos resultados e à melhor aderência ao tratamento.

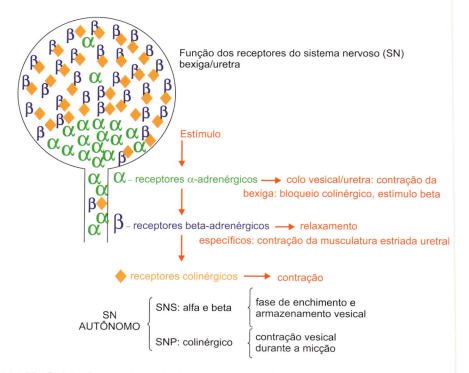

Figura 14.1 Distribuição dos receptores do sistema nervoso autônomo no trato urinário inferior. (A.M. Pacetta.)

Quanto à fesoterodina, a dose de 8mg é mais eficaz que a de 4mg e também se revela superior à da tolterodina 4mg para o tratamento da bexiga hiperativa. A fesoterodina pode ser utilizada com segurança em pessoas idosas (ao contrário da oxibutinina de liberação rápida, que deve ser evitada nessa população).

Em recente estudo de metanálise publicado em 2018, Nazir e cols. demonstraram que a solifenacina na dose de 5mg foi mais eficaz do que a tolterodina na dose de 4mg/dia na redução das perdas urinárias por ugência, além de apresentar risco menor de boca seca quando comparada aos demais antimuscarínicos.

β3-adrenérgicos

Em 2012, o agonista seletivo β3, o mirabegron, que quando estimulado determina relaxamento vesical, foi introduzido como novo medicamento destinado ao tratamento da SBH. Ao contrário dos antimuscarínicos, o mirabegron atua no sistema nervoso simpático e tem como alvo o receptor β3-adrenérgico. Seus efeitos colaterais mais comuns incluem cefaleia, taquicardia e sintomas gastrointestinais. Estudos que o compararam ao placebo mostraram sua eficácia e segurança no tratamento da SBH.

O mirabegron ampliou as possibilidades terapêuticas das pacientes portadoras de SBH, inclusive por poder ser associado com segurança aos anticolinérgicos, visando melhorar o controle dos sintomas sempre que necessário.

Em estudo prospectivo, duplo-cego, randomizado e cruzado, comparando a tolerabilidade do mirabegron com a tolterodina, Staskin e cols. observaram que a tolerabilidade foi significativamente melhor para o mirabegron do que para a tolterodina, mas não houve diferença quanto à preferência das pacientes entre as medicações ou à melhora dos sintomas.

Estudos mais recentes têm demonstrado efeito positivo no controle dos sintomas de urgência, frequência e incontinência por urgência em portadoras de SBH com a associação de mirabegron à tolterodina do que com a utilização isolada das medicações. No entanto, não há evidências sobre sua eficácia a longo prazo.

Em 2011, Khullar realizou o *SCORPIO Trial*, em que mostrou que, comparado ao placebo, o mirabegron reduziu o número de micções diárias e de episódios de perda de urina sem diferença na comparação com a tolterodina 4mg de liberação prolongada. Além disso, o mirabegron promoveu melhora tanto nas pacientes que nunca usaram antimuscarínico como nas que o descontinuaram independentemente do motivo.

Chapple, no *TAURUS trial*, observou que os eventos adversos foram semelhantes com o mirabegron 50mg e 100mg e com a tolterodina 4mg SR em cerca de 60% dos casos. No grupo que usou o mirabegron, os efeitos colaterais mais comuns foram hipertensão, boca seca (três vezes menor do que no grupo da tolterodina 4mg SR), constipação e cefaleia. Por seu perfil de tolerabilidade, o mirabegron também mostrou ser boa opção para pacientes idosas e com alterações no sistema nervoso central, como portadoras de Parkinson, demência e acidente vascular cerebral. Nessa situação, o mirabegron deve ser sempre iniciado com doses mais baixas, ou seja, 25mg/dia.

O mirabegron pode ser utilizado em monoterapia ou em associação aos antimuscarínicos. Pacientes com bexiga hiperativa que permaneceram com incontinência mesmo em uso de solifenacina 5mg e receberam mirabegron 50mg apresentaram melhora tanto na frequência como no número de episódios de incontinência. O uso de mirabegron 25/50mg associado à solifenacina 5/10mg também se mostrou mais eficaz do que o placebo ou a solifenacina 5mg. A possibilidade de uma abordagem terapêutica multimodal segura e cautelosa, particularmente nos casos refratários à monoterapia clássica, ampliou a probabilidade de obtenção de resultados favoráveis mediante a ação sinérgica de diferentes medicações.

Em estudo conduzido no Japão em 2017, Kato e cols. observaram que a aderência ao tratamento da SBH foi maior com o migrabegron do que com os antimuscarínicos.

Estrogênios

Embora alguns estudos apresentem resultados controversos e questionáveis quanto à ação favorável dos estrogênios em mulheres que desenvolvem queixas de perda urinária, atualmente se acredita que, se a queixa de incontinência urinária teve início na menacne, é menor a probabilidade de que a terapia hormonal tenha algum impacto positivo sobre ela. Por outro lado, existem evidências de que os resultados costumam ser positivos em mulheres cuja queixa de incontinência urinária teve início na pós-menopausa e na ausência de distopia genital.

No que se refere ao tratamento e ao controle dos sintomas da SBH em mulheres climatéricas e na pós-menopausa, alguns estudos sugerem que deve ser considerado o uso de estrogênio tópico intravaginal, como estriol e promestrieno, em vez da terapia sistêmica. As evidências favoráveis provêm particularmente do alívio do sintoma de urgência, mesmo que esse efeito possa estar mais relacionado com a melhora da atrofia urogenital do que com uma ação direta sobre o trato urinário inferior. Conclui-se que o estrogênio tópico tem uma ação sinérgica com os agentes sistêmicos usados para o tratamento da SBH, como os anticolinérgicos. Portanto, evidências sustentam a eficácia e a segurança coadjuvante do estrogênio vaginal nas portadoras de síndrome geniturinária da menopausa, infecção do trato urinário recorrente e bexiga hiperativa.

O desenvolvimento de novos fármacos com mecanismos de ação diferentes, como os que atuam nos nervos aferentes, determinando diminuição ou bloqueio da atividade aferente da bexiga, está entre as opções atraentes para o futuro, uma vez que eles não causam retenção urinária como os anticolinérgicos.

Leitura complementar

Abrams P, Kelleher C, Staskin D et al. Combination treatment with mirabegron and solifenacin in patients with overactive bladder: exploratory responder analyses of efficacy and evaluation of patient-reported outcomes from a randomized, double-blind, factorial, dose-ranging, phase II study (SYMPHONY). World J Urol 2017 May; 35(5):827-38. doi: 10.1007/s00345-016-1908-1. Epub 2016 Aug 11.

Andersson KE. Treatment of overactive bladder: other drug mechanisms. Urology 2000 May; 55(5A Suppl):51-7; Discussion 59. Review PubMed PMID: 10767453.

Appell RA. Recent clinical studies of new pharmacologic agents and their efficacy in the treatment of incontinence. Rev Urol 2001; 3(Suppl 1):S15-8. PubMed PMID: 16985990; PubMed Central PMCID: PMC1476069.

Chancellor M. Future trends in the treatment of urinary incontinence. Reviews in Urology 2001; 3:27-34.

Chancellor M. Muscarinic receptor antagonists in the treatment of overactive bladder. Urology 2000; 5:33-46.

Chapple C, Oelke M, Kaplan S et al. Fesoterodine clinical efficacy and safety for the treatment of overactive bladder in relation to patient profiles: a systematic review. Curr Med Res Opin 2015 June; 31(6):1201-43.

Chapple CR, Kaplan SA, Mitcheson D et al. Randomized double-blind, active-controlled phase 3 study to assess 12-month safety and efficacy of mirabegron, a β(3)-adrenoceptor agonist, in overactive bladder. Eur Urol 2013 Feb; 63(2):296-305. doi: 10.1016/j.eururo.2012.10.048. Epub 2012 Nov 6.

Chen SF, Kuo HC. Therapeutic efficacy of low-dose (25mg) mirabegron therapy for patients with mild to moderate overactive bladder symptoms due to central nervous system diseases. Low Urin Tract Symptoms 2018 Jan 30. doi: 10.1111/luts.12215. [Epub ahead of print]

Drake MJ, Chapple C, Esen AA et al. BESIDE study investigators. Efficacy and safety of mirabegron add-on therapy to solifenacin in incontinent overactive bladder patients with an inadequate response to initial 4-week solifenacin monotherapy: a randomised double-blind multicentre phase 3B study (BESIDE). Eur Urol 2016 Jul; 70(1):13645. doi: 10.1016/j.eururo.2016.02.030. Epub 2016 Mar 8.

Gormley E, Ligher D, BUrgio K et al. Diagnosis and treatment of overactive bladder (non-neurogenic) in adults: AUA/SUFU guideline. American Urological Association Education and Research, Inc 2014 May.

Grady D, Brown JS, Vittinghoff E, Applegate W, Varner E, Snyder T. HERS Research Group. Postmenopausal hormones and incontinence: the heart and estrogen/progestin replacement study. Obstet Gynecol 2001; 97(1):116-20.

Griebling TL. Re: Appropriateness of oral drugs for longterm treatment of lower urinary tract symptoms in older persons: results of a systematic literature review and international consensus validation process (LUTS-FORTA 2014). J Urol 2016 Oct; 196(4):1216-8. doi: 10.1016/j.juro.2016.07.028. Epub 2016 Jul 15. PubMed PMID: 27628813.

Haddad JM, editor. Manual de uroginecologia e cirurgia vaginal. São Paulo: Federação Brasileira das Associações de Ginecologia e Obstetrícia (FEBRASGO), 2015.

Hendrix SL, Cochrane BB, Nygaard IE et al. Effects of estrogen with and without progestin on urinary incontinence. JAMA 2005 Feb 23; 293(8):935-48.

Herzog AR, Fultz NH. Prevalence and incidence of urinary incontinence in community-dwelling populations. J Am Geriatr Soc 1990 Mar; 38(3):273-81. Review PubMed PMID: 2179368.

Hu T, Wagner T, Bentkover J et al. Estimated economic costs of overactive bladder in the United States. Urology 2003 Jun; 6:1123-8.

Irwin DE, Kopp ZS, Agatep B, Milsom I, Abrams P. Worldwide prevalence estimates of lower urinary tract symptoms, overactive bladder, urinary incontinence and bladder outlet obstruction. BJU Int 2011 Oct; 108(7):1132-8. doi: 10.1111/j.1464-410X.2010.09993.x. Epub 2011 Jan 13. PubMed PMID: 21231991.

Kato D, Uno S, Van Schyndle J, Fan A, Kimura T. Persistence and adherence to overactive bladder medications in Japan: a large nationwide real-world analysis. Int J Urol 2017 Oct; 24(10):757-64. doi: 10.1111/iju.13422. Epub 2017 Aug 22.

Khullar V, Amarenco G, Angulo JC et al. Efficacy and tolerability of mirabegron, a β(3)adrenoceptor agonist, in with overactive bladder: results from a randomised European-Australian phase 3 trial. Eur Urol 2013 Feb; 63(2):283-95. doi: 10.1016/j.eururo.2012.10.016. Epub 2012 Nov 6.

Khullar V, Cambronero J, Angulo J et al. Efficacy of mirabegron in patients with and without prior antimuscarinic therapy for overactive bladder (OAB) post-hoc analysis of a prospective, randomised European–Australian phase III trial. Eur Urol Suppl 2012; 11:e684–e684a.

Khullar V, Cambronero J, Stroberg P, Angulo J, Boerrigter P et al. The efficacy and tolerability of mirabegron in patients with overactive bladder-results from a European–Australian phase III trial. Eur Urol Suppl 2011; 10:278-9.

Kobelt-Nguyen G, Johannesson M, Mattiasson A et al. Correlations between symptoms of urge incontinence and scores of a generic quality of life instrument (SF36) and health status measurements (EuroQoL) and between changes in symptoms and QoL scores. Annual Meeting, 27th, of the International Continence Society 1997 Sep: 23-7.

Marcelissen T et al. Oral pharmacologic management of overactive bladder syndrome: where do we stand?. Eur Urol Focus 2018. Disponível em: https://doi.org/10.1016/j.euf.2018.03.011.

Moore K, Dumoulin C, Bradley C et al. Adult conservative management. Incontinence (5. ed.). Abrams P, Cardozo L, Khoury S, Wein A (eds). Paris, France: Health Publication Ltd, 2013; 1101-228.

Nazir J, Kelleher C, Aballéa Sey et al. Comparative efficacy and tolerability of solifenacin 5mg/day versus other oral antimuscarinic agents in overactive bladder: A systematic literature review and network meta-analysis. Neurourol Urodyn 2018 Mar; 37(3):986-996. doi: 10.1002/nau.23413. Epub 2017 Nov 15. PubMed PMID: 29140559.

Oelke M, Becher K, Castro-Diaz D et al. Appropriateness of oral drugs for long-term treatment of lower urinary tract symptoms in older persons: results of a systematic literature review and international consensus validation process (LUTS-FORTA 2014). Age Ageing 2015 Sep; 44(5):745-55. doi: 10.1093/ageing/afv077. Epub 2015 Jun 23. Review. PubMed PMID: 26104505; PubMed Central PMCID: PMC4615806.

Pacetta AM. Instabilidade do detrusor. Ginecologia moderna. In: Pinotti JA, Barros AC (eds.). Rio de Janeiro: Revinter 2004; 39:348-55.

Robinson D, Toozs-Hobson P, Cardozo L. The effect of hormones on the lower urinary tract. Menopause Int 2013 Dec; 19(4):155-62. doi: 10.1177/1754045313511398. Review.

Staskin D, Herschorn S, Fialkov J et al. A prospective, double-blind, randomized, two-period crossover, multicenter study to evaluate tolerability and patient preference between mirabegron and tolterodine in patients with overactive bladder (PREFER study).Int Urogynecol J 2018 Feb; 29(2):273-283. doi: 10.1007/s00192-017-3377-5. Epub 2017 Jun 15.

Stewart W, Herzog R, Wien A et al. Prevalence and impact ofoveractive bladder in the US: results for the NOBLE program. Neurourol Urodyn 2001; 20:406.

Thom D. Variation in estimates of urinary incontinence prevalence in the community: effects of diferences in definition, population characteristics, and study type. J Am Geriatr Soc 1998; 46:473-80.

15

Uso de Pessários nas Disfunções do Assoalho Pélvico

Liv Braga de Paula | Múcio Barata Diniz | Marilene Vale de Castro Monteiro

INTRODUÇÃO

A inserção de objetos no canal vaginal com o propósito de reduzir os prolapsos ou tratar a incontinência urinária vem sendo usada há centenas ou até mesmo milhares de anos. Há descrições em hieróglifos egípcios datados de 400 a.C., e vários objetos foram descritos para esse fim, como pedras, discos ou esferas de osso ou ouro.

Os pessários são dispositivos intravaginais de silicone usados no tratamento conservador de defeitos do assoalho pélvico, como incontinência urinária de esforço (IUE), prolapso de cúpula vaginal, cistocele, enterocele, retocele e prolapso uterino, e em pacientes que aguardam cirurgia. Os pessários foram desenvolvidos para fornecer suporte aos órgãos pélvicos e para reestruturação da anatomia vaginal.

Praticamente todas as mulheres com prolapso genital são candidatas ao uso do pessário. Algumas têm por objetivo evitar a realização de procedimento cirúrgico. Outras, por sua vez, se recusam a utilizar dispositivo vaginal por não desejarem adotar ou manter a rotina de cuidado com ele.

Thys e cols. entrevistaram portadoras de prolapso e perguntaram se elas preferiam o uso do pessário ou a cirurgia. Foram formados três grupos principais: o das que nunca haviam tratado do prolapso, o das que já haviam se submetido à cirurgia com falha do procedimento e o das que já usavam pessário. Entre as que não haviam se

tratado, 36% desejavam o pessário e 48% preferiam a cirurgia.

As pacientes que preferem a cirurgia ao uso do pessário tendem a ser mais jovens ou com queixa maior de dor abdominal, as que apresentam sintomas de esvaziamento intestinal incompleto ou necessitam de ajuda manual para urinar ou defecar e aquelas que reclamam de piora da qualidade sexual ou que evitam a relação por causa do prolapso.

O uso dos pessários está associado a taxas altas de satisfação, variando entre 67% e 92% nos estudos após 2 meses de uso. O pessário pode ser utilizado em pacientes com alto risco cirúrgico ou temporariamente para alívio dos sintomas antes da realização de procedimentos cirúrgicos. Em razão das altas taxas de recorrência de prolapso após cirurgias, torna-se imperativo que o ginecologista obtenha mais informações sobre os tratamentos não cirúrgicos de prolapso e incontinência urinária.

Mais de 85% dos ginecologistas americanos e cerca de 98% dos uroginecologistas usam os pessários no tratamento dos prolapsos genitais e da incontinência urinária. No Brasil não se encontram disponíveis dados oficiais, mas, no Reino Unido, 678 médicos foram questionados sobre o uso dos pessários, e a maioria dos que prescreviam esse dispositivo era de uroginecologistas. Esse grupo se mostrou mais otimista com relação à expectativa dos resultados, mas, curiosamente, somente 15% dos médicos haviam recebido algum tipo de treinamento.

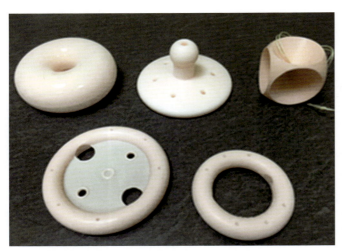

Figura 15.1 Tipos de pessário. No sentido horário: Donut, Gellhorn, Cubo, anel com suporte e anel.

Os pessários são classificados em dois grupos: os de suporte anel ou anel com suporte e aqueles que preenchem o espaço (por exemplo, Donuts, Gellhorn e Cubo) (Figura 15.1).

Em estudo retrospectivo, analisando 311 pacientes que utilizaram os pessários para prolapsos do estágio 2 ou mais, Wolf e cols. analisaram o tipo de dispositivo associado a mais tempo de uso. Comparando os pessários de Gellhorn (n=116), anel com suporte (n=109), anel aberto (n=41), Cubo (n=37) e Donut (n=6), os autores observaram que, depois de 1 ano, 91% ± 2,8% das usuárias do Gellhorn continuavam a usá-lo versus apenas 68% ± 3,8% das pacientes que utilizavam outros tipos de pessário (p < 0,0000001).

A escolha do tipo de pessário é definida mediante a avaliação do comprimento vaginal, do hiato, da localização do prolapso, da função muscular do assoalho pélvico, da vida sexual da paciente e da preferência pessoal do profissional assistente.

A inserção de pessários é considerada simples, podendo ser realizada com treinamento mínimo (cerca de 20 inserções) por médico com conhecimento de anatomia pélvica. Após a inserção, as mulheres devem realizar algumas de suas atividades habituais antes de deixarem o consultório, como tossir, realizar Valsalva sem suporte manual, andar, subir e descer escadas ou pular.

É considerado correto o tamanho do pessário se o médico consegue inserir um dedo entre o dispositivo e a parede vaginal, se o prolapso está reduzido acima do hímen, se a paciente se sente confortável e se não houve expulsão após essas manobras. Sugere-se o retorno em 2 semanas para reavaliação. Em caso de expulsão ou desconforto nas primeiras 2 semanas, insere-se um pessário de tamanho ou modelo diferente e a reavaliação é realizada novamente após 2 semanas.

Chantal e cols., em trabalho envolvendo 78 pacientes com prolapso genital do estágio 2 ou mais, relataram uma taxa de insucesso de 42% na inserção, sendo seus dados condizentes com os descritos na literatura mundial (41% a 86%). Após análise multivariada, os fatores associados ao insucesso foram idade (pacientes mais idosas), obesidade e assoalho pélvico hipoativo (Quadro 15.1).

A maior parte das pacientes consegue manusear o dispositivo, sendo necessária a avaliação clínica periódica. Quanto aos cuidados com os pessários, as pacientes são aconselhadas a retirá-los para higienização regularmente e, para evitar complicações, alguns autores propõem que elas durmam sem o dispositivo. Não há consenso sobre a frequência dessas avaliações, mas é sugerido o prazo de 3 a 6 meses.

Muitas mulheres idosas apresentam fatores clínicos subjacentes que as impedem de cuidar adequadamente dos dispositivos (por exemplo, aquelas com redução do movimento das mãos, artrite ou doenças musculoesqueléticas, obesidade mórbida com dificuldade de acesso vaginal). Nesse grupo, são necessárias visitas clínicas regulares de médicos ou cuidadoras para avaliação e limpeza.

A duração do uso do pessário é influenciada pelas condições médicas e por cirurgias prévias. Em estudo prospectivo com 203 mulheres foi observado que paridade aumentada, idade, histerectomia prévia, tabagismo e incontinência urinária se associam à diminuição do tempo de uso do dispositivo. Cerca de 28% das mulheres com prolapso acima do estágio 2 usuárias de pessário serão submetidas à cirurgia em até 1 ano de uso.

Ao compararem os resultados em coorte com 50 mulheres submetidas à cirurgia e 50 mulheres com tratamento conservador (uso dos pessários), Mamik e cols. concluíram que ambos os grupos apresentaram melhora. Entretanto, as pacientes submetidas à cirurgia apresentaram melhora mais significativa nas medidas objetivas e maior grau de sucesso com base na avaliação subjetiva.

Em uma coorte prospectiva com 100 mulheres em tratamento com pessário, foi observada melhora significativa na sensação de peso vaginal. Entre aquelas com sintomas iniciais urinários ou pessário, a melhora da incontinência urinária aos esforços foi relatada em 45%, a da urgência miccional em 46% e a de outras dificuldades miccionais em 53%. No entanto, cerca de 12% das mulheres que não

Quadro 15.1 Fatores associados ao insucesso na inserção dos pessarios

Obesidade
Idade avançada
Tamanho do hiato genital
Comprimento vaginal
Estágio do prolapso
Compartimento do prolapso

apresentavam problemas urinários desenvolveram alguma queixa nos primeiros 2 meses de uso.

O uso dos pessários é geralmente seguro e bem tolerado pela maioria das mulheres que o utilizam. Todavia, como em qualquer tratamento médico, podem associar-se complicações com o uso indevido. O problema primário mais comum é o esquecimento ou o cuidado indevido na remoção e higienização, o que pode ocasionar o aumento das infecções vaginais e erosão.

As complicações associadas ao uso dos pessários variam entre 12% e 83%. As mais comuns são erosão vaginal, granulomas, corrimento genital e expulsão. Com menos frequência, mas de gravidade significativa, foram descritas fístulas, obstrução intestinal e sepse.

O aumento da secreção vaginal é a queixa mais comum, sendo cogitada sua associação a modificações na microbiota vaginal. Collins e cols. avaliaram 50 mulheres que usavam o pessário há 3 meses com outro grupo de mesmo número que estava iniciando o método. Foram coletadas amostras sequenciais com 2 semanas e a cada 3 meses desse grupo. A análise dessas amostras não evidenciou mudança na microbiota vaginal, mas apenas aumento na atividade inflamatória local.

A indicação de uso de estrogênios tópicos para diminuição da incidência das complicações, apesar de comum entre os médicos que prescrevem os pessários, se mantém questionável na literatura. Ao analisarem 199 mulheres (134 com uso do estrogênio e 65 sem nenhuma medicação), Dessie e cols. não identificaram melhora nas taxas de erosão ou sangramento vaginal com o tratamento tópico hormonal.

Os prolapsos têm alta prevalência na população idosa, podendo apresentar impacto significativo na qualidade de vida desse grupo, e os pessários são uma possibilidade de tratamento conservador para muitas dessas pacientes, especialmente para aquelas que não são candidatas a procedimentos cirúrgicos por escolha pessoal ou risco clínico elevado. Estudos são necessários para definição do manejo e das melhores formas de treinamento para o autocuidado das usuárias. O treinamento dos profissionais pode contribuir para que o uso dos pessários seja incorporado à prática médica, aumentando, assim, o número de pacientes que podem beneficiar-se dessa terapia conservadora.

Leitura complementar

Bugge et al. Vaginal pessaries for pelvic organ prolapse and urinary incontinence: a multiprofessional survey of practice. Int Urogynecol J 2013; 24:1017-24.

Griebling TL. Vaginal pessaries for treatment of pelvic organ prolapse in elderly women.. Curr Opin Urol 2016; 26:201-6.

Hooper LG et al. Optimal pessary care: a modified delphi consensus study. J Midwifery Womens Health 2017; 62:452-62.

Kavanagh A. et al. Management of patients with stress urinary incontinence after failed midurethral sling. Can Urol Assoc J 2017; 11(6Suppl2):S143-6.

Pelvic organ prolapse. Committee on Practice Bulletin. Gynecology and American Urogynecologic Society. 2017; 130(185).

Sybil G. D. et al. Effect of vaginal estrogen on pessary use. Int Urogynecol J. DOI 10.1007/s00192-016-3000-1.

W. M. Coolen et al. Primary treatment of pelvic organ prolapse: pessary use versus prolapse surgery. Int Urogynecol J. DOI 10.1007/s00192-017-3372-x.

Wolf et al. Pessary types and discontinuation rates in patients with advanced pelvic organ prolapse. Int Urogynecol J. DOI 10.1007/s00192-016-3228-9.

16

Abordagem da Incontinência Anal

Lúcia Câmara Castro Oliveira

INTRODUÇÃO

A disfunção do assoalho pélvico, traduzida por disfunção anorretal, prolapso de órgãos pélvicos e alterações na defecação e na micção vem apresentando incidência crescente à medida que aumentam a média de idade e a longevidade dos indivíduos. Estima-se algum grau de prolapso de órgãos em 40% a 50% das mulheres com mais de 60 anos de idade. A prevalência de incontinência anal (IA) na população geral provavelmente é subestimada, sendo considerado que cerca de 7% a 18% dos indivíduos apresentem algum grau de incontinência. Quanto à constipação, a prevalência está em torno de 20%, e o subgrupo com sintomas de defecação obstruída representa cerca de 50% dos casos.

A disfunção anorretal tem fisiopatologia complexa, envolvendo a lesão de uma ou mais estruturas do assoalho pélvico. Como consequência, é possível observar distúrbios da continência, transtornos defecatórios e prolapso retal. Para a compreensão dos mecanismos que ocasionam a disfunção anorretal é necessário o conhecimento dos fatores de manutenção da continência e do mecanismo da defecação. Sabe-se pelos estudos de fisiologia e anatomia que a continência anal é mantida por mecanismos complexos e multifatoriais, envolvendo desde a ação da musculatura esfincteriana, a integridade neuromuscular e a complacência, capacidade e sensibilidade retais até a consistência das fezes. Por outro lado, o ato da defecação depende também da coordenação da musculatura levantadora do ânus e do esfíncter anal externo, do reflexo da defecação, da consistência das fezes e da motilidade intestinal.

Novos conceitos para explicar a origem da disfunção anorretal, como a teoria integral de Petros, vêm ressaltando a importância das forças vetoriais e da ação dos ligamentos e fáscias na manutenção do equilíbrio necessário na pelve e no assoalho pélvico para se evitar a disfunção urogenital e anorretal.

Neste capítulo será abordada a disfunção anorretal em sua forma de IA, que pode ser definida como a perda do controle esfincteriano para gases ou fezes, por um período de pelo menos 1 mês, em indivíduos com mais de 4 anos ou, ainda, pela perda do controle esfincteriano para gases e fezes, causando constrangimento social e problemas de higiene.

A incontinência pode ser classificada em três subtipos: (1) incontinência passiva, relacionada com lesão ou degeneração do esfíncter interno; (2) incontinência de urgência, relacionada com defeitos ou disfunção do esfíncter externo e que pode ocasionar a diminuição da capacidade retal, e (3) escape fecal, em que a função esfincteriana é normal e há a associação de evacuação incompleta ou alteração da sensibilidade retal.

Em razão do estigma associado, muitas pacientes omitem o sintoma. Apesar das dificuldades na obtenção de dados epidemiológicos, a prevalência da IA na população geral varia de 1,4% a 18%.

Em um estudo realizado nos EUA por meio de questionários enviados por uma pesquisa pela internet, mulheres com média de idade de 45 anos apresentaram incidência de 18,8% de escapes acidentais de fezes líquidas ou sólidas pelo menos uma vez nos últimos 12 meses. Noventa e sete por cento das participantes relataram impacto na qualidade de vida.

APRESENTAÇÃO CLÍNICA

A etiologia da incontinência é complexa e pode associar-se a diferentes patologias (Quadro 16.1). Entretanto, as lesões traumáticas são as mais comuns. Nas mulheres, o traumatismo obstétrico é a principal causa de incontinência (Figura 16.1).

Os defeitos obstétricos podem ser detectados no momento do nascimento ou no período pós-parto. A incidência de lesões do esfíncter anal no momento do parto tem sido de 0,5% a 3% nos partos vaginais. Sultan e cols. relataram incidência de 35% de defeitos ocultos em mulheres 6 semanas após o parto por meio da ultrassonografia. Na verdade, a ultrassonografia endoanal tem sido utilizada como importante método de detecção de defeitos ocultos (Figura 16.2).

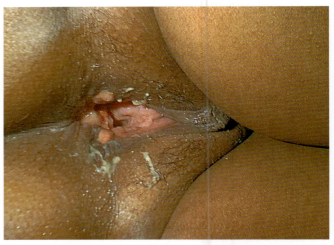

Figura 16.1 Lesão obstétrica com rotura do corpo perineal.

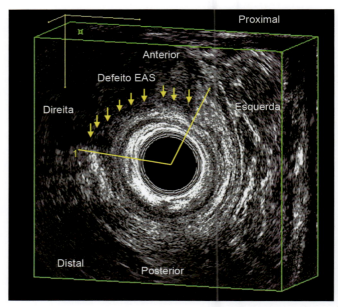

Figura 16.2 Ultrassonografia endoanal mostrando lesão do esfíncter externo (EAS), quadrante anterior e lateral direito.

Quadro 16.1 Etiologia da incontinência anal

Pseudo-incontinência	
Soiling (escape de secreção fecal) Prolapso retal Prolapso hemorroidário Defecação incompleta Máhigiene Fístula anal Doenças dermatológicas, DST Tumores	Urgência Proctite actínica Doenças inflamatórias intestinais Síndrome do intestino irritável
Incontinência por "transbordamento"	
Impactação fecal Encoprese Tumores	
Incontinência com assoalho pélvico normal	

Diarreias
  Doença inflamatória intestinal
  Síndrome do intestino curto
  Uso abusivo de laxantes
  Pós-colecistectomia
Infecções: parasitas, bactérias,
  vírus, toxinas
	Esclerose múltipla
	Esclerodermia
	Tumores
	Neuropatias – diabetes

Incontinência com lesões do assoalho pélvico	

Lesão esfincteriana
  Obstétrica
  Trauma
  Iatrogênica
  Tumores
  Prolapso retal
Anormalidades congênitas
  Ânus imperfurado
  Mielomeningocele
  Espinha bífida
	Síndrome da descida perineal
	Trauma
	Envelhecimento
	Denervação do assoalho
	  pélvico
	Neuropatia pudenda

DST: doenças sexualmente transmissíveis.

Em metanálise publicada em 2003, que avaliou 717 partos vaginais, os autores demonstraram incidência de 26,9% de defeitos ocultos e probabilidade de incontinência fecal no pós-parto decorrente desses defeitos em 76,8% e 82,8% dos casos, incidência considerada muito mais elevada do que a comumente estimada.

Recentemente, o grupo de Sultan, na Inglaterra, reavaliou os resultados em 908 mulheres que obtiveram o diagnóstico de lesão esfincteriana (OASIS) e foram seguidas durante 10 anos: 35,7% apresentavam lesão esfincteriana, a qual se correlacionou com o índice de incontinência utilizado (St. Marks) e com os achados da manometria. Entretanto, foram encontrados 7% de resultados falso-positivos, chamando a atenção para a importância da experiência do examinador para o diagnóstico adequado.

A lesão obstétrica, na verdade, se constitui de dois mecanismos básicos: (1) lesão esfincteriana propriamente dita, secundária a episiotomias medianas, parto prolongado com bebês pesando > 3,5kg, e (2) lesão do nervo pudendo em virtude do esforço prolongado com consequente estiramento desse nervo durante a passagem da criança pela pelve materna. A incidência das lesões esfincterianas de causa obstétrica não reconhecidas foi estimada em torno de 0,8% na Holanda, 0,7% na Suécia, 0,56% na Inglaterra e 0,3% nos EUA. A maioria das lesões obstétricas consiste em lacerações de primeiro e segundo graus com sequelas mínimas. Por outro lado, as lacerações de terceiro grau são geralmente acompanhadas de IA precocemente. A literatura relata incidência em torno de 15% a 40% de incontinência pós-parto.

A incidência de lesões mais graves do tipo vagina em cloaca felizmente é bem menor e está relacionada com primiparidade, episiotomias medianas e uso do fórceps. O reparo dessas lesões deve ser postergado para cerca de 3 a 12 meses após a lesão para permitir a diminuição do processo inflamatório e a maior formação de tecido fibrótico.

As lesões pós-cirúrgicas ou traumáticas também são muito comuns, podendo ocorrer em ambos os sexos (por exemplo, lesões esfincterianas pós-fistulectomias, pós-hemorroidectomias, após cirurgias de ressecção retal com anastomoses coloanais, reservatórios jejunais e nos traumatismos perineais em acidentes automobilísticos ou em decorrência de lesões por arma de fogo ou objetos cortantes).

A esfincterotomia anal para tratamento da fissura anal crônica pode ocasionar incontinência associada à lesão do esfíncter interno do ânus. Nesse caso, a incontinência para gases é a queixa mais frequente (Figura 16.3).

A perda do reservatório retal nas cirurgias para tratamento de câncer colorretal com abaixamento coloanal ou na ressecção anterior do reto é causa de incontinência, principalmente quando associada aos efeitos da radioterapia. A lesão produzida pela radioterapia sobre os esfíncteres está relacionada com a perda da complacência retal causada pela lesão inflamatória e pela fibrose secundária, além de alterações no reservatório retal e na sensibilidade do reto. A esclerose múltipla é uma doença neurológica comum que pode causar incontinência ou constipação. Nesses casos, o mecanismo da incontinência está relacionado com alterações na sensibilidade retal e hipotonia da musculatura.

O *diabetes mellitus* constitui importante fator de risco para a incontinência, porém é frequentemente subestimado. Cerca de 5% das pacientes diabéticas tipo 1 apresentam algum grau de incontinência. As neuropatias periférica e autonômica, em associação aos episódios de diarreia, contribuem para incontinência anal e urinária. As mulheres diabéticas com rica história obstétrica são particularmente propensas à IA.

As deformidades anorretais decorrentes de anomalias congênitas constituem importante causa de IA em indivíduos jovens e são de difícil manejo. Entre elas, podem ser citados o ânus imperfurado e a meningomielocele, nos quais a derivação intestinal pode ser a melhor opção.

Tumores anorretais, como o adenoma viloso e o epidermoide de canal anal, podem ocasionar incontinência em virtude da produção excessiva de muco e da destruição esfincteriana, respectivamente.

CRITÉRIOS DIAGNÓSTICOS/PROPEDÊUTICA COMPLEMENTAR

Na avaliação do paciente incontinente são fundamentais uma boa avaliação clínica e um exame físico minucioso.

O Quadro 16.2 apresenta um resumo dos aspectos importantes que devem compor a história e a avaliação da paciente incontinente, incluindo os índices de incontinência e qualidade de vida mais utilizados. Quando a perda fecal é diária, com grande prejuízo da qualidade de vida, muitas pacientes têm história sugestiva de trauma anorretal. Se o ânus é patuloso ou apresenta tônus muito diminuído, associam-se exames funcionais e de imagem. Entre eles, os mais utilizados são a manometria anorretal e a ultrassonografia endoanal.

A manometria anorretal possibilita a avaliação objetiva do perfil pressórico esfincteriano, tanto da pressão média de repouso, que traduz a atividade do esfíncter interno do ânus, como da pressão média de contração voluntária, que traduz o tônus e a capacidade de contração e sustentação do esfíncter externo do ânus. Além disso, a manometria é o único exame para avaliação do reflexo inibitório retoanal, além de fornecer informações sobre o grau de assimetria esfincteriana, sensibilidade e a complacência retal (Figura 16.4).

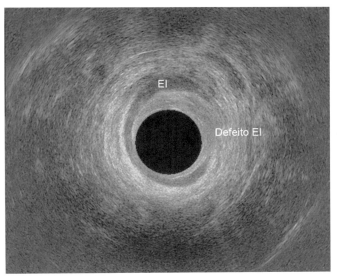

Figura 16.3 Lesão do esfíncter interno do ânus.

Quadro 16.2 Aspectos importantes na avaliação da incontinência

História clínica	Início, tipo de incontinência, frequência, história obstétrica, cirurgias anorretais, traumas, doenças associadas, tipo de evacuação, consistência das fezes, ritmo intestinal, alterações urinárias ou ginecológicas, medicações, colecistectomia
Exame físico	Aspecto do ânus e do corpo perineal, presença de dermatites ou assaduras, doenças anorretais, prolapso retal ou mucoso, fístula retovaginal Toque retal: integridade do esfíncter, defeitos, tônus de repouso e contração voluntária, avaliação do corpo perineal, presença de retocele/ invaginacao interna *Pinprick reflex* Toque vaginal: avaliação do corpo perineal e paredes vaginais, descenso ao esforço, cistoceles ou prolapsos Cirurgia virtual, POP-Q
Escalas de avaliação da incontinência	Índice de incontinência (*Cleveland Clinic Florida Scoring System*) (Quadro 16.3) Escala FIQL (*Fecal Incontinence Quality of Life*) (Quadro 16.4) Escore de LARS (*Low Anterior Resection Syndrome*) (Quadro 16.5)
Exames de fisiologia e imagem	Manometria anorretal/ avaliação da complacência Ultrassonografia endoanal com ecodefecografia Ultrassonografia translabial Eletromiografia e latência dos pudendos Ressonância magnética com avaliação dinâmica da defecação

Fonte: adaptada de Saldana Ruiz N, Kaiser AM. Fecal incontinence-challenges and solutions. World J Gastroenterol, 2017.

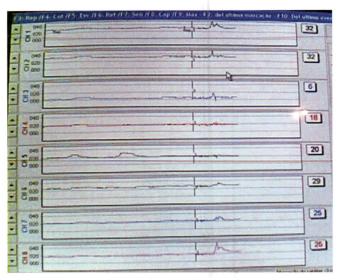

Figura 16.4 Traçado manométrico – manometria anorretal de oito canais.

A ultrassonografia, por sua vez, é o método de imagem ideal para mapeamento esfincteriano tanto pela via transretal, como transvaginal e translabial. Essas últimas modalidades foram recentemente incorporadas na avaliação da IA e das lesões do assoalho pélvico (Figura 16.5).

Por ser método simples, mais disponível, indolor e de custo menor, a ultrassonografia vem substituindo o mapeamento eletromiográfico com a vantagem de promover melhor visualização do esfíncter interno quando comparada à ressonância magnética.

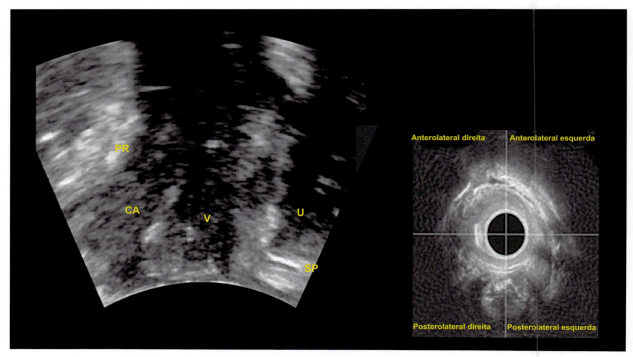

Figura 16.5 Ultrassonografia translabial e transvaginal.

Quadro 16.3 Escala ou índice de incontinência de Jorge e Wexner [23]

Tipo de incontinência	Frequência				
	Nunca	**Raramente**	**Às vezes**	**Usualmente**	**Sempre**
Fezes sólidas	0	1	2	3	4
Fezes líquidas	0	1	2	3	4
Gás	0	1	2	3	4
Uso de protetores	0	1	2	3	4
Alteração da vida social	0	1	2	3	4

Nunca, 0 (nunca); Raramente = <1/mês; Às vezes = entre 1x/semana e >1x/mês.
Usualmente = entre 1x/dia e > 1x/semana; Sempre = >1x/dia.
0 = perfeita continência; 20 = incontinência completa.

Quadro 16.4 Índice de qualidade de Vida – FIQL

Questão I. Em geral você diria que sua saúde é: Excelente ( ) Muito boa ( ) Boa ( ) Regular ( ) Ruim ( )

Questão 2. Para cada um dos itens abaixo, por favor indique marcando um X na coluna correspondente a quanto tempo o item abaixo o preocupa devido à perda de fezes.
Se qualquer um dos itens o preocupa por outras razões que não pela perda de fezes, marque a alternativa "Nenhuma das respostas"

Devido à perda de fezes:	**Muitas vezes**	**Algumas vezes**	**Poucas vezes**	**Nenhuma vez**	**Nenhuma das respostas**
a. Tenho medo de sair	1	2	3	4	
b. Evito visitar amigos ou parentes	1	2	3	4	
c. Evito passar a noite longe de casa	1	2	3	4	
d. É difícil eu sair e fazer coisas como ir ao cinema ou à igreja	1	2	3	4	
e. Evito comer antes de sair de casa	1	2	3	4	
f. Quando estou fora de casa, tento ficar sempre que possível próximo ao banheiro	1	2	3	4	
g. É importante eu planejar o que vou fazer de acordo com o meu funcionamento intestinal	1	2	3	4	
h. Evito viajar	1	2	3	4	
i. Fico preocupado em não ser capaz de chegar ao banheiro a tempo	1	2	3	4	
j. Sinto que não tenho controle do meu intestino	1	2	3	4	
k. Não consigo controlar minha evacuação a tempo de chegar ao banheiro	1	2	3	4	
l. Perco fezes sem perceber	1	2	3	4	
m. Tento evitar a perda de fezes, ficando próximo ao banheiro	1	2	3	4	

Questão 3. Devido à sua perda de fezes, indique o quanto o problema o incomoda. Se qualquer dos itens abaixo o preocupa por outras razões, marque a alternativa "Nenhuma das respostas"

Devido à perda de fezes:	**Muitas vezes**	**Algumas vezes**	**Poucas vezes**	**Nenhuma vez**	**Nenhuma das respostas**
a. Fico envergonhado	1	2	3	4	
b. Não posso fazer muitas coisas que quero fazer	1	2	3	4	
c. Fico preocupado em perder fezes	1	2	3	4	
d. Sinto-me deprimido	1	2	3	4	
c. Fico preocupado se outras pessoas sentem cheiro de fezes em mim	1	2	3	4	
f. Acho que não sou uma pessoa saudável	1	2	3	4	
g. Tenho menos prazer em viver	1	2	3	4	
h. Tenho relação sexual com menor frequência do que gostaria	1	2	3	4	
i. Sinto-me diferente das outras pessoas	1	2	3	4	
j. Sempre estou pensando na possibilidade de perder fezes	1	2	3	4	
k. Tenho medo de ter sexo	1	2	3	4	
l. Evito viajar de carro ou ônibus	1	2	3	4	
m. Evito sair para comer	1	2	3	4	
n. Quando vou a um lugar novo, procuro saber onde está o banheiro	1	2	3	4	

Questão 4. Durante o mês passado, eu me senti tão triste, desanimado ou tive muitos problemas que me fizeram pensar que nada valia a pena
( ) Extremamente – a ponto de quase desistir   ( ) Algumas vezes – o suficiente para me preocupar (incomodar)
( ) Muitas vezes   ( ) Poucas vezes
( ) Com frequência   ( ) Nenhuma vez

Fonte: Ibrahim Yusuf SA, Jorge JMN et al. Avaliação da qualidade de vida na incontinência anal: validação do questionário FIQL (Fecal Incontinence Quality of Life). Arq Gastroenterol, São Paulo, 2004; 41(3).

Quadro 16.5 Escore de LARS

1. Há ocasiões em que você não consegue controlar sua flatulência (gases intestinais)?	
( ) Não, nunca	0
( ) Sim, menos de uma vez por semana	4
( ) Sim, pelo menos uma vez por semana	7
2. Há ocasiões em que você tem vazamento de fezes líquidas sem querer?	
( ) Não, nunca	0
( ) Sim, menos de uma vez por semana	3
( ) Sim, pelo menos uma vez por semana	3
3. Com que frequência você vai ao banheiro defecar (evacuar fezes)?	
( ) Mais de sete vezes por dia (24 horas)	4
( ) Quadro a sete vezes por dia (24 horas)	2
( ) Um a três vezes por dia (24 horas)	0
( ) Menos de uma vez por dia (24 horas)	5
4. Há ocasiões em que você precisa voltar ao banheiro para defecar (evacuar fezes) novamente em um intervalo menor que 1 hora?	
( ) Não, nunca	0
( ) Sim, menos de uma vez por semana	9
( ) Sim, pelo menos uma vez por semana	11
5. Alguma vez você sente uma vontade de ir ao banheiro defecar tão forte que precisa correr para o banheiro?	
( ) Não, nunca	0
( ) Sim, menos de uma vez por semana	11
( ) Sim, pelo menos uma vez por semana	16
TOTAL:	
0 a 20: sem LARS	
21 a 29: LARS pouco intensa	
30 a 42: LARS muito intensa	

Fonte: Buzatti KCLR. Validação para o Brasil do escore "LARS" de avaliação da síndrome pós-ressecção anterior do reto. Tese (doutorado): Universidade Federal de Minas Gerais, Faculdade de Medicina. Orientador (a): Andy Petroianu. Coorientador (a): Rodrigo Gomes da Silva. B914v, 74 fl, 2016.

ABORDAGEM

Tratamento medicamentoso

Medicações orais

O primeiro passo para o tratamento da paciente incontinente consiste na regularização da função intestinal, promovendo a formação do bolo fecal e evitando fezes diarreicas. Em alguns casos, a restrição de lactose e glúten na dieta tem resultados satisfatórios. Nos casos de alteração do metabolismo dos sais biliares, como ocorre nos pacientes colecistectomizados, a adição de colestiramina pode ser eficaz. O uso de pectina e o de fibras formadoras do bolo fecal são medidas simples e que podem inicialmente reduzir o número de episódios de incontinência para fezes líquidas. O uso da amitriptilina – um antidepressivo que promove a redução da motilidade intestinal e o aumento do tônus anal – tem sido preconizado na dose diária de 25mg. Segundo a última diretriz da Sociedade Americana de Cirurgiões Colorretais (ASCRS), a orientação dietética e o tratamento medicamentoso constituem a primeira linha para pacientes incontinentes (grau de recomendação IC).

Medicações tópicas

A utilização de fenilefrina tópica a 10% ou 20% em vaselina na região perianal foi descrita em 1999 por Carapeti e cols. com o objetivo de aumentar o tônus esfincteriano. Em revisão sobre o tratamento medicamentoso realizada pelo grupo Cochrane de estudos da incontinência, foram avaliados todos os estudos randomizados e controlados sobre o uso de fármacos para o tratamento da incontinência, tendo sido identificados 11 estudos no total. Entre eles, dois comparavam o uso tópico de fenilefrina *versus* placebo e um comparava o uso de valproato de sódio *versus* placebo. Os autores utilizam o valproato de sódio oral, comparado ao placebo, em 17 pacientes submetidos à anastomose ileoanal, observando diminuição dos episódios de *soiling* e aumento das pressões de repouso.

Medidas que promovem o esvaziamento retal

O simples esvaziamento da ampola retal pode auxiliar a diminuição dos episódios de escape. Essas medidas têm grau de recomendação fraco com base em evidências de grau 2C, devendo ser excluídos os casos de impactação fecal por meio do toque retal. Nesses casos podem ser úteis o aumento da ingestão hídrica e a adoção de medidas como a utilização de enemas, lavagens retais ou supositórios e programas de reeducação intestinal.

Como parte das condutas não cirúrgicas deve ser incluída também a necessidade da higiene adequada da pele perianal, evitando a contaminação das vias urinárias, a formação de assaduras e as dermatites.

O programa de irrigação retal pode ser uma opção para a manutenção de um reto "limpo". As pacientes podem ser orientadas inicialmente pelo estomaterapeuta e aprendem a realizar as lavagens com cerca de 500mL a 1L de água morna via retal enquanto estão sentadas no vaso, promovendo, assim, o esvaziamento do reto e do cólon esquerdo.

Biofeedback anal e eletroestimulação

Além do tratamento medicamentoso, muitas pacientes se beneficiam da técnica *biofeedback* anal. Segundo a última diretriz da ASCRS, esta opção tem grau de recomendação IB. Independentemente do sistema adotado, o *biofeedback* é uma técnica segura, pouco invasiva e de baixo custo. Embora as evidências se baseiem em trabalhos muito heterogêneos e não randomizados, a maioria dos resultados é satisfatória, principalmente quando são associadas técnicas de eletroestimulação percutânea ou intracavitária.

Tratamento cirúrgico

Embora em grande parte dos casos o tratamento seja conservador, muitas pacientes se beneficiam do tratamento cirúrgico. A seleção das pacientes que devem ser encaminhadas para tratamento cirúrgico deve ser individualizada. A complexidade dessa condição pode ser considerada fator limitante para a determinação do tratamento cirúrgico único e definitivo. Assim, a história clínica detalhada, incluindo cuidadoso exame físico, pode fornecer dados importantes para a escolha da melhor opção terapêutica. A história clínica também constitui ferramenta valiosa para melhor entendimento e graduação da incontinência.

Em geral, o tratamento cirúrgico é reservado para os casos refratários e de maior gravidade. As principais indicações estão descritas a seguir.

Indicações para o tratamento cirúrgico
Lesão obstétrica anterior
Lesões traumáticas pós-cirúrgicas:
- Pós-fistulotomias.
- Pós-correção de ânus imperfurado.
- Pós-hemorroidectomias.

Prolapso retal
- Incontinência traumática grave com indicação de transposição muscular ou utilização de alguma técnica de aumento da barreira do canal anal.
- Incontinência neurogênica ou por desnervação do assoalho pélvico.

As diferentes técnicas cirúrgicas devem ser escolhidas com base na história clínica e na avaliação anatômica e funcional da musculatura esfincteriana. Na verdade, o tratamento cirúrgico da IA vem sofrendo modificações desde que a neuromodulação sacral foi introduzida em 1994. A avaliação dos resultados cirúrgicos nos estudos de longo prazo vem demonstrando que há naturalmente deterioração dos resultados 5 anos após o tratamento cirúrgico. O conceito de reparo do defeito muscular mediante sobreposição dos cabos musculares durante muitos anos pareceu uma boa opção para a correção desses defeitos. A chamada esfincteroplastia anterior por *overlapp* ainda é a técnica mais adotada em serviços de coloproctologia e cirurgia geral por apresentar pouca dificuldade técnica e baixa morbidade. Entretanto, têm sido observados os efeitos do envelhecimento e da longevidade da população em associação aos diferentes tipos de disfunção do assoalho pélvico. Muitas vezes, a lesão muscular está relacionada com a lesão de fáscias e ligamentos, sendo importantes a participação multidisciplinar e a abordagem integrada dessas lesões.

Os efeitos benéficos da neuromodulação sacral, mesmo em pacientes portadoras de grandes lesões esfincterianas, produziram novos conceitos e paradigmas acerca do tratamento da IA.

O primeiro implante de um estimulador das raízes sacras foi realizado em 1982 por Tanagho e Schmidt, e o primeiro implante para a incontinência fecal foi efetuado por Matzel e cols. em 1994. Nessa técnica é utilizada uma fraca corrente elétrica para estimular os nervos sacros, frequentemente no nível do forame de S3, por meio de um sistema de estimulação implantável ou marca-passo. O implante do marca-passo é realizado em duas etapas. Realiza-se inicialmente a punção do nervo S3 guiada por radioscopia, após profilaxia antibiótica, e o eletrodo é conectado a um fio externo ligado a um estimulador por cerca de 2 semanas (Figura 16.6).

Embora o mecanismo exato por meio do qual a estimulação nervosa sacral atue na IA seja ainda desconhecido, os seguintes mecanismos têm sido propostos: modulação da sensibilidade retal e da função esfincteriana, atuação na motilidade retal, efeitos no sistema nervoso central, alteração no fluxo sanguíneo com liberação de endorfinas, afetando neurotransmissores e bloqueando a despolarização axonal, e ativação de fibras aferentes, bloqueando os circuitos da transmissão da dor.

Durante o teste é avaliada a melhora dos sintomas por meio de um diário das evacuações. Caso a paciente apresente 50% ou mais de redução dos episódios de incontinência, deverá ser encaminhada à segunda fase do procedimento, que consiste no implante propriamente dito do gerador do marca-passo.

Dessa maneira, o moderno tratamento cirúrgico da incontinência fecal se baseia nos cinco grupos de procedimentos detalhados no Quadro 16.6 e que podem ser observados no novo algoritmo de tratamento da incontinência.

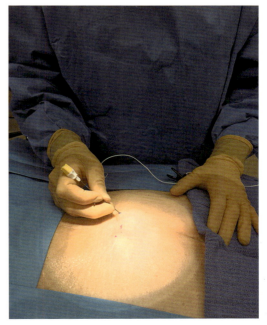

Figura 16.6 Punção de S3.

Quadro 16.6 Tratamento cirúrgico da incontinência anal

1. Reparos
Perineorrafia/aposição
Esfincteroplastia anterior
Reparo posterior de Parks/reparo pélvico total

2. Preenchimentos
Injeção de agentes/*sphinckeeper*
Radiofrequência

3. Reposição ou transposição muscular
Graciloplastia
Gluteoplastia
Esfíncter magnético

4. Estimulação ou neuromodulação
Estimulação nervosa sacral
Estimulação do nervo tibial posterior

5. Derivação
Ileostomias/colostomia
Conduto colônico

CONSIDERAÇÕES FINAIS

A IA é um sintoma complexo que envolve mecanismos multifatoriais. As medidas clínicas, introduzindo medicações com o objetivo de formar o bolo fecal e constipar o indivíduo, devem ser tentadas em todos os casos e constituem a base inicial do tratamento conservador. O grande desafio do médico é reconhecer que a maior parte das pacientes necessita de uma abordagem individualizada com opções que possam de fato melhorar a qualidade de vida, promovendo resultados que possam ser mantidos por mais tempo.Não existe uma única opção cirúrgica disponível que consiga resolver todos os casos, e muitas pacientes poderão beneficiar-se de uma combinação de tratamentos. Entre as opções cirúrgicas disponíveis mais promissoras destaca-se a neuromodulação sacral.

Leitura complementar

Bravo Gutierrez A, Madoff RD, Lowry AC, Parker SC, Buie WD, Baxter NN. Long-term results of anterior sphincteroplasty. Dis Colon Rectum 2004 May; 47(5):727-31.

Brown HW, Wexner SD, Segal MM et al. Accidental bowel leakage in the mature women's heath study: prevalence and predictors. Int J of Clin Pract 2012; 66(11):1101-08.

Carapeti EA, Kamm MA, Nicholls RJ, Phillips RK. Randomized controlled trial of topical phenylephrine for fecal incontinence in patients after ileoanal pouch construction. Dis Colon Rectum, 2000; 87(1):38-42.

Carapeti EA, Kamm MA, Phillips RK. Randomized controlled trial of topical phenylephrine in the treatment of faecal incontinence. Br J Surg 2000 Jan; 87(1):38-42.

deLeeuw 3W, Vierhout ME, Veen HF. Third degree perineal rupture and anorectal symptoms. Presented at the 22nd Annual Meeting of the Urogynecological Association. Amsterdam, The Netherlands, July 30-August 2, 1997.

Emmertsen KJ, Laurberg S. Low anterior resection syndrome score: development and validation of a symptom-based scoring system for bowel dysfunction after low anterior resection for rectal cancer. Ann Surg 2012 May; 255(5):922-8.

Enck P, Daublin G, Lubke HJ, Strohmeyer G. Long-term efficacy of biofeedback training for fecal incontinence. Dis Colon Rectum 1994; 37(10);997-1001.

Frudinger A, Bartram CI, Kamm MA, Spencer JAD. Changes in anal anatomy following vaginal delivery as shown by endosonography. Presented at the 22nd Annual Meeting of the Urogynecological Association. Amsterdam, The Netherlands, July 30-August 2, 1997.

Glasgow SC, Lowry AC. Long-term outcomes of anal sphincter repair for fecal incontinence: a systematic review. Dis Colon Rectum 2012 Apr; 55(4):482-90.

Go PM, Dunselman GA. Anatomic and functional results of surgical repair after total perineal rupture at delivery. Surg Gynecol Obstet 1988; 166:121-4.

Haadem K, Dahlstrom A, Ling L, Ohrlander AS. Anal sphincter function after delivery rupture. Obstet Gynecol 1987; 70:53-7.

Halverson AL, Hull TL. Long-term outcome of overlapping anal sphincter repair. Dis Colon Rectum 2002 Mar; 45(3):345-8.

Hojberg KE, Winslow NA. Urinary and anal incontinence among pregnant women. Presented at the 22nd Annual Meeting of the Urogynecological Association. Amsterdam, The Netherlands, July 30-August 2, 1997.

Hosker G, Norton C, Brazzelli M. Electrical stimulation for faecal incontinence in adults. Cochrane Database Syst Rev 2000; (2):CD001310.

Johanson JF, Lafferty J. Epidemiology of fecal incontinence: the silent affliction. Am J Gastroenterol 1996; 91(1):33-6.

Jorge JM, Wexner SD. Etiology and management of fecal incontinence. Dis Colon Rectum. 1993; 36:77-97.

Kusunoki M, Shoji Y, Ikeuchi H, Yamagata K, Yamamura T, Utsunomiya J. Usefulness of valproate sodium for treatment of incontinence after ileoanal anastomosis. Surgery 1990 Mar; 107(3):311-5.

Laurberg S, Bek KM. Obstetric anal sphincter tear. In: Kuijpers HC (ed). Colorectal physiology: fecal incontinence. Boca Raton: CRC Press, 1996; 59-63.

Lee YY. What's new in the toolbox for constipation and fecal incontinence? Lausanne: Front Med, 2014 Mar 24; 1:5.

MacLennan AH, Taylor AW, Wilson DH, Wilson D. The prevalence of pelvic floor disorders and their relationship to gender, age, parity and mode of delivery. BJOG 2000 Dec; 107(12):1460-70.

Matzel KE, Stadelmaier U, Hohenfellner M, Gall FP. Electrical stimulation of sacral spinal nerves for treatment of faecal incontinence. Lancet 1995; 346:1124-7.

Norton C, Gibbs A, Kamm MA. Randomized, controlled trial of anal electrical stimulation for fecal incontinence. Dis Colon Rectum 2006; 49(2):190-196.

Oberwalder M, Connor J, Wexner SD. Meta-analysis to determine the incidence of obstetric anal sphincter damage. Br J Surg 2003; 90:13337.

Oliveira L, Pfeifer J, Wexner SD. Physiological and clinical outcome of anterior sphincteroplasty. Br J Surg 1996; 83:1244-51.

Oliveira L, Wexner SD. Anal Incontinence. In: Beck DE, Wexner SD (eds). Fundamentals of anorectal surgery. 2. ed. London: WB Saunders,1998; 115-52.

Oliveira LCC, Salum MR, Povedano A. Fisiologia da continência e da defecação In: Oliveira LCC (ed.) Fisiologia Anorretal. 2. Ed. Rio de Janeiro: Rubio, 2017.

Oliveira LCC. Fisiologia anorretal, 2. ed. Rio de Janeiro: Rubio, 2017.

Olsen AL, Smith VJ, Bergstrom JO, Colling JC, Clark AL. Epidemiology of surgically managed pelvic organ prolapse and urinary incontinence. Obstet Gynecol 1997; 89:501-6.

Orkin BA. Fecal Incontinence: evaluation. In: Smith LE (ed.). Practical guide to anorectal testing. 2.ed. Igaku-Shoin Medical Publishers 1995; 301-18.

Paquette IM, MaVarma MG, Kaiser AM, Steel SR, Rafferty JF. The American Society of Colon and Rectal Surgeons' Clinical Practice Guideline for the Treatment of Fecal Incontinence. Dis Colon Rectum 2015; 58:623-36.

Petros P. The integral system. Cent European J Urol 2011; 64(3): 110-9.

Rockwood TH, Church JM, Fleshman JW, et al. Fecal Incontinence Quality of Life Scale: quality of life instrument for patients with fecal incontinence. Dis Colon Rectum 2000; 43:9-16.

Saldana Ruiz N, Kaiser AM. Fecal incontinence-challenges and solutions. World J Gastroenterol 2017; 23(1):11-24.

Schraffordt SE, Vervest HAM, Oostvogel HJM. Anorectal symptoms after various modes of vaginal delivery. Presented at the 22nd Annual Meeting of the Urogynecological Association. Amsterdam, The Netherlands, July 30-August 2, 1997.

Sioutis D, Thakar R, Sultan AH. Over diagnosis and rising rates of Obstetric Anal Sphincter Injuries (OASIS) – time for reappraisal. Ultrasound Obstet Gynecol 2016 Sep 19.

Sultan AH, Kamm MA, Hudson CN, Bartram CI. Third degree obstetric anal sphincter tears: risk factors and outcome after primary repais. BM 1994; 308:887-91.

Surrenti E, Rath DM, Pemberton JH, Camilleri M. Audit of constipation in a tertiary referral gastroenterology practice. Am J Gastroenterol 1995; 90(9):1471-5.

Tanagho EA, Schmidt RA. Bladder pacemaker: scientific basis and clinical future. Urology 1982; 20:614-9.

Tetzschner T, Sorenson M, Lose G, Christiansen J. Anal and urinary incontinence in women with obstetric anal sphincter rupture. B J Obstet Gynaecol 1996; 103:1040.

Venkatesh SK, Ramanujam PS, Larson DM, Haywood MA. Anorectal complications of vaginal delivery. Dis Colon Rectum 1989; 32:10.

Walsh CJ, Mooney EF, Upton Ci, Motson RW. Incidence of third-degree perineal tears in labour and outcome after primary repair. Br J Surg 1996; 83:218-21.

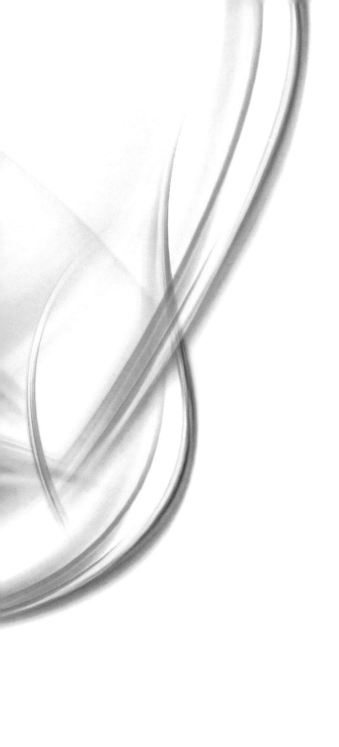

Seção IV

Cirurgia em Uroginecologia

17 ■ Análise Crítica das Técnicas de Correção Cirúrgica da Incontinência Urinária de Esforço

18 ■ Incontinência Urinária de Esforço Recidivada – Abordagem Cirúrgica

19 ■ Complicações das Cirurgias de Correção da Incontinência Urinária de Esforço

20 ■ Correção dos Prolapsos Genitais de Parede Vaginal Anterior

21 ■ Correção dos Prolapsos Genitais de Parede Vaginal Posterior

22 ■ Correção dos Defeitos Apicais

23 ■ Implicações Éticas e Jurídicas do Uso de Material Sintético em Uroginecologia

24 ■ Cirurgia Robótica no Tratamento das Distopias Pélvicas

25 ■ Uso do *Laser* e da Radiofrequência em Uroginecologia

17

Análise Crítica das Técnicas de Correção Cirúrgica da Incontinência Urinária de Esforço

Múcio Barata Diniz | Marilene Vale de Castro Monteiro | Liv Braga de Paula

INTRODUÇÃO

A incontinência urinária de esforço (IUE), definida como perda de urina associada a tosse, espirro ou atividade física, é o tipo mais frequente de incontinência urinária (IU) na população feminina. Em estudo com 28.000 mulheres, 25% tinham IU e, delas, 50% apresentavam IUE, 36% relataram incontinência urinária mista (IUM) e somente 11% apresentaram incontinência urinária por urgência (IUU). Trata-se de um quadro clínico impactante na vida da mulher, ocasionando mudanças de hábitos e dificuldade para a prática de exercícios, atrapalhando o trabalho e até mesmo a atividade sexual. Nos EUA, o risco de uma mulher de 80 anos ter sido operada em razão da IUE é de 13,6%.

Mais de 200 procedimentos cirúrgicos foram descritos para o tratamento da IUE. Durante anos a cistopexia de Kelly-Kennedy foi o procedimento mais utilizado, mas os resultados a longo prazo se mostraram desapontadores com índices de cura < 50%. A partir dos anos 1970 a colpossuspensão de Burch se tornou o padrão-ouro da cirurgia para incontinência, revelando índices de cura > 80%, os quais se mantêm a longo prazo. O *sling* aponeurótico, cirurgia descrita no início do século XX, era reservado aos casos recidivados e complexos, mas permanece com indicações até o momento atual. Em 1996, Ulmstem revolucionou a abordagem cirúrgica da IUE ao propor uma técnica minimamente invasiva. Quando comparada com o padrão-ouro da época (a colpossuspensão de Burch), os

índices de cura se mostraram muito semelhantes, porém com morbidade muito menor, e rapidamente o *tension-free vaginal tape* (TVT) se tornou o novo padrão-ouro. Com o objetivo de diminuir os riscos de lesões vesicais, intestinais e complicações vasculares, Delorme propôs em 2001 uma modificação da técnica para a inserção do *sling* e utilizou o forame obturatório para a passagem da agulha, evitando, assim, o espaço de Retzius.

A abordagem inicial da IUE envolve a anamnese, o exame físico geral e o específico, a avaliação dos prolapsos, o teste de esforço, o exame de urina, o diário urinário e a avaliação da urina residual. Após a avaliação inicial é possível oferecer um tratamento conservador que costuma envolver a mudança de hábitos de vida e a fisioterapia do assoalho pélvico.

O tratamento cirúrgico deve ser oferecido às pacientes com IUE ou IUM que não melhoraram com o tratamento conservador ou para aquelas que optarem pela cirurgia.

De acordo com a International Consultation on Incontinence (ICI), as seguintes cirurgias mostram evidência científica e podem ser utilizadas no tratamento da IUE: colpossuspensão de Burch, *slings* autólogos, *slings* retropúbicos, *slings* transobturatórios e injeções periuretrais. A escolha da técnica a ser empregada deve levar em conta as taxas de sucesso e o índice de complicações de cada procedimento, a experiência do cirurgião, as características individuais e as condições locais de cada hospital.

COLPOSSUSPENSÃO DE BURCH

Burch publicou sua cirurgia em 1961 como uma evolução da técnica de Marshall-Market-Krantz e durante décadas foi considerada a cirurgia padrão-ouro para o tratamento da IUE. A colpossuspensão de Burch consiste em uma incisão de Pfannenstiel e na dissecção do espaço de Retzius para colocação de pontos na fáscia vaginal e fixação da vagina no ligamento de Cooper bilateralmente. Normalmente são colocados dois pontos de cada lado. Os resultados da colpossuspensão em termos de melhora da incontinência se mostraram satisfatórios e sustentados a longo prazo, com índice de cura variando entre 70% e 90%. A colpossuspensão envolve uma laparotomia e suas complicações, sendo as mais relatadas sangramento, lesão vesical, angulação de ureteres, prolapso (por mudança do eixo vaginal), urgência *de novo*, obstrução vesical e infecções.

A colpossuspensão ainda tem suas indicações e pode ser realizada em algumas situações clínicas: paciente com IU e com necessidade de cirurgia abdominal concomitante, reoperação para IU em pacientes que apresentaram reação alérgica ou outros problemas relacionados com o uso de telas e, por último, as candidatas à colpossacrofixação para o tratamento do prolapso genital e que também são incontinentes.

Na última atualização da Cochrane sobre a colpossuspensão, os índices de cura variaram entre 68% e 88% e, em um período > 5 anos, a cura permaneceu em torno de 70%. Já em uma metanálise publicada em 2017, comparando a colpossuspensão com os *slings* de uretra média, a taxa de cura foi levemente maior com os *slings*.

SLINGS AUTÓLOGOS

Os *slings* autólogos de fáscia lata ou de aponeurose foram descritos no início do século passado e durante muitos anos foram utilizados somente nos casos de incontinência recidivada ou complicada. Tradicionalmente é realizada uma cirurgia com duas vias: a abdominal, para retirada do retalho de aponeurose do músculo reto abdominal; e a via vaginal, para colocação do retalho na posição suburetral. Com o melhor entendimento da fisiopatologia da incontinência e as mudanças na técnica, passou-se a colocar o *sling* autólogo sem pressão sobre a uretra (*tension free*) e, com isso, foi possível diminuir enormemente a principal complicação do *sling* autólogo, que era a retenção urinária.

Os resultados do *sling* autólogo são consistentes e de longo prazo com índices de cura também variando entre 70% e 90%. As principais complicações são dificuldade miccional, infecções, urgência *de novo* e lesão vesical.

Atualmente, esse *sling* perdeu importância em razão da menor morbidade dos *slings* sintéticos, mas ainda tem papel no tratamento da IU feminina, principalmente nos casos recidivados, nos de lesão do esfíncter intrínseco e naquelas pacientes com alguma contraindicação ao uso de telas.

Quando são comparados os *slings* autólogos com os sintéticos, a eficácia e a prevalência das complicações são semelhantes, mas os autólogos têm índice de complicações um pouco maior, especialmente retenção urinária e dificuldade miccional.

SLINGS RETROPÚBICOS

Em 1996, Ulmsten e cols. propuseram uma nova cirurgia para o tratamento da IUE, o TVT, que se baseia na teoria integral da continência e envolve a colocação de uma tela de polipropileno na uretra média, utilizando-se de agulhas que passam pelo espaço de Retzius. Os resultados atuais mostraram sua consistência a longo prazo e comprovam a eficácia do TVT com taxas de cura que variam de 74% a 95% e tempo de seguimento de até 17 anos.

As complicações mais comuns do TVT são: perfuração vesical (0,7% a 24%), sangramentos e hematomas (0,7% a 2,5%), urgência (0,2% a 25%), erosão vaginal (0% a 1,5%), dificuldade miccional (6% a 18,3%), dor (4%) e infecção do trato urinário (ITU – 7,4% a 13%). Entre as menos comuns podem ocorrer lesão uretral (0,03% a 0,8%), lesão intestinal (0,03% a 0,7%) e erosão tardia da tela para a bexiga.

Tendo em vista os índices de lesões vesicais, a cistocopia intraoperatória é obrigatória nesse tipo de cirurgia.

Na última atualização da Cochrane sobre os *slings* de uretra média, Ford e cols. concluíram que o TVT e o *transobturatory tape* (TOT) são as cirurgias mais realizadas e estudadas para o tratamento da IUE, além de muito efetivas a curto e médio prazo, o que tem aumentado as evidências de sua efetividade também a longo prazo.

SLINGS TRANSOBTURATÓRIOS

Com o objetivo de diminuir os riscos de lesões vesicais, intestinais e complicações vasculares, em 2001 Delorme propôs uma modificação da técnica para a inserção do *sling* e utilizou o forame obturatório para a passagem da agulha que leva o *sling* até a posição suburetral, evitando assim o espaço de Retzius e a obrigatoriedade da cistoscopia intraoperatória. Atualmente, essa é a cirurgia mais realizada no mundo para o tratamento da IUE.

Os estudos iniciais que compararam as duas técnicas mostraram resultados similares. Em 2011, Ogah e cols. concluíram que o índice de cura subjetiva era semelhante quando se comparou o TOT ao TVT, mas o TOT apresentou menor morbidade e naquele momento os estudos tinham curto tempo de seguimento.

Os efeitos adversos associados ao TOT são menos graves, mas ainda podem acontecer, sendo os mais frequentes: lesão vesical e uretral (0% a 0,4%), hematomas e sangramentos (0% a 2%), ITU (7,4% a 13%), dificuldade miccional (0,5%), exposição da tela (0% a 10,9%), dor na raiz da coxa (1,6% a 9,4%), urgência *de novo* (0% a 15,6%) e dispareunia.

Com exceção da dor em raiz da coxa, o TOT apresenta em geral menos efeitos adversos do que o TVT e, do ponto de vista econômico, tem maior custo-efetividade.

Na metanálise de Fusco e cols. publicada em 2017, a comparação entre slings retropúbicos e transobturatórios mostrou uma taxa de cura objetiva maior com o primeiro, embora as taxas de cura subjetiva tenham sido semelhantes. Já as taxas de complicações foram diferentes com o TOT, apresentando risco menor de lesão vesical, hematomas e dificuldade miccional.

SLINGS DE INCISÃO ÚNICA

Com o objetivo de diminuir ainda mais a morbidade dos *slings*, foi proposta uma técnica chamada de *sling* de incisão única ou *minisling*, a qual envolve uma incisão única na parede vaginal anterior, dissecção mínima e a fixação do *sling* na fáscia endopélvica. Infelizmente, existem vários *minislings* no mercado com variações no sistema de fixação, o que impossibilita a comparação dos resultados como grupo. As complicações associadas incluem urgência miccional, lesões do trato urinário (vesicais e uretrais), disfunções miccionais e exposição da tela.

O primeiro *minisling* produzido e o mais estudado foi o *TVTsecur*, mostrando resultados em termos de cura muito inferiores quando comparado com o TVT ou com o TOT, o que levou à sua retirada do mercado. Ainda não existe evidência suficiente para comparação dos atuais *minislings* disponíveis com os *slings* retropúbicos ou transobturatórios, apesar de alguns mostrarem bons resultados a curto prazo.

INJEÇÕES PERIURETRAIS

A injeção de agentes de preenchimento na submucosa uretral é um procedimento ambulatorial realizado por meio da cistoscopia, podendo ser utilizado nos casos de incontinência complicada ou recidivada, nas pacientes com lesão do esfíncter intrínseco e uretra congelada ou naquelas com risco cirúrgico elevado que não têm condições clínicas para se submeter às cirurgias convencionais.

Diversos agentes podem ser utilizados, como colágeno bovino, gordura autóloga, carbono ativado e partículas de polidimetililoxane. Em geral, os resultados são inferiores aos das cirurgias convencionais, e em muitos casos é necessária a repetição do procedimento. Os índices de sucesso variam entre 48% e 75%.

CONSIDERAÇÕES FINAIS

A IUE é muito frequente e sua prevalência tende a se elevar com o aumento da população idosa.

A maioria das pacientes com indicação de cirurgia para correção da IUE se beneficiará do *sling* de uretra média, seja retropúbico, seja transobturatório (grau A).

Os *slings* autólogos ou a colpossuspensão de Burch podem ser utilizados no tratamento cirúrgico da IUE (grau A).

O treinamento adequado é fundamental para os bons resultados, assim como um número mínimo de cirurgias realizadas anualmente.

Os *slings* transobturatórios têm índice pouco menor de morbidade que os retropúbicos (grau A).

Em pacientes com lesão de esfíncter, o TVT é mais efetivo do que o TOT (grau B).

O índice de sucesso das cirurgias para incontinência varia entre 70% e 90 % a longo prazo, sendo fundamentais o consentimento informado para a educação da paciente e as orientações sobre as complicações (especialmente retenção urinária e uso prolongado de sonda vesical) para o preparo da paciente e o manejo das expectativas, o que ajuda muito no pós-operatório.

Leitura complementar

Abrams P, Andersson KE, Birder L et al. Fourth International Consultation on Incontinence Recommendations of the International Scientific Committee: Evaluation and treatment of urinary incontinence, pelvic organ prolapse, and fecal incontinence. Neurourol Urodyn 2010; 29(1):213-40.

Aigmueller T, Trutnovsky G, Tamussino K et al. Ten-year follow-up after the tension-free vaginal tape procedure. Am J Obstet Gynecol 2011; 205(5):496.e1-5.

Angioli R, Plotti F, Muzii L, Montera R, Panici PB, Zullo MA. Tension-free vaginal tape versus transobturator suburethral tape: five-year follow-up results of a prospective, randomised trial. Eur Urol 2010; 58(5):671-7.

Aoki Y, Brown HW, Brubaker L et al. Urinary incontinence in women. Nat Rev Dis Primers 2017; 3:17042.

Daneshgari F, Kong W, Swartz M. Complications of mid urethral slings: important outcomes for future clinical trials. J Urol 2008; 180(5):1890-7.

Delorme E. Transobturator urethral suspension: mini-invasive procedure in the treatment of stress urinary incontinence in women. Prog Urol 2001; 11(6):1306-13.

Ford AA, Rogerson L, Cody JD, Aluko P, Ogah JA. Mid-urethral sling operations for stress urinary incontinence in women. Cochrane Database Syst Rev 2017; 7:CD006375.

Ford AA, Rogerson L, Cody JD, Ogah J. Mid-urethral sling operations for stress urinary incontinence in women. Cochrane Database Syst Rev 2015; 7:Cd006375.

Fultz NH, Burgio K, Diokno AC et al. Burden of stress urinary incontinence for community-dwelling women. Am J Obstet Gynecol 2003; 189(5):1275-82.

Fusco F, Abdel-Fattah M, Chapple CR et al. Updated systematic review and meta-analysis of the comparative data on colposuspensions, pubovaginal slings, and midurethral tapes in the surgical treatment of female stress urinary incontinence. Eur Urol 2017; 72(4):567-91.

Garely AD, Noor N. Diagnosis and surgical treatment of stress urinary incontinence. Obstet Gynecol 2014; 124(5):1011-27.

Gomes CM, Carvalho FL, Bellucci CHS et al. Update on complications of synthetic suburethral slings. Int Braz J Urol 2017; 43(5):822-34.

Hannestad YS, Rortveit G, Sandvik H et al. A community-based epidemiological survey of female urinary incontinence: the Norwegian EPINCONT study. Epidemiology of Incontinence in the County of Nord-Trøndelag. J Clin Epidemiol 2000; 53(11):1150-7.

Haylen BT, de Ridder D, Freeman RM et al. An International Urogynecological Association (IUGA)/International Continence Society (ICS) joint report on the terminology for female pelvic floor dysfunction. Int Urogynecol J 2010; 21(1):5-26.

Lapitan MCM, Cody JD, Mashayekhi A. Open retropubic colposuspension for urinary incontinence in women. Cochrane Database Syst Rev 2017; 7:CD002912.

Laurikainen E, Valpas A, Aukee P et al. Five-year results of a randomized trial comparing retropubic and transobturator midurethral slings for stress incontinence. Eur Urol 2014; 65(6):1109-14.

Leone Roberti Maggiore U, Agrò EF, Soligo M, Li Marzi V, Digesu A, Serati M. Long-term outcomes of TOT and TVT procedures for the treatment of female stress urinary incontinence: a systematic review and meta-analysis. Int Urogynecol J 2017.

Medina CA, Costantini E, Petri E et al. Evaluation and surgery for stress urinary incontinence: A FIGO working group report. Neurourol Urodyn 2017; 36(2):518-28.

Nambiar A, Cody JD, Jeffery ST, Aluko P. Single-incision sling operations for urinary incontinence in women. Cochrane Database Syst Rev 2017; 7:CD008709.

Nilsson CG, Palva K, Aarnio R, Morcos E, Falcone C. Seventeen years' follow-up of the tension-free vaginal tape procedure for female stress urinary incontinence. Int Urogynecol J 2013; 24(8):1265-9.

Ogah J, Cody DJ, Rogerson L. Minimally invasive synthetic suburethral sling operations for stress urinary incontinence in women: a short version Cochrane review. Neurourol Urodyn 2011; 30(3):284-91.

Palma P. A requiem to the Burch. Int Urogynecol J Pelvic Floor Dysfunct 2007; 18(6):589-90.

Rehman H, Bezerra CC, Bruschini H, Cody JD. Traditional suburethral sling operations for urinary incontinence in women. Cochrane Database Syst Rev 2011; (1):Cd001754.

Ulmsten U, Henriksson L, Johnson P, Varhos G. An ambulatory surgical procedure under local anesthesia for treatment of female urinary incontinence. Int Urogynecol J Pelvic Floor Dysfunct 1996; 7(2):81-5; Discussion 5-6.

Ward KL, Hilton P, Group UalTT. A prospective multicenter randomized trial of tension-free vaginal tape and colposuspension for primary urodynamic stress incontinence: two-year follow-up. Am J Obstet Gynecol 2004; 190(2):324-31.

Wilkins MF, Wu JM. Lifetime risk of surgery for stress urinary incontinence or pelvic organ prolapse. Minerva Ginecol 2017; 69(2):171-7.

Wood LN, Anger JT. Urinary incontinence in women. BMJ 2014; 349:g4531.

Incontinência Urinária de Esforço Recidivada – Abordagem Cirúrgica

Sérgio Brasileiro Martins | Manoel João Batista Castello Girão | Marair Gracio Ferreira Sartori

A incontinência urinária de esforço (IUE) é definida como a queixa de perda involuntária de urina aos esforços, como tosse, espirro ou exercícios físicos, levando a paciente a apresentar alterações emocionais e sociais com prejuízo importante na qualidade de vida. Seu tratamento pode ser conservador ou cirúrgico.

A cirurgia de Burch era considerada o tratamento padrão-ouro para correção da IUE, mas perdeu espaço após a introdução do *sling* de uretra média livre de tensão pela via retropúbica (TVT) por Ulmsten, em 1996, seguido pelos transobturadores (TOT) e *minislings*. As taxas de cura com os *slings* de uretra média atingem 80% a 95% após seguimento de 11 anos.

Desde a introdução do *tension-free vaginal tape* (TVT), mais de 1.200.000 procedimentos foram realizados em todo o mundo. No entanto, algumas pacientes apresentam falha ou recidiva após a correção cirúrgica com os *slings* de uretra média. Não existe consenso na literatura sobre o melhor tratamento nesses casos. A taxa de falha pode variar de 16%, após seguimento de 12 a 23 meses, até 19%, após 24 a 47 meses. As taxas de reoperação variam entre 8,6% e 17%, 8 a 10 anos após a cirurgia inicial.

O termo *falha* pode ser utilizado quando os sintomas reaparecem 12 meses antes da cirurgia primária, e o termo *recorrência*, quando surgem 12 meses após a correção cirúrgica inicial.

Podem ser causas de recidiva da IUE após cirurgia: mau posicionamento da faixa na uretra média, inadequada tensão da faixa, fibrose local, idade avançada, obesidade, presença de incontinência urinária mista (IUM), *diabetes mellitus*, defeito esfincteriano intrínseco ou cirurgias prévias para correção de IUE.

A paciente com IUE recidivada deve ser avaliada por por meio de anamnese minuciosa sobre as queixas de armazenamento e esvaziamento vesical. É necessário verificar se surgiram ou persistiram sintomas de urgência ou urgeincontinência, se há dificuldade miccional ou sensação de esvaziamento vesical incompleto e se foi observado algum grau de melhora ou piora da IUE após a cirurgia.

Ao exame uroginecológico deve ser avaliada a presença de fibrose periuretral, erosão ou extrusão da faixa, distopias e perda urinária ao esforço, bem como analisada a mobilidade uretral.

Cabe excluir infecção urinária por meio de urocultura e avaliar o resíduo miccional. O diário miccional é uma ferramenta útil para análise do padrão miccional e dos episódios de perda. Nas mulheres com quadro importante de urgência miccional desenvolvida após a cirurgia impõe-se a uretrocistoscopia para afastar a presença de faixa intravesical.

O estudo urodinâmico é mandatório nos casos de IUE recidivada em que se vai propor novo tratamento cirúrgico. Mais recentemente, a ultrassonografia 3D/4D translabial ou perineal tem sido utilizada para avaliação do posicionamento da faixa em relação à uretra ou à sínfise púbica. Nenhum estudo randomizado com número robusto de pacientes demonstrou evidência ou conduta definida para o tratamento dos casos de IUE recidivada.

As opções para o tratamento da IUE recidivada incluem métodos conservadores, como a fisioterapia do assoalho pélvico, e cirúrgicos. Embora não existam evidências sobre a eficácia do tratamento conservador na IUE recidivada, a Sociedade de Obstetrícia e Ginecologia do Canadá recomenda a fisioterapia como primeira linha de tratamento.

Existem várias opções para o tratamento cirúrgico da IUE recidivada, como o *sling* retropúbico ou o transobturatório, cirurgia de colpossuspensão (Burch), *sling* pubovaginal, injeções com agentes de preenchimento peri ou transuretrais, pregueamento para encurtar a faixa e os esfíncteres urinários artificiais.

Os agentes de preenchimento ou injeções uretrais consistem na injeção de uma substância na submucosa uretral, ocasionando a coaptação das paredes uretrais e, assim, aumentando a resistência uretral. As injeções podem ser peri ou transuretrais e ser indicadas nos casos recidivados com hipermobilidade uretral e/ou defeito esfincteriano, que não apresentem condições clínicas ou que não desejam submeter-se a novo procedimento cirúrgico. Os produtos disponíveis atualmente são o Macroplastique® (microimplantes de silicone), o Durasphere® (microesferas de carbono pirolítico), o Coaptite® (hidroxiapatita de cálcio) e o Bulkamid® (hidrogel de poliacrilamida).

O procedimento é realizado com anestesia local ou eventualmente com bloqueio raquimedular ou anestesia geral. Dois estudos utilizaram injeções uretrais para o tratamento da IUE recidivada: no de Kim e cols. o Durasphere® foi usado em 56 mulheres, com o relato de 40% de sucesso após 5 anos de seguimento; no de Lee e cols., o Macroplastique® foi usado em 21 pacientes e o Durasphere® em duas pacientes, apresentando taxa de sucesso de 34,8% com 77% das pacientes satisfeitas após 10 meses de seguimento.

Outra possibilidade de tratamento consiste na plicatura ou encurtamento da faixa com sutura com o objetivo de aumentar ou restabelecer a tensão. Na literatura são encontrados somente estudos de série de casos retrospectivos. Han e cols., utilizando a técnica de encurtamento da faixa, acompanharam 30 pacientes por 12 meses e compararam seus resultados com os de 36 pacientes com IUE recidivada operadas novamente com *sling*. Os autores observaram taxas de cura favoráveis ao grupo *sling* (72,2% × 46,7%, p = 0,0340). Apesar de a técnica ser rápida e contar com a possibilidade de anestesia local mais sedação, há a necessidade de estudos randomizados mais robustos.

No entanto, o tratamento mais utilizado para os casos de IUE recidivada consiste na repetição de um novo *sling* com tela sintética ou de aponeurose. Não há, na literatura, estudos que afirmem a superioridade do *sling* retropúbico em relação ao transobturatório nem que se deva mudar de via ao realizar novo *sling*. O tratamento da IUE recidivada por novo *sling* é menos efetivo do que a cirurgia primária, e as taxas de sucesso são extremamente variáveis (40% a 100%).

Outra controvérsia diz respeito aos casos de uretra fixa ou com pouca mobilidade. Nessa situação, alguns autores recomendam a não retirada do *sling* anterior ou que não se tente liberar cirurgicamente a uretra em razão dos riscos de dissecção pela fibrose da cirurgia anterior. Contudo, outros autores preconizam a liberação cirúrgica da faixa nos casos de IUE com uretra fixa antes da realização de novo *sling*.

Bakali e cols., em revisão sistemática publicada na Cochrane, apesar de não encontrarem diferenças nos resultados, observaram a tendência de que os *slings* retropúbicos apresentem taxas de cura maiores do que os transobturatórios. Já Meyer e cols. não observaram diferença entre as duas técnicas.

Outra medida adotada para o tratamento da IUE recidivada, reforçada pela discussão sobre a utilização de faixas e telas de polipropileno, consiste no uso de *slings* fasciais, também chamados de aponeurose. Petrou e cols. publicaram estudo retrospectivo com 21 pacientes utilizando *sling* fascial nos casos de falha e que foram tratadas inicialmente com o *sling* retropúbico. Os autores observaram que, após 74 meses de seguimento, 52% das pacientes se encontravam curadas. Welk e Herschorn trataram 33 pacientes com IUE recidivada com *sling* fascial e obtiveram 64% de cura subjetiva após 16 meses de seguimento.

Cabe salientar que os *slings* fasciais são responsáveis por taxas maiores de retenção urinária (6% a 47%) e podem ocasionar disfunções miccionais, como urgência (7% a 20%).

A cirurgia de Burch para o tratamento da IUE recidivada após *sling* sintético é discutível. Dois trabalhos avaliaram a técnica de Burch laparoscópica para o tratamento de IUE recidivada. Giarenis e cols. relataram 85% e 77% de cura subjetiva e objetiva, respectivamente, após seguimento de 12 meses. Cuypier e cols. avaliaram 16 pacientes e obtiveram taxas de cura objetiva e subjetiva de 55% e 93%, respectivamente, após 2 anos de seguimento.

Outras técnicas, como o esfíncter artificial e a derivação urinária, ainda são consideradas de exceção e adotadas em casos particularmente selecionados.

Na Escola Paulista de Medicina vem sendo indicado o *sling* retropúbico nas recidivas após falha do *sling* de aponeurose, transobturatório, retropúbico ou de Burch. Nos casos de perdas graves e/ou quando a paciente já foi operada mais de uma vez, a indicação recai sobre o *sling* fascial. As injeções periuretrais também têm sido utilizadas, porém com menos frequência, sendo reservadas para as mulheres que não reúnem condições clínicas ou que não alimentam o desejo de cirurgia, principalmente quando a uretra é fixa.

Leitura complementar

Appell RA, Winters J. Injection therapy for urinary incontinence. In: Wein A, Kavoussi LR, Novick AC, Partin AW, Peters CA (eds.) Campbell-Walsh Urology. Vol 3. 9. ed. Philadelphia: Elsevier Saunders 2007.

Bakali E, Buckley BS, Hilton P, Tincello DG. Treatment of recurrent stress urinary incontinence after failed minimally invasive synthetic suburethral tape surgery in women. Cochrane Database of Systematic Reviews 2013, Issue 2. Art. No.: CD009407. DOI: 10.1002/14651858. CD009407.pub2.

De Cuyper EM, Ismail R, Maher CF. Laparoscopic Burch colposuspension after failed sub-urethral tape procedures: a retrospective audit. Int Urogynecol J Pelvic Floor Dysfunct 2008; 19(5):681-5.

Delorme E, Droupy S, de Tayrac R, DelmasV. Transobturator tape (Uratape): a new minimally-invasive procedure to treat female urinary incontinence. Eur Urol 2004; 45(2):203-7.

Denman MA, Gregory WT, Boyles SH, Smith V, Edwards SR, Clark AL. Reoperation 10 years after surgically managed pelvic organ prolapse and urinary incontinence. Am J Obstet Gynecol 2008; 198(5):555. e551-555.

Deval B, Ferchaux J, Berry R et al. Objective and subjective cure rates after trans-obturator tape (OBTAPE) treatment of female urinary incontinence. Eur Urol 2006; 49(2):373-7.

Dmochowski RR, Blaivas JM, Gormley EA et al. Update of AUA guideline on the surgical management of female stress urinary incontinence. J Urol 2010; 183(5):1906-14.

Fialkow M, Symons RG, Flum D. Reoperation for urinary incontinence. Am J Obstet Gynecol 2008; 199(5):546.e541-548.28.

Giarenis I, Mastoroudes H, Cardozo L, Robinson D. What do we do when a midurethral tape fails? Rediscovery of open colposuspension as a salvage continence operation. Int Urogynecol J 2012; 23(8):1117-22.

Guidelines for the evaluation and treatment of recurrent urinary incontinence following pelvic floor surgery. Society of Obstetricians and Gynaecologists of Canada (SOGC) Website. Disponível em: www.sogc.org/guidelines/documents/gui248CPG1009E_000.pdf.

Han JY, Moon KH, Park CM, Choo MS. Management of recurrent stress urinary incontinence after failed midurethral sling: tape tightening or repeat sling? Int Urogynecol J 2012; 23(9):1279-84.

Haylen BT, Ridder D, Freeman RM et al. An International Urogynecological Association (IUGA)/International Continence Society (ICS) joint report on the terminology for female pelvic floor dysfunction. International Urogynaecology Journal 2010; 21:5-26.

Heinonen P, Ala-Nissilä S, Kiilholma P, Laurikainen E. Tensionfree vaginal tape procedure without preoperative urodynamic examination: long-term outcome. Int J Urol 2012; 19(11):1003-9.

Kavanagh, A, Sanaee, M, Carlson, KV, Bailly, GG. Management of patients with stress urinary incontinence after failed midurethral sling. Canadian Urological Association Journal (CUAJ), 2017 June 1; 11(6):S143(4).

Kim J, Lee W, Lucioni A, Govier F, Kobashi K. 1360 Long-term efficacy and durability of Durashpere urethral bulking after failed urethral sling for stress urinary incontinence. J Urol 2012; 187:e552.

Kim S, Son JH, Kim HS, Ko JS, Kim JC. Tape shortening for recurrent stress urinary incontinence after transobturator tape sling: 3-year follow-up results. Int Neurourol J 2010; 14:164-9.

Lee HN, Lee YS, Han JY, Jeong JY, Choo MS, Lee KS. Transurethral injection of bulking agent for treatment of failed mid-urethral sling procedures. Int Urogynecol J 2010; 21(12):1479-83.

Lenherr SM, Mourtzinos A. Refractory stress urinary incontinence. In: Alhasso MA (ed.). Urinary incontinence. InTech, 2012.

Meyer F, Hermieu JF, Boyd A et al. Repeat mid-urethral sling for recurrent female stress urinary incontinence. Int Urogynecol J 2013; 24(5):817-22.

Morgan DM, Dunn RL, Fenner DE et al. Comparative analysis of urinary incontinence severity after autologous fascia pubovaginal sling, pubovaginal sling and tension-free vaginal tape. J Urol 2007; 177(2):604-8. Discussion 608-609.

Petrou SP, Davidiuk AJ, Rawal B et al. Salvage autologous fascial sling after failed synthetic midurethral sling: greater than three-year outcomes. Int J Urol 2016; 23:178-81. Disponível em: https://doi.org/10.1111/iju.13003.

Richter HE, Litman HJ, Lukacz ES et al. Demographic and clinical predictors of treatment failure one year after midurethral sling surgery. Obstet Gynecol 2011; 117(4):913-21.

Sabadell J, Poza JL, Esgueva A, Morales JC, Sánchez-Iglesias JL, Xercavins J. Usefulness of retropubic tape for recurrent stress incontinence after transobturator tape failure. Int Urogynecol J 2011; 22(12):1543-7.

Smith AR, Artibani W, Drake MJ. Managing unsatisfactory outcome after midurethral tape insertion. Neurourol Urodyn 2011; 30:771-4. Disponível em: https://doi.org/10.1002/nau.21090.

Stav K, Dwyer PL, Rosamilia A, Schierlitz L, Lim YN, Lee J. Risk factors of treatment failure of midurethral sling procedures for women with urinary stress incontinence. Int Urogynecol J 2010; 21(2):149-55.

Tseng LH, Wang AC, Lin YH, Li SJ, Ko YJ. Randomized comparison of the suprapubic arc sling procedure vs tension-free vaginal taping for stress incontinent women. Int Urogynecol J Pelvic Floor Dysfunct 2005; 16(3):230-5.

Ulmsten U, Henriksson L, Johnson P, Varhos G. An ambulatory surgical procedure under local anesthesia for treatment of female urinary incontinence. Int Urogynecol J Pelvic Floor Dysfunct 1996; 7(2):81-5. Discussion 85-86.

Welk BK, Herschorn S. The autologous fascia pubovaginal sling for complicated female stress incontinence. Can Urol Assoc J 2012; 6(1):36-40.

19

Complicações das Cirurgias de Correção da Incontinência Urinária de Esforço

Cássio Luís Zanettini Riccetto | Mariana Bertoncelli Tanaka

INTRODUÇÃO

A incontinência urinária de esforço (IUE) acomete cerca de 10% das mulheres. Sua incidência e prevalência tendem a aumentar proporcionalmente ao envelhecimento da população feminina.

Segundo as diretrizes da American Urological Society/Society of Urodynamics, Female Pelvic Medicine & Urogenital Reconstruction (AUA/SUFU), existem quatro procedimentos com grau de recomendação A para correção de IUE: *sling* de uretra média, *sling* pubovaginal de fáscia autóloga, colpossuspensão de Burch e agentes de coaptação uretral.

Estima-se que aproximadamente 10% desses procedimentos apresentem algum tipo de complicação, seja precoce, seja tardia, sendo importante que o urologista ou o ginecologista suspeite, diagnostique e trate as complicações relacionadas com os procedimentos anti-incontinência.

Atualmente, na América Latina e na Europa costumam ser utilizados *slings* sintéticos de uretra média, considerados mais práticos e rápidos de implantar, já que não demandam a extração de fáscia ou o acesso abdominal. Dessa maneira, neste capítulo serão enfatizadas as complicações relacionadas com os *slings* sintéticos.

Didaticamente, as complicações serão categorizadas em precoces, as que acontecem entre o pós-operatório imediato e o 30º dia, e tardias, as registradas a partir desse momento.

COMPLICAÇÕES PRECOCES
Laceração/perfuração uretral

As lesões cirúrgicas uretrais são representadas pelas lacerações e perfurações, relacionadas com o trauma causado pela dissecção e com a passagem do trocarte, respectivamente. As perfurações são geralmente puntiformes.

Apesar de não tão comuns (de 0% a 0,6%), seu nível de suspeição deve ser alto, tendo como objetivos a realização de diagnóstico precoce para correção imediata e a minimização das sequelas de uma lesão não identificada no momento da cirurgia.

A laceração de uretra, quando puntiforme ou pequena, pode ser corrigida com sutura das bordas da lesão com pontos separados, sem tensão, com fio absorvível (como a polidioxanona 5-0 – PDS). Nesses casos, quando a aproximação cirúrgica for fácil e o trofismo local ideal, pode ser considerado o implante do *sling* no mesmo tempo cirúrgico. Recomenda-se, por consenso, o uso da sonda de Foley por pelo menos 5 dias no pós-operatório, podendo estender-se por até 14 dias.

Nas lesões mais complexas ou em caso de dúvida quanto à capacidade de cicatrização da paciente (em diabéticas ou pós-radioterapia), pode-se optar pela confecção de um retalho de Martius para recobrir a sutura da lesão, diminuindo o risco de fístula e auxiliando a cicatrização. O retalho também facilita o acesso em um segundo tempo cirúrgico. Nessa condição, não é recomendado o implante de um *sling* sintético, cabendo ao cirurgião optar pela confecção de um *sling* aponeurótico no mesmo tempo cirúrgico ou de um *sling* sintético em um segundo tempo.

Laceração/perfuração vesical

A lesão vesical, cuja frequência varia entre 0,5% e 0,6%, apresenta mecanismo fisiopatológico semelhante ao da lesão uretral. Excetuam-se as lesões por tração excessiva do trocarte de inserção do *sling*, que podem ser consideradas anedóticas em razão de sua raríssima incidência.

No intraoperatório, lesões vesicais costumam ser suspeitadas por extravasamento de líquido serossanguinolento no campo cirúrgico, principalmente durante a dissecção ou após a passagem dos trocartes, ou por hematúria no coletor urinário. Seu diagnóstico é confirmado mediante instilação de solução salina pelo cateter uretral com identificação do ponto de extravasamento (quando da dissecção) ou de parte do trocarte à cistoscopia.

Assim como nas lesões uretrais, em lesões vesicais pequenas ocorridas durante a dissecção recomenda-se, sempre que possível, a sutura primária com fio absorvível, procedimento que não impede a inserção do *sling* no mesmo tempo operatório.

Nas lesões oriundas da passagem de trocarte, este deve ser removido e realizada nova passagem sob controle cistoscópico. Habitualmente, as lesões associadas à punção com trocartes devem ser procuradas junto ao colo vesical nas posições correspondentes às 2 horas e à 10 horas, e por esse motivo não costumam ser suturadas, optando-se pela manutenção da sonda de Foley por 2 dias. Assim como nas perfurações oriundas da dissecção, o implante de um *sling* pode ser realizado no mesmo procedimento.

Por outro lado, nos casos complexos corrige-se o defeito, avalia-se a necessidade de sobreposição de retalho fáscio ou mioadiposo e trata-se a incontinência em um segundo tempo operatório.

Sangramento

Estima-se que o *sling* de uretra média apresente um sangramento médio de 150mL. Alguns autores consideram excessivo o sangramento > 300mL, sendo a perda hemática maior do que essa observada em apenas 4% das pacientes. Já as hemorragias graves e hematomas ocorrem em até 3% dos casos.

A técnica retropúbica está associada a risco maior de sangramento e formação de hematomas. Entretanto, na maioria dos casos, o tratamento conservador é suficiente para estabilizar o quadro. Em raras ocasiões poderá ser necessária a drenagem do hematoma retropúbico, a qual poderá ser realizada por punção transvaginal (Figura 19.1).

O diagnóstico de sangramento exacerbado é facilmente percebido no intraoperatório, mas deve ser diferenciado de uma lesão iatrogênica de uretra ou bexiga. Na maioria dos casos é resolvido com compressão extrínseca, sutura da incisão cirúrgica e tamponamento vaginal.

Vale lembrar duas variações anatômicas: a artéria obturadora aberrante (encontrada em até 30% das pelves cadavéricas) e a *corona mortis* (até 3%). A artéria obturadora aberrante não se origina da artéria ilíaca interna, podendo derivar da artéria ilíaca externa ou da artéria epigástrica, apresentando, assim, topografia diferente da convencional. Já a *corona mortis* é um vaso anômalo que comunica a artéria obturadora interna à artéria ilíaca externa e que, quando lesionada, pode predispor sangramentos maciços e choque hemorrágico se não tratada adequadamente (Figura 19.2).

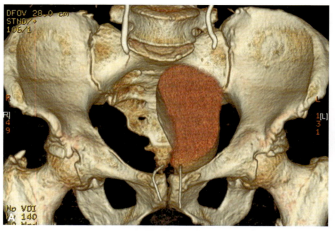
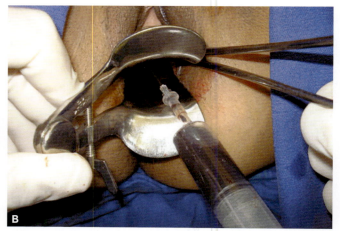

Figura 19.1 Sangramento pós-*sling*. **A** Tomografia tridimensional demonstrando desvio lateral da bexiga. **B** Hematoma drenado por punção transvaginal.

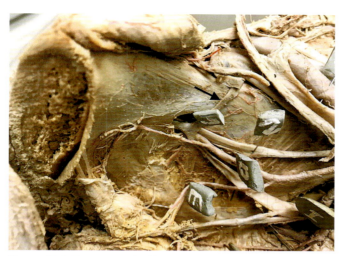

Figura 19.2 *Corona mortis.* Observa-se o vaso anômalo que comunica a artéria obturadora interna à artéria ilíaca externa.

Infecção urinária

A cistite é provavelmente a complicação mais comum e simples de ser tratada após um *sling*. A frequência de infecção urinária em grandes estudos randomizados varia entre 10% e 31%. Seu diagnóstico é eminentemente clínico. Os sintomas podem variar em intensidade e frequência, mas costumam cursar com polaciúria, disúria, dor suprapúbica, desconforto pélvico e urina de odor fétido. A febre não costuma ocorrer nos casos de cistite. Entretanto, quando presente, é um sinal de alerta, devendo ser levantada a suspeita de cistite complicada, pielonefrite ou abscesso.

Os fatores de risco associados ao desenvolvimento de infecção urinária no pós-operatório podem ser variados, e as evidências mostram que o mais significativo é o antecedente de cistite antes da cirurgia, mesmo com tratamento adequado controlado por meio de urocultura negativa antes do procedimento. Outros fatores que aumentam o risco de infecção urinária no pós-operatório são a realização de *sling* retropúbico (possivelmente em razão da manipulação adicional da via urinária durante a cistoscopia de controle) e resíduo pós-miccional > 100mL no pós-operatório.

O tratamento deve ser instituído o mais precocemente possível, de acordo com as recomendações locais para o tratamento dos germes mais prevalentes, não devendo ser aguardados exames complementares. Dessa maneira, urinálise e urocultura podem ser utilizadas para auxiliar o tratamento, porém não devem protelar o início da antibioticoterapia.

Convém lembrar que a infecção urinária pós-*sling* pode ser o primeiro e eventualmente o único sinal de outras complicações associadas ao procedimento. Nesses casos, a paciente deve ser mantida em seguimento com reavaliações frequentes até que o cirurgião possa certificar-se de que a infecção correspondeu a evento isolado e não associado a outra complicação, como obstrução infravesical, corpo estranho intravesical ou uretral, por exemplo.

Infecção da ferida

Apesar de considerada uma cirurgia potencialmente contaminada e da dificuldade de antissepsia ideal, as infecções de ferida operatória são pouco frequentes, variando de 0,7% a 2%.

O diagnóstico é estabelecido a partir da história clínica e do exame físico. A paciente pode apresentar sintomas que variam de desconforto na ferida operatória, abaulamento local e descarga vaginal purulenta até sepse de foco geniturinário, conhecida como síndrome de Fournier.

Entre os fatores de risco para evolução desfavorável para abscesso e fasceíte, que podem ser extrapolados das cirurgias ginecológicas para os implantes de *slings*, estão a obesidade (88%), a hipertensão (65%) e o diabetes (47%).

O tratamento inclui antibióticos com cobertura para gram-negativos e anaeróbicos, de acordo com o padrão de resistência da microbiota de cada serviço. Nos casos com abscesso e fasceíte, o cirurgião deve ser agressivo no tratamento, realizando ampla drenagem e a retirada de todo o implante empregado na cirurgia anti-incontinência.

Osteomielite

Apesar de infrequente, a osteomielite é uma complicação que demanda alto nível de suspeição, uma vez que tem baixa incidência e não é um diagnóstico óbvio em boa parte dos casos, devendo ser considerada a hipótese quando a paciente apresentar dor pélvica de início súbito, associada ou não a febre (até 75% dos casos), leucocitose (em apenas 35%), aumento dos marcadores inflamatórios (VHS e PCR), dor e dificuldade de deambulação, quando apresenta abscessos pélvicos após inserção de *sling* aponeurótico cadavérico ou quando do uso de técnica de *sling* ou colpossuspensão que impliquem a ancoragem da tela ao púbis.

O diagnóstico pode ser confirmado por tomografia computadorizada, mas o padrão-ouro, com sensibilidade de até 100%, é a ressonância magnética.

A antibioticoterapia deve ser administrada por período prolongado e associada à remoção dos dispositivos responsáveis pelo início do processo infeccioso.

Outras complicações

Com a evolução das técnicas dos *slings* minimamente invasivos de uretra média, são atualmente muito raras as complicações graves relacionadas com as cirurgias anti-incontinência.

O índice de perfurações vasculares graves varia de 0,04% a 0,07% e as lesões intestinais contabilizam 0,04% das complicações dos *slings*, na quase totalidade relacionadas com os *slings* retropúbicos. Essas últimas estão relacionadas particularmente com pacientes submetidas a manipulações pélvicas prévias, nas quais o cirurgião deverá atuar de maneira mais cautelosa, pois os óbitos relacionados com o implante de *slings* está associado, em 85% dos casos, à perfuração intestinal e suas complicações.

COMPLICAÇÕES TARDIAS
Erosão uretral

Outro aspecto das lesões uretrais consiste na erosão uretral do *sling* no pós-operatório tardio, que costuma ocorrer, em média, 9 meses após o implante do *sling* por erosão da tela para o interior da luz uretral. Radioterapia prévia, hipoestrogenismo vaginal, tração excessiva do *sling* ou dissecção agressiva próxima à uretra durante a inserção do *sling* são os principais fatores causadores.

Os sintomas associados à erosão são bastante variáveis e incluem infecção urinária recorrente, disúria, hematúria, incontinência urinária *de novo* (aparecimento de incontinência após implante do *sling*), esforço miccional (associado à possível obstrução do *sling*), dispareunia e sensação de corpo estranho próximo à uretra. Em casos anedóticos há o relato de exteriorização parcial de cálculos aderidos à porção extrusa do *sling* na uretra.

A confirmação diagnóstica geralmente é obtida pela uretrocistoscopia (Figura 19.3). Embora a uretrocistografia miccional ou a urotomografia (TC) também possam ser utilizadas para documentar o diagnóstico, a cistoscopia é o método mais fácil e prático de avaliação, podendo, eventualmente, ser combinado com o tratamento no mesmo momento.

Entre as opções terapêuticas são citadas a ressecção das porções erodidas do *sling* com *Holmium laser*, a qual representa um procedimento pouco invasivo, mas que não permite a ressecção das porções proximais do *sling* e implica o risco de recidiva da erosão a longo prazo, e a uretrectomia parcial com ressecção ampla do *sling*.

Em caso de associação à disfunção miccional, devem ser consideradas a ressecção do *sling*, a uretrólise e a inserção de um *sling* aponeurótico ou a aplicação de um retalho de Martius, visando à necessidade eventual de um novo *sling*, a depender da evolução do padrão miccional.

Erosão/perfuração vesical

Quando a passagem de uma ou das duas hastes do *sling* é realizada através da bexiga e o diagnóstico não é estabelecido no intraoperatório, a paciente pode evoluir com sintomas inespecíficos por semanas ou meses antes do diagnóstico definitivo, cabendo ao médico assistente manter alto índice de suspeição para que o diagnóstico seja obtido mais precocemente. Os sintomas apresentados podem ser variáveis, habitualmente de caráter irritativo, como dor hipogástrica, disúria, frequência, urgência, hematúria intermitente, cistite recorrente e até incontinência urinária.

O diagnóstico é realizado por meio da cistoscopia, que torna possível identificar e caracterizar a extensão da exposição intravesical, bem como sua topografia e a distância estimada entre o *sling* extruso e estruturas importantes, como o trígono vesical e a uretra (Figura 19.4). Eventualmente, ao ultrassom ou à TC, podem ser identificadas calcificações intravesicais que se formam ao redor da porção erodida do *sling* no interior da bexiga.

Nos casos com pequenas áreas de exposição da tela é possível optar pela excisão endoscópica com *laser* ou pela ressecção com auxílio de tesoura endoscópica.

Nos casos de maior exposição da tela, a cistotomia pode ser necessária para ressecção ampla do material implantado, sendo possível optar pelo acesso videolaparoscópico, a depender da *expertise* do serviço. Nesses casos, sugere-se que a reavaliação da incontinência de esforço seja realizada após a convalescença para eventual programação de novo procedimento anti-incontinência, se necessário. Vale considerar que não há contraindicação ao implante de um novo *sling* sintético nessa situação.

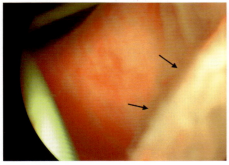
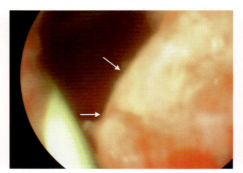
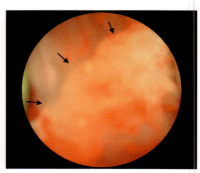

Figura 19.3 Erosão uretral de *sling* sintético. *Sling* erodido identificado pelas setas.

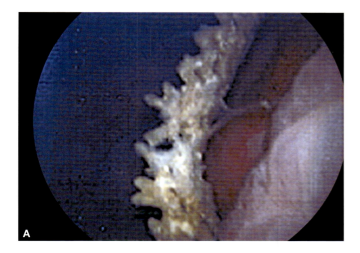
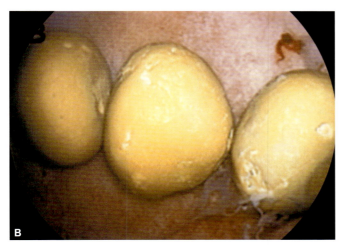
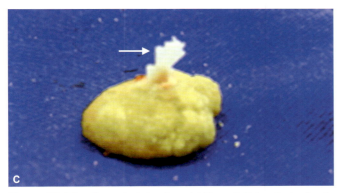

Figura 19.4 Erosão vesical de *sling* sintético. **A** Extrusão tardia do *sling*. **B** Formações cálcicas sobre o *sling* extruso. **C** Porção extrusa ressecada (seta) e cálculo ao redor.

Exposição/extrusão vaginal

De acordo com a terminologia da Sociedade Internacional de Continência (ICS)/Associação Internacional de Uroginecologia (IUGA), exposição consiste na identificação, na vagina, de parte da tela ou *sling* < 1cm, enquanto extrusão corresponde à separação dos tecidos e à exteriorização de > 1cm da prótese.

A exposição e a extrusão juntas representam 0,5% a 8% das complicações pós-implante de *slings*, podendo ocorrer associadas a sintomas clínicos significativos, como descarga vaginal, dispareunia, vulvovaginite de repetição, dor pélvica, dor inguinal, sintomas irritativos urinários ou, por outro lado, apenas pela sensação tátil de um corpo estranho à palpação ou, ainda, podem ser completamente assintomáticas.

O diagnóstico é eminentemente clínico, na grande maioria dos casos realizado apenas mediante inspeção cautelosa. Vale lembrar que a inspeção deve ser rigorosa para identificar a descontinuidade tecidual vaginal que pode estar oculta por alguma rugosidade da parede vaginal.

O tratamento desse tipo de complicação depende do tamanho da exposição, da intensidade dos sintomas e das condições locais da ferida. Há relatos na literatura de tratamento conservador, consistindo apenas em observação e uso de antibióticos tópicos, desbridamento das bordas da ferida seguido de sua ressutura ou de tratamento agressivo com excisão completa da tela apesar de exposição apenas parcial. A maioria dos grupos realiza a excisão da porção exposta até que a tela não seja mais visível ou palpável sem realizar dissecções mais agressivas. O objetivo dessa abordagem é diminuir o dano local no intuito de preservar o arcabouço fibrótico cicatricial criado pelo *sling* na tentativa de manter a continência (Figura 19.5).

Outra questão a ser pontuada diz respeito à reaproximação das bordas da ferida após a ressecção da porção extrusa. Costuma-se realizar sutura com pontos separados de fio absorvível, porém em nosso serviço realizamos apenas a excisão do *sling*, deixando que a ferida residual cicatrize por segunda intenção. Desse modo, diminuímos o tempo operatório e minimizamos o trauma local e o risco de retração da parede vaginal e o desconforto da sensação dos pontos. Nossa experiência até o momento tem mostrado

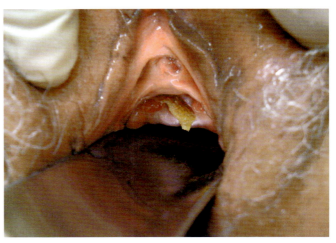

Figura 19.5 Exposição vaginal de *sling* sintético.

que em até 3 semanas costuma haver cicatrização completa com ótimo resultado cosmético e funcional.

Dor crônica/disestesia

A dor inguinal ou suprapúbica pós-*sling* pode ser uma complicação relativamente frequente, quando se considera o período de recuperação precoce, chegando a atingir até 5% das pacientes. Costumeiramente há remissão completa ou significativa da dor após um curso de anti-inflamatórios não esteroides, repouso e, em alguns casos, um período de fisioterapia.

Cerca de 2% das mulheres que se submetem ao implante de um *sling*, seja transobturatório, seja retropúbico, continuarão com sintomas a longo prazo. Nesses casos, após a exclusão de causas álgicas não relacionadas com a cirurgia, podem ser considerados tratamentos para dor crônica com emprego de antidepressivos tricíclicos (por exemplo, amitriptilina), gabapentina ou pregabalina.

Nos casos de persistência dos sintomas sugere-se discutir com a paciente o explante completo da tela. Essa cirurgia, no *sling* transobturatório, demanda grande habilidade técnica em virtude do acesso ao forame obturatório, devendo ser realizada apenas por equipes experientes.

Já a disestesia, dor ou desconforto ao toque ou à palpação dos pontos de passagem dos trocartes ou da tela em si, pode ser tão prevalente quanto a dor crônica, porém seus sintomas costumam ser menosprezados ou confundidos com dor exclusiva, possivelmente em razão da dificuldade de a paciente expressar seus sintomas ou da melhora espontânea a longo prazo, o que ocorre na maioria dos casos.

Nos casos de persistência de disestesia ou irradiação do desconforto, deve ser considerada a possibilidade de compressão ou lesão de ramos nervosos durante a passagem dos trocartes ou secundária a um processo inflamatório crônico exacerbado em torno do *sling*. Também nesses casos, o tratamento inicial deve ser conservador, com prescrição de medicações para dor crônica e nevralgia, seguido por excisão cirúrgica ampla da tela nos casos refratários.

Cabe lembrar que, após períodos mais prolongados de estímulo nociceptivo aos nervos, a sequela residual, mesmo após excisão delicada e completa do *sling*, pode perdurar e manter o quadro álgico ou disestésico, devendo a paciente estar ciente dos riscos e benefícios da retirada do implante.

Dispareunia

A dispareunia pós-*sling*, apesar de muito significativa para a paciente, ainda não é amplamente avaliada nos estudos sobre o tema. Estima-se que até 10% das pacientes que se submetem à cirurgia anti-incontinência evoluam com essa complicação.

A avaliação dos sintomas deve ser realizada por meio da história clínica e de exame físico cauteloso em busca de achados adicionais que possam também explicar as queixas, como as alterações tróficas da vagina decorrentes de hipoestrogenismo e a estenose vaginal, bem como a identificação de possíveis *trigger points* (pontos-gatilho) para dor e sua relação com a topografia do *sling*. Deve ser considerado, também, que a dispareunia pode indicar a presença de outras complicações, como extrusão ou fístulas.

Como primeira linha de tratamento, sugere-se o emprego de medicações tópicas para melhorar o trofismo vaginal e a lubrificação durante o coito. Caso os sintomas persistam, e se forem particularmente associados a pontos-gatilho, deve ser considerada a ressecção de porções do *sling*. Em geral, nessa situação, os pontos dolorosos se localizarão próximo às porções laterais do vestíbulo vaginal ou na região suburetral. A remoção da porções "dolorosas" do *sling* costuma associar-se à melhora significativa ou até à remissão da dor na maioria dos casos.

Fístulas

A fístula urinária após *sling* é uma complicação rara e não há estimativa de sua frequência. Há relatos de casos isolados, porém a maior casuística, de 10 pacientes, mostra que os tipos mais comuns são uretrovaginal, vesicovaginal, ureterovaginal e enterovesical.

Os fatores de risco associados à formação de fístula são os mesmos das lesões uretrais e vesicais, a saber: dissecção agressiva com desvascularização do tecido periuretral e perivesical, manipulações cirúrgicas prévias para correções de defeitos anatômicos ou funcionais do assoalho pélvico, antecedente de radioterapia e de hipoestrogenismo importante.

O quadro clínico costuma cursar com recidiva da incontinência de esforço, incontinência urinária contínua, polaciúria, disúria, dor suprapúbica, infecção urinária recorrente e, eventualmente, sintomas obstrutivos associados (caso tenha ocorrido migração proximal do *sling* em direção ao colo vesical).

O diagnóstico das fístulas é relativamente simples, podendo ser evidenciado em boa parte das vezes no exame físico por meio da identificação do orifício fistuloso.

Quando a lesão for puntiforme, poderá ser necessário o teste com tampões vaginais e corante intravesical, no qual um tampão de gaze é introduzido na vagina seguido da instilação de solução diluída de azul de metileno em solução fisiológica através de sonda de Foley com balonete insuflado. Solicita-se que a paciente tussa, realize pequenas manobras de esforço ou eventualmente deambule para sensibilizar o exame. Além do diagnóstico da fístula, esse teste possibilita diferenciar as fístulas vesicovaginais (mais frequentemente associadas às cirurgias anti-incontinência), nas quais o tampão será corado, das ureterovaginais, nas quais o tampão será umedecido com urina não corada.

A uretrocistografia retrógrada e miccional e/ou a cistotomografia e a TC com contraste endovenoso também constituem opções para documentação do diagnóstico e avaliação de eventual envolvimento ureteral, o que pode ocorrer em até 10% dos casos.

O tratamento das fístulas deve ser individual, de acordo com as comorbidades, intervenções prévias e cada tipo de fístula. Nos casos de fístulas pós-*sling*, pressupõe-se que as lesões sejam facilmente acessíveis por via vaginal, na maioria das vezes não sendo necessário acesso abdominal.

Recomenda-se incisão em U invertido com abordagem cautelosa, evitando ampla dissecção e se atendo da melhor maneira possível aos planos. Desse modo, minimiza-se o risco de aumentar as áreas desvascularizadas e é facilitada a reconstrução por planos, sem tensão e sem sobreposição de suturas.

A utilização de retalhos fáscio ou mioadiposos (por exemplo, Martius) é uma boa tática cirúrgica por minimizar ainda mais o contato entre as camadas reconstruídas, diminuindo o risco de recidiva. Recomenda-se a utilização dos retalhos sempre que o cirurgião tiver qualquer dúvida quanto ao trofismo genital ou à qualidade técnica da reaproximação dos planos em razão da dificuldade de dissecção.

Sugere-se a reconstrução com fios absorvíveis monofilamentares de longa absorção (por exemplo, PDS 3-0) e que a paciente seja mantida com derivação urinária por pelo menos 2 semanas.

Bexiga hiperativa

A bexiga hiperativa (BH) pós-*sling* pode ocorrer em duas condições distintas: em caso de persistência dos sintomas de BH no pós-operatório de paciente que já apresentava incontinência urinária mista, ou seja, com sintomas de armazenamento, com ou sem incontinência de urgência, associados à incontinência de esforço, ou no caso da chamada bexiga hiperativa *de novo*, a qual está relacionada com as pacientes com IUE típica que evoluíram com sintomas de armazenamento após o implante do *sling*. Em ambas as situações, o diagnóstico se baseia na história clínica e no exame físico.

Nesse ponto, vale mencionar que é essencial, especialmente nos casos de BH *de novo*, afastar a hipótese de que os sintomas irritativos sejam secundários à obstrução infravesical decorrente do *sling*, a qual demandaria tratamento específico por meio de uretrólise. Desse modo, recomenda-se como medida inicial a avaliação do resíduo pós-miccional, preferencialmente por meio da ultrassonografia,

em razão de sua menor invasividade, cabendo a indicação de avaliação urodinâmica às pacientes com sintoma intensos, notadamente com esforço miccional ou sensação de esvaziamento incompleto.

Após exclusão do diagnóstico de obstrução infravesical, o tratamento inicial se baseia em medidas comportamentais, mudança de hábitos de vida e fisioterapia do assoalho pélvico em associação ou não à eletroestimulação do nervo tibial. Recomenda-se evitar alimentos excitantes da bexiga (café, chá-preto, chocolate), realizar micções programadas, com intervalos de aproximadamente 3 horas, corrigir possível constipação associada e orientar a paciente a urinar com calma e relaxada, deixando a micção ocorrer por até 1 minuto, com o cuidado de aguardar mais tempo sentada para eliminar totalmente a urina armazenada.

Nos casos em que essas medidas não são efetivas, deve ser considerada a introdução de tratamento medicamentoso, seja com antimuscarínicos (por exemplo, oxibutinina, solifenacina), seja com β3-agonistas (mirabegrona). Em caso de falha do tratamento com as medidas comportamentais e do tratamento medicamentoso, podem ser oferecidas a injeção de toxina botulínica na musculatura detrusora e a neuroestimulação sacral.

Persistência da incontinência de esforço

A incontinência de esforço persistente pós-*sling* geralmente está relacionada com dois possíveis mecanismos fisiopatológicos: falha técnica, com ajuste ou posicionamento inadequado do *sling* no intraoperatório, e presença de acentuada deficiência esfincteriana intrínseca, geralmente associada à uretra fixa (ao púbis).

Nesses casos, a falha do *sling* ocorre por sua incapacidade de corrigir, de maneira isolada, o mecanismo que causou a incontinência. Em geral, em caso de acentuado defeito esfincteriano intrínseco, a probabilidade de sucesso de um *sling* é menor, a qual pode ser gravada quando associada ao quadro conhecido como uretra fixa, no qual a uretra se torna rígida e inflexível, perdendo suas relações dinâmicas naturais com o colo vesical durante o esforço. Quando um *sling* é inserido em uma situação como essa, o suporte suburetral não será adequado, sendo necessário proceder à dissecção e à mobilização extensa da uretra (uretrólise) e, por vezes, ao implante de um retalho fibroadiposo do grande lábio (Martius) entre a uretra e o púbis, simultaneamente ao implante do *sling*.

Nos casos de falha técnica por ajuste inadequado do *sling*, pode-se oferecer com segurança a inserção de um novo. Nessa situação não há consenso sobre a melhor opção para o novo *sling*, sendo mais frequentemente indicada a via retropúbica. Nos casos de falha técnica presumida pode ser oferecida a mesma técnica de *sling*, seja transobturatória, seja retropúbica, desde que garantida a mobilidade uretral.

Nos casos de incontinência após mini-*sling*, sugere-se a técnica de *sling* transobturatório ou a de *sling* retropúbico de acordo com a preferência do cirurgião.

A incontinência de urgência não é considerada falha terapêutica, uma vez que as técnicas cirúrgicas visam exclusivamente ao tratamento da perda por esforço. Entretanto, a incontinência de urgência está comumente associada à IUE, podendo persistir após o implante de *sling*. Essa condição representa motivo de insatisfação frequente após *slings* minimamente invasivos de uretra média, particularmente nas pacientes que não receberam orientação adequada quanto às expectativas terapêuticas antes do procedimento.

Obstrução

A obstrução pós-*sling* é uma complicação relativamente frequente, variando entre 2% e 10%, e alguns estudos admitem a incidência de até 20% de disfunção miccional após esse procedimento.

As queixas mais comuns referidas nos quadros de obstrução são retenção urinária, esforço miccional, jato prolongado e fino, sensação de esvaziamento incompleto, frequência e urgência, associados ou não à infecção urinária recorrente (em razão do resíduo pós-miccional elevado).

Vale ressaltar a importância dos diagnósticos diferenciais. O cirurgião deve estar atento às queixas da paciente e realizar exame detalhado, já que condições diferentes podem conduzir a sintomas semelhantes.

Os parâmetros urodinâmicos para diagnóstico de obstrução pós-*sling* são ainda controversos. Nos casos óbvios, em que há alta pressão detrusora no fluxo máximo ($PDet_{Qmáx}$) e fluxo máximo ($Q_{máx}$) reduzido, não há dúvida de que o tratamento cirúrgico corretivo deve ser indicado. Entretanto, casos nos quais há $PDet_{Qmáx}$ próxima a $30 cmH_2O$ e $Q_{máx}$ próximo de 15mL/s, associados a sintomas de armazenamento *de novo* e a resíduo pós-miccional próximo do normal, constituem dilemas diagnósticos. Nessa situação, devem ser valorizados os sintomas clínicos em detrimento dos parâmetros urodinâmicos, sobretudo se houver relação temporal bem determinada entre o surgimento dos sintomas e o procedimento.

A cistoscopia também poderá ser utilizada, possibilitando a avaliação da uretra e da bexiga, além de afastar lesões por erosão e identificar angulações uretrais e/ou hipersuspensão do colo vesical pelo *sling*.

O tratamento da obstrução pode ser conduzido de diversas maneiras. Uma delas, as anedóticas, consiste na dilatação uretral com velas, não recomendada pelos autores em virtude do risco de laceração e estenose uretral.

Quando a obstrução é diagnosticada precocemente e é evidente, recomenda-se reintervenção precoce com mobilização e secção parcial do *sling*. Nesse sentido, entre as várias opções descritas, opta-se pela secção parcial bilateral de maneira a promover o alongamento simétrico do *sling* (Figura 19.6). Esse procedimento pode ser realizado por acesso mediano, sobre a cicatriz prévia, ou por acesso em U invertido, que proporciona campo operatório mais amplo e com menos fibrose, sendo o acesso de preferência dos autores.

Nos casos em que, além dos sintomas obstrutivos, a uretra está fixa, deve-se proceder à excisão do *sling* e à uretrólise por via vaginal. Eventualmente, nos casos mais complexos poderá ser necessária a uretrólise por acesso suprameatal e/ou retropúbico. Sugere-se, quando da uretrólise, a interposição de retalho fascial, mioadiposo ou fibroadiposo para prevenir que a uretra se fixe novamente ao púbis (Figura 19.7).

Em geral, é pequeno o risco de recidiva da incontinência urinária após uretrólise. Entretanto, nessa eventualidade, novo procedimento anti-incontinência poderá ser realizado, se a paciente tiver trofismo vaginal adequado e a uretra móvel.

A uretrotomia interna com faca de Collins e mais recentemente com *laser* constitui uma boa medida para o tratamento dos casos refratários após uretrólise. Recomenda-se que seja realizada na posição correspondente às 7 horas e se estenda do colo vesical até o terço uretral médio (Figura 19.8).

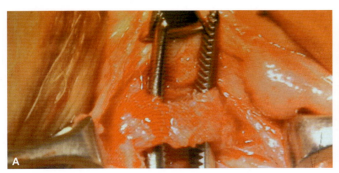 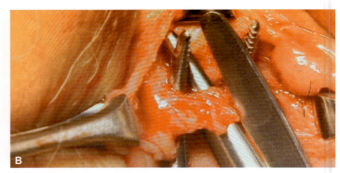

Figura 19.6 Opções de *slinglise*. **A** Dissecção do *sling*. **B** Secção bilateral parcial.

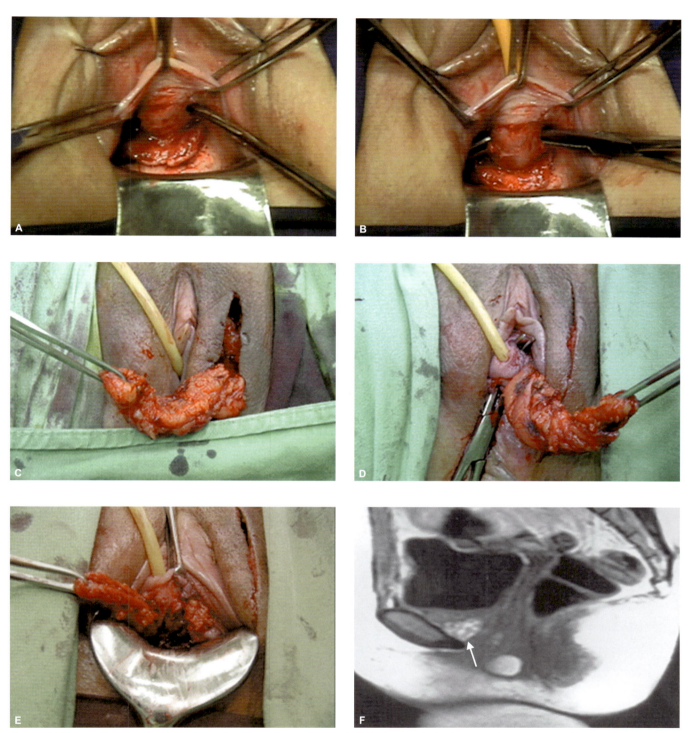

Figura 19.7 Uretrolise e interposição de retalho fibroadiposo do grande lábio (Martius). **A** Dissecção da porção superior da uretra. **B** Liberação entre uretra e púbis. **C** Confecção de retalho fibroadiposo de Martius do grande lábio esquerdo. **D** Confecção de túnel para transposição do retalho. **E** Transposição do retalho pela dissecção da uretrolise (ponta do retalho apresentada pela pinça de Allis). **F** Ressonância magnética evidenciando resultado pós-operatório. Seta preta apontando o retalho fibroadiposo.

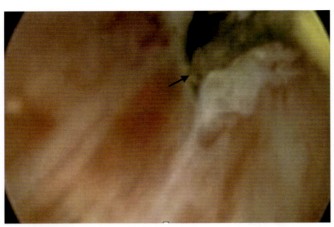

Figura 19.8 Uretrotomia com faca de Collins (*seta*) para tratamento de obstrução refratária.

POPULAÇÕES ESPECÍFICAS
Pacientes com prolapso de órgãos pélvicos

A incidência de defeitos anatômicos do assoalho pélvico e a concomitância de diagnóstico desses com IUE e incontinência urinária mista aumentam proporcionalmente ao envelhecimento da população.

Na literatura não há evidência de aumento das complicações associadas à correção simultânea de prolapso e incontinência. Entretanto, quando cirurgias de correção das duas condições são realizadas de maneira combinada, somam-se fatores de risco, como maior dissecção tecidual, dificuldades no ajuste do *sling*, aumento do risco de exposição da tela do *sling*, infecção local e perfuração. Desse modo, caso se opte pela correção conjunta, um cuidado adicional deve ser considerado. Recomenda-se, nesse sentido, que o *sling* seja implantado após o reparo do prolapso.

Pacientes idosas

Não há estudos que avaliem amiúde as mudanças no padrão das fases de armazenamento e micção nas mulheres idosas que se submeteram a *sling*, sobretudo aquelas com mais de 70 anos de idade. Nesse grupo, as alterações do trofismo genital, a diminuição da elasticidade vaginal e uretral e a concomitância das disfunções vesicais devem ser consideradas os principais fatores de risco de complicações. Ademais, a bexiga hiperativa *de novo* pós-operatória, mais frequente nesse grupo, aumenta a chance de insatisfação com o tratamento cirúrgico, não havendo fatores preditivos pré-operatórios bem determinados para seu surgimento. Por outro lado, a incidência de complicações perioperatórias após implante de *sling* em idosas não se diferencia daquela observada em pacientes mais jovens.

Pacientes obesas

A população de pacientes obesas foi avaliada na tentativa de verificar se seriam maiores os índices de complicações perioperatórias relacionadas com a inserção de *slings* sintéticos de uretra média. Nesse contexto, até o momento não foram evidenciados maior risco de complicações ou menores índices de continência objetiva ou subjetiva, seja nas técnicas convencionais, seja nas técnicas com *minislings*.

Acredita-se, de modo contrário, que nos casos que envolveram o emprego da abordagem retropúbica o risco de lesão vesical e intestinal seria menor do que na população feminina com índice de massa corporal normal em razão do coxim adiposo pré-peritoneal, que deslocaria as vísceras cranialmente, diminuindo a chance de lesão na passagem dos trocartes.

Pacientes com disfunção vesicouretral neurogênica

Essa população de pacientes deve ser avaliada com cautela por se tratar de grupo de risco específico para complicações funcionais após implante de *sling* ou qualquer outro procedimento anti-incontinência.

Nesse contexto, é essencial que o cirurgião avalie com muita atenção a característica da incontinência (se de esforço, de urgência ou mista), a predominância dos sintomas, o real incômodo que a incontinência causa à paciente e as possíveis consequências da inserção de um *sling*, independentemente da técnica programada.

Pacientes com disfunção vesical neurogênica podem apresentar três padrões funcionais predisponentes à incontinência: a bexiga hiperativa, a bexiga hipoativa ou acontrátil e a insuficiência esfincteriana intrínseca da uretra, independentemente do estado funcional da bexiga. Assim, quando a incontinência decorrer das contrações detrusoras durante a fase de armazenamento (hiperatividade detrusora) ou de hiperdistensão e transbordamento (hipo/acontratilidade detrusora), não haverá indicação de *sling*, devendo a conduta terapêutica ficar voltada para o processo fisiopatológico, seja por meio de terapias visando inibir as contrações (antimuscarínicos, $\beta3$-adrenérgicos, toxina botulínica ou neuromodulação), seja evitando o transbordamento por meio de cateterismo intermitente limpo. Por outro lado, o *sling* poderá estar indicado quando o componente fisiopatológico predominante for a insuficiência esfincteriana intrínseca da uretra e a paciente apresentar incontinência predominantemente aos esforços. Nessa situação, em geral os *slings* aponeuróticos ainda encontram indicação e, desse modo, as possíveis complicações serão representadas pela infecção do sítio doador da aponeurose e a disfunção miccional pós-operatória, cada qual com tratamento específico.

CONSIDERAÇÕES FINAIS

A IUE, por sua origem multifatorial e caráter evolutivo, constitui condição com apresentações clínicas diversas e sujeita a várias evoluções após o tratamento cirúrgico. Por isso, o médico assistente deverá considerar as particularidades de cada paciente em sua decisão terapêutica de modo a minimizar o risco de complicações.

A despeito disso, a experiência tem mostrado que as pacientes, mesmo quando tratadas adequadamente, poderão apresentar evolução clínica insatisfatória, cabendo ao médico assistente identificar os eventos adversos e conduzir seu tratamento prontamente, evitando evolução para uma condição crônica em associação a prejuízos psicossociais.

Leitura complementar

Abouassaly R, Steinberg J, Lemieux M et al. Complications of tension-free vaginal tape surgery: a multi-institutional review. BJU Int 2004; 94:110-3.

Almousa S, Bandin van Loon A. The prevalence of urinary incontinence in nulliparous adolescent and middle-aged women and the associated risk factors: a systematic review. Maturitas 2018 Jan; 107:78-83.

Anger JT, Litwin MS, Wang Q et al. The effect of concomitant prolapse repair on sling outcomes. J Urol 2008; 180:1003-6.

Blaivas JG, Mekel G. Management of urinary fistulas due to midurethral sling surgery. J Urol 2014 Oct; 192(4):1137-42.

Colhoun A, Rapp DA. Long-term outcomes after repair of transurethral perforation of midurethral sling. Female Pelvic Med Reconstr Surg 2016 Jul-Aug; 22(4):272-5.

Daneshgari F, Kong W, Swartz M. Complications of mid urethral slings: important outcomes for future clinical trials. J Urol 2008 Nov; 180(5):1890-7.

Doganay M, Cavkaytar S, Kokanali MK et al. Risk factors for postoperative urinary tract infection following midurethral sling procedures. Eur J Obstet Gynecol Reprod Biol 2017 Apr; 211:74-77.

Doo CK, Hong B, Chung BJ et al. Five-year outcomes of the tensionfree vaginal tape procedure for treatment of female stress urinary incontinence. Eur Urol 2006;50: 333-8.

Frigerio M, Regini C, Manodoro S, Spelzini F, Milani R. Mini-sling efficacy in obese versus non-obese patients for treatment of stress urinary incontinence. Minerva Ginecol 2017 Dec; 69(6):533-7.

Fulford SC, Flynn R, Barrington J et al. An assessment of the surgical outcome and urodynamic effects of the pubovaginal sling for stress incontinence and the associated urge syndrome. J Urol 1999; 162:135-7.

Gallup DG, Freedman MA, Meguiar RV et al. Necrotizing fasciitis in gynecologic and obstetric patients: a surgical emergency. Am J Obstet Gynecol 2002; 187:305-10.

Hammad FT, Kennedy-Smith A, Robinson RG. Erosions and urinary retention following polypropylene synthetic sling: Australasian Survey. Eurn Urol 2005; 47:641-7.

Haylen BT, Freeman RM, Lee J et al. International Urogynecological Association (IUGA)/International Continence Society (ICS) joint terminology and classification of the complications related to native tissue female pelvic floor surgery. Neurourol Urodyn 2012 Apr; 31(4):406-14.

Jeong SJ, Lee HS, Lee JK et al. The long-term influence of body mass index on the success rate of mid-urethral sling surgery among women with stress urinary incontinence or stress-predominant mixed incontinence: comparisons between retropubic and transobturator approaches. PLoS one 2014 Nov 21; 9(11):e113517.

Jha S, Jones G, Radley S et al. Factors influencing outcome following the tension-free vaginal tape (TVT). Eur J Obstet Gynecol Reprod Biol 2009; 144:85-7.

Keltie K, Elneil S, Monga A et al. Complications following vaginal mesh procedures for stress urinary incontinence: an 8 year study of 92,246 women. Sci Rep 2017 Sep 20; 7(1):12015.

Kobashi KC, Albo ME, Roger R et al. Surgical treatment of female stress urinary incontinence: AUA/SUFU Guideline. J Urol 2017 Oct; 198(4):875-83.

Krauth JS, Rasoamiaramanana H, Barletta H et al. Sub-urethral tape treatment of female urinary incontinence – morbidity assessment of the transobturator route and a new tape (I-STOP): a multicentre experiment involving 604 cases. Eur Urol 2005; 47:102-7.

Kuhn A, Burkhard F, Eggemann C et al. Sexual function after suburethral sling removal for dyspareunia. Surg Endosc 2009a; 23:765-8.

Kuuva N, Nilsson C. A nationwide analysis of complications associated with the tension-free vaginal tape (TVT) procedure. Acta Obstet Gynecol Scand 2002; 81:72-7.

Kuuva N, Nilsson C. A nationwide analysis of complications associated with the tension-free vaginal tape (TVT) procedure. Acta Obstet Gynecol Scand 2002; 81:72-7.

Marcelissen T, Van Kerrebroeck P. Overactive bladder symptoms after midurethral sling surgery in women: Risk factors and management. Neurourol Urodyn 2017 Jun 20.

National Healthcare Safety Network. Urinary tract infection (catheter associated urinary tract infection [CAUTI] and noncatheter-associated urinary tract infection [UTI]) and other urinary system infection [USI]) events. National Healthcare Safety Network (NHSN); 2015; 1-7 Device-associated Module.

Nygaard IE and Heit M: Stress urinary incontinence. Obstet Gynecol 2004; 104:607 .

Okcu G, Erkan S, Yercan HS, Ozic U. The incidence and location of corona mortis: a study on 75 cadavers. Acta Orthop Scand 2004 Feb; 75(1):53-5.

Pereira I, Valentim-Lourenço A, Castro C, Martins I, Henriques A, Ribeirinho AL. Incontinence surgery in obese women: comparative analysis of short- and long-term outcomes with a transobturator sling. Int Urogynecol J 2016 Feb; 27(2):247-53.

Pushkar DY, Godunov BN, Gvozdev M et al. Complications of midurethral slings for treatment of stress urinary incontinence. Int J Gynaecol Obstet 2011; 113:54-7.

Richter HE, Albo ME, Zyczynski HM et al. Retropubic versus transobturator midurethral slings for stress incontinence. N Engl J Med 2010; 362: 2066-76.

Stav K, Dwyer PL, Rosamilia A et al. Risk factors of treatment failure of midurethral sling procedures for women with urinary stress incontinence. Int Urogynecol J 2010b; 21:149-55.

Thomas TN, Siff LN, Jelovsek JE, Barber M. Surgical pain after transobturator and retropubic midurethral sling placement. Obstet Gynecol 2017 Jul; 130(1):118-25.

Tseng LH, Wang AC, Lin YH et al. Randomized comparison of the suprapubic arc sling procedure vs. tension-free vaginal taping for stress incontinent women. Int Urogynecol J Pelvic Floor Dysfunct 2005; 16:230-5.

Ward KL, Hilton P. Prospective multicentre randomised trial of tension-free vaginal tape and colposuspension as primary treatment for stress incontinence. BMJ 2002;325:67-70.

Wei JT, Nygaard I, Richter HE et al. A midurethral sling to reduce incontence after vaginal prolapse repair. N Engl J Med 2012; 366: 2358-67.

Win AJ (ed.) Campbell-Walsh Urology 11th edition review. 2. ed. Rio de Janeiro: Elsevier. 2016; 2026.

Yax J, Cheng D. Osteomyelitis pubis: a rare and elusive diagnosis. West J Emerg Med 2014 Nov; 15(7):880-2.

20

Correção dos Prolapsos Genitais de Parede Vaginal Anterior

Carlos Antônio Del Roy | Augusta R. Morgado | Bárbara B. Zeiger

INTRODUÇÃO

O prolapso de órgão pélvico (POP) é um problema de saúde que acomete 6% a 8% das mulheres em todo o mundo, podendo seus sintomas afetar intensamente a qualidade de vida, ocasionando impacto físico, psicossocial e econômico, além de representar um desafio à ginecologia moderna por ser um caso de saúde pública mundial. Com o aumento da expectativa de vida e, consequentemente, da população de mulheres idosas, cada vez mais ginecologistas se deparam com queixas urogenitais nos atendimentos.

A Sociedade Internacional de Continência (ICS) define prolapso genital como o deslocamento caudal, parcial ou total de qualquer segmento ou órgão pélvico de sua localização habitual, envolvendo a procidência da parede vaginal anterior e/ou posterior, assim como do ápice da vagina (útero ou cúpula vaginal) após histerectomia. O deslocamento das vísceras no sentido caudal em direção ao hiato genital é decorrente do desequilíbrio entre as forças encarregadas de manter os órgãos pélvicos em sua posição normal e aquelas que tendem a empurrá-los para fora da pelve.

Entre os tipos de distopia, o prolapso da parede vaginal anterior é o mais comum, sendo responsável por 80% dos defeitos do assoalho pélvico e o que mais aparece em associação à histerectomia prévia.

Embora os dados sejam limitados, Sartori e cols. observaram que a prevalência de POP aumenta de maneira constante com a idade, alcançando o pico entre os 60 e os 69 anos. De acordo com esses autores, 74,2% das pacientes se encontravam na pós-menopausa e 25,8% na menacme, sugerindo associação ao hipoestrogenismo. Segundo Nygaard, a proporção de mulheres com pelo menos uma desordem do assoalho pélvico é de 9,7% entre as de 20 a 39 anos de idade e de 49,7% nas com mais de 80 anos, o que reafirma os dados anteriores. Em geral, a prevalência desse prolapso se situa entre 23,5% e 49,4% na população feminina, valores, no entanto, que podem variar muito de um estudo para outro, uma vez que existem diversos sistemas de avaliação uroginecológica, como o *Pelvic Organ Prolapse Quantification System* (POP-Q) e o Baden-Walker. Essa falta de padronização pode alterar o número de pessoas classificadas como doentes.

Os dados epidemiológicos sobre essa enfermidade são de difícil obtenção, visto que muitas mulheres escondem o fato, aceitando-o como consequência natural do envelhecimento ou dos partos vaginais. Na maioria dos estudos, a prevalência estimada é de 40%. No Brasil, segundo dados do ano de 2000 (DATASUS), as distopias pélvicas são responsáveis por cerca de 160.000 internações por ano em todo o território nacional.

Nos EUA, o prolapso genital é responsável por mais de 400.000 procedimentos cirúrgicos por ano, sendo a terceira indicação mais comum para histerectomia. O custo direto representa cerca de 2 bilhões de dólares e 600 milhões de libras anuais.

O prolapso genital incide preferencialmente em mulheres multíparas e idosas. Observa-se que 50% das mulheres que pariram apresentam algum grau de distopia genital, sendo 10% a 20% assintomáticas. Mant e cols., em estudo com 17.032 mulheres com prolapso, concluíram que a paridade foi o fator de risco mais significativo. Alguns autores relataram aumento do risco relativo de 4,7 vezes em mulheres com pelo menos um parto vaginal em comparação com as nulíparas.

Além de idade avançada, multiparidade, partos vaginais e hipoestrogenismo, outros fatores de risco se destacam, como cirurgias pélvicas, variações na estrutura esquelética, distúrbios dos tecidos conjuntivos (deficiência de colágeno), disfunções neuromusculares, fatores raciais e genéticos, trauma no assoalho pélvico (parto por fórceps, vácuo-extrator, episiotomia), desnutrição, elevação crônica da pressão intra-abdominal (doença pulmonar crônica, tabagismo, tosse crônica, obesidade, constipação) e atividades profissionais ou esportivas (levantamento de peso). Os defeitos congênitos devem ser lembrados, como espinha bífida, meningomielocele, mielodisplasias, distrofia muscular e extrofia vesical.

A fisiopatologia do POP não está totalmente esclarecida, e a etiologia do prolapso genital é reconhecidamente multifatorial. A distopia genital é resultante do desequilíbrio das forças responsáveis pela sustentação e a estática pélvica, o que mantém o útero e os demais órgãos no interior da pelve. A manutenção da anatomia depende de um mecanismo neuromuscular, ligamentar e fáscial do assoalho pélvico intacto. Lesões nesses tecidos podem ocasionar prolapso do compartimento apical, anterior e/ou do compartimento posterior.

Portanto, o POP é geralmente causado pela fraqueza do diafragma pélvico, e a diminuição da força mecânica ocorre em virtude da denervação, desvascularização, lesões ou anomalias do tecido conjuntivo, ocasionando a perda da elasticidade. As alterações do colágeno em quantidade e estrutura que ocorrem com o avançar da idade, bem como as alterações morfológicas na parede vaginal, também são importantes fatores etiológicos. É amplamente aceito que os músculos levantadores do ânus sofram lesão direta ou denervação durante o trabalho de parto e que essas lesões estejam envolvidas na patogênese desse prolapso. Os músculos denervados perdem tônus e ocorre abertura do hiato genital, o que ocasiona o prolapso de víscera pélvica.

Para elucidar a fisiopatologia das distopias genitais é necessário o conhecimento da teoria de DeLancey, que divide as estruturas que sustentam o assoalho pélvico em três níveis, correspondentes a três grupos de suporte (Figura 20.1):

- **Nível I:** responsável pela sustentação do útero e o terço superior da vagina. Lesões nessa região propiciam o aparecimento do prolapso uterino ou de cúpula vaginal nas mulheres histerectomizadas em associação ou não à enterocele.

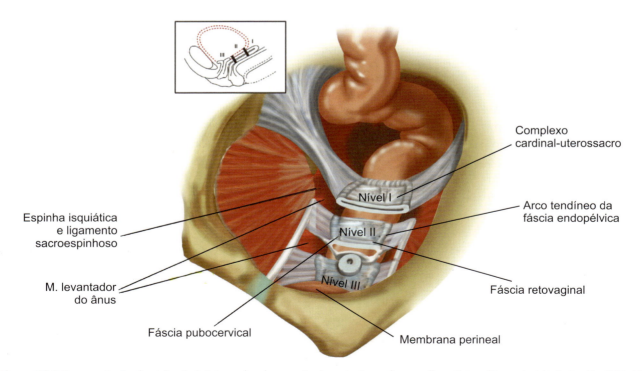

Figura 20.1 Representação dos três níveis integrados de suporte das estruturas do assoalho pélvico. (Reproduzida de Jordán JMS. Atlas de incontinência urinária y piso pelvico – Disponível em: https://www.fcm.unicamp.br/fcm/sites/default/files/2016/page/urofisioterapia.pdf.)

- **Nível II:** responsável pela sustentação do terço médio da vagina. Lesões nessa região determinam prolapso das paredes vaginais anterior (PPVA) e/ou posterior (PPVP).
- **Nível III:** compreende a área de fusão da vagina às estruturas adjacentes. Lesões nessa área, dependendo de sua localização predominante, irão propiciar a incontinência urinária, quando ocorrem anteriormente, podendo determinar incontinência fecal ou de flatos em consequência das lesões posteriores que atingem o corpo perineal.

O quadro clínico da distopia genital varia bastante, pois, quanto maior o grau do POP, mais intensa sua sintomatologia. Esse prolapso envolve múltiplos sistemas anatômicos e funcionais e está comumente associado a sintomas gastrointestinais, geniturinários e musculoesqueléticos e à disfunção sexual. Muitas pacientes são assintomáticas, o que dificulta o diagnóstico precoce, enquanto outras se queixam de uma sensação de peso ou desconforto na vagina, muitas vezes descrito como sensação de "bola na vagina" e que piora com o esforço físico. Os sintomas geralmente se acentuam ao longo do dia, mas costumam melhorar com o repouso, e outros, como dor lombar, constipação intestinal e desconforto abdominal, podem acompanhar o prolapso, mas não são causados por ele.

No estudo de Swift, somente 2% das pacientes avaliadas pela nova classificação como estágio II tinham queixa importante de "bola na vagina", aumentando para 78% nas com estágio III. Quando o prolapso é de longa duração, pode surgir lesão ulcerada no colo, em geral de origem traumática, que facilmente sangra e se infecta. Sintomas urinários, como disúria, polaciúria, urgência, incontinência e retenção, isolados ou associados, dependem da idade, da duração e do grau do prolapso. A infecção urinária de repetição é também relatada. Sartori e cols. observaram que, quanto maior o prolapso, menor a frequência de perda urinária ao esforço, uma vez que está relacionada com a angulação ou compressão uretral pelo prolapso acentuado.

Em 2010, a ICS e a Associação Internacional de Uroginecologia (IUGA) atualizaram a padronização dos sintomas de prolapso e consideraram como queixas relacionadas com os POP o abaulamento vaginal, a pressão pélvica ou suprapúbica, o sangramento, o corrimento e as infecções relacionadas com as ulcerações, a necessidade de manobras manuais para possível defecação ou micção e a dor na região da coluna sacral.

Um dos principais problemas associados ao POP é a necessidade de um método de estadiamento universal, claro e confiável.

O comitê multidisciplinar da ICS e da Sociedade Americana de Uroginecologia (AVGS), após várias pequenas revisões, publicou em 1996 a classificação de Bump, que criou um consenso a fim de auxiliar a definição do POP feminino e da disfunção do assoalho pélvico. Assim, a mais recente adição ao grupo de sistemas de implantação é o POP-Q.

O POP-Q foi criado como uma ferramenta de codificação útil tanto para o clínico como para o pesquisador com o objetivo de padronizar a classificação do POP. Quando se utiliza esse sistema para a descrição da sustentação dos órgãos pélvicos, é possível estimar a prevalência da doença. Entre as pacientes que se apresentam para exame ginecológico de rotina, 30% a 65% têm prolapso no estágio II. De acordo com um estudo de 27.342 mulheres no WHI, 40% das mulheres na pós-menopausa apresentavam algum tipo de prolapso genital. Clínicos e pesquisadores que cuidam de mulheres com POP e disfunção do assoalho pélvico são encorajados a aprender a usar o sistema. Suas vantagens residem no fato de ser um sistema específico e objetivo com nove medidas diferentes adotadas a partir de pontos de referência fixos – as carúnculas himenais e o meato uretral externo – dados como marco zero. Os pontos craniais recebem valores negativos e os que se encontrem distais à referência recebem valores positivos em centímetros.

O examinador deve identificar o ponto de maior distopia e solicitar a confirmação da paciente, com esforço (Valsalva), inclusive de pé, ou por meio de tração do ponto máximo de prolapso.

As nove medidas do POP-Q (Figura 20.2) são:

- **Ponto Aa:** localizado na linha média da parede anterior, a 3cm do meato uretral externo (correspondendo à junção uretrovesical). Por definição, o valor descritivo da posição desse ponto só pode variar de −3 a +3.
- **Ponto Ba:** representa o ponto de maior prolapso da linha média do segmento vaginal localizado entre o ponto Aa e a cúpula vaginal. Portanto, por definição, esse ponto é variável, representando o local de maior prolapso da parede anterior, e não pode estar entre o ponto Aa e o meato uretral externo. Na ausência de prolapso, encontra-se em −3.
- **Ponto C:** representa o ponto mais distal do colo do útero ou a posição da cicatriz da cúpula vaginal (em mulheres histerectomizadas).
- **Ponto D:** representa a localização do fórnice vaginal posterior, no local exato da fusão da mucosa com o colo uterino, que é o local da inserção dos ligamentos úterossacros no anel pericervical. Esse ponto não existe em mulheres histerectomizadas e serve essencialmente para diferenciar o prolapso uterino da hipertrofia do colo.
- **Ponto Ap:** análogo ao ponto Aa na parede posterior; localizado na linha média, a 3cm da carúncula himenal. Por definição, o valor descritivo da posição deste ponto só pode variar de −3 a +3.

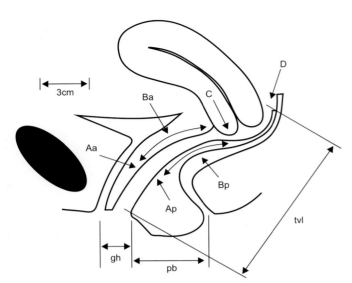

Figura 20.2 Pontos de referência para POP-Q. Seis pontos (pontos Aa, Ba, C, D, Bp, Ap), HG, CP e CVT usados para a quantificação do suporte de órgãos pélvicos. (Bump RC, Mattiasson A, BØ K et al. Am J Obstet Gynecol 1996; 175:10.)

- **Ponto Bp:** análogo ao Ba na parede posterior, representa o ponto mais distal da linha média do segmento vaginal localizado do ponto Ap à cúpula vaginal. Portanto, por definição, é variável, representando o local de maior prolapso da parede posterior e não pode estar entre o ponto Ap e a carúncula himenal. Na ausência de prolapso, encontra-se em −3.
- **Comprimento vaginal total (CVT):** medida da distância da carúncula himenal à cúpula vaginal ou fórnice vaginal posterior, no repouso, com redução do prolapso.
- **Hiato genital (HG):** medida da distância do meio do meato uretral externo à fúrcula vaginal na altura das carúnculas himenais.
- **Corpo perineal (CP):** medida da distância do meio do ânus à fúrcula vaginal na altura das carúnculas himenais.

Após a realização das medidas, o prolapso é classificado em um estadiamento ordinal, conforme segue:

- **Estágio 0:** não há descenso de estruturas pélvicas durante o esforço.
- **Estágio I:** ponto de maior prolapso > −1.
- **Estágio II:** ponto de maior prolapso de −1 a +1.
- **Estágio III:** ponto de maior prolapso entre < +1 e CTV − 2.
- **Estágio IV:** eversão completa da vagina.

As medidas devem ser registradas de maneira padronizada em um diagrama tipo "jogo da velha" ou em forma de grade (Figura 20.3) e na seguinte sequência: Aa, Ba, C, D, Bp, Ap, HG, CP e CVT.

APRESENTAÇÃO CLÍNICA

A identificação do defeito é, na maioria das vezes, realizada pelo exame clínico ginecológico com a paciente em posição de litotomia e convidada ao esforço. Alguns médicos mais experientes realizam também o exame clínico com a paciente de pé, auxiliados por um espelho posicionado no chão no qual as pacientes visualizam o problema diretamente (Figura 20.4).

CRITÉRIOS DIAGNÓSTICOS/ PROPEDÊUTICA COMPLEMENTAR

Diagnóstico

O diagnóstico dos defeitos da parede vaginal anterior é eminentemente clínico, sendo realizado pelo médico, observando sempre as queixas da paciente. Além disso, é necessário exame ginecológico de boa qualidade para a identificação dos possíveis defeitos.

Vale ressaltar que o uso de espéculo de Collens e duas pás destacáveis pode ser útil na identificação anatômica dos prolapsos anteriores.

Através do espelho no solo, a paciente verifica e identifica manualmente seu problema, muitas vezes relatado por ela apenas como "bola na vagina".

Cistocele transversa

Também chamada de defeito transverso, a cistocele transversa seria causada pela desinserção/desgarramento da fáscia endopélvica do anel pericervical (apical). Estudos com ressonância magnética dinâmica demonstraram que 80% das cistoceles estão relacionadas com prolapso apical causado pelo desgarramento da fáscia no anel pericervical.

Cistocele paravaginal lateral

O defeito ocorre na lateral longitudinal da parede vaginal anterior, principalmente em virtude da desinserção da fáscia endopélvica do arco tendíneo da fáscia pélvica (ATFP).

Parede anterior	Parede anterior	Cérvice ou cúpula
Aa	Ba	C
Hiato genital	Corpo perineal	Comprimento vaginal total
Hg	Cp	CVT
Parede posterior	Parede posterior	Fórnix posterior
Ap	Bp	D

Figura 20.3 Representação esquemática em forma de grade ou "jogo da velha" na classificação de Bump.

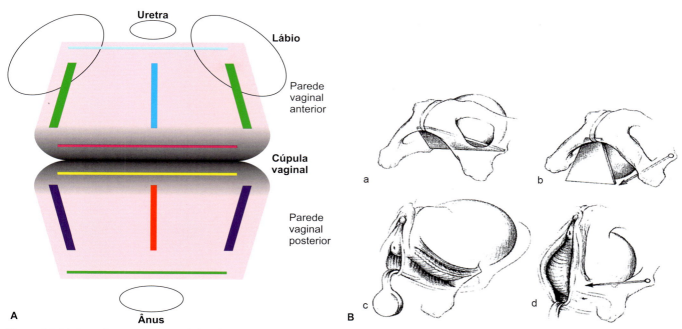

Figura 20.4A Desenho esquemático da localização e dos defeitos da parede anterior do assoalho pélvico. (Linhas verticais verdes: defeito na fáscia vesicovaginal lateralmente – cistocele paravaginal lateral ou defeito lateral; linha vertical azul-clara: rotura da fáscia na linha mediana – cistocele central ou defeito central; linha horizontal rosa: defeito apical com desgarramento da fáscia vesicovaginal – cistocele transversa ou defeito transverso.) **B** (*a*: parede anterior normal; *b*: parede anterior com prolapso demonstrando desgarramento da fáscia; *c*: maneira adequada de avaliar a parede anterior com ajuda da válvula posterior do espéculo, expondo a parede vaginal anterior – aspecto normal; *d*: prolapso de parede vaginal anterior – aspecto do exame com a ajuda da válvula.)

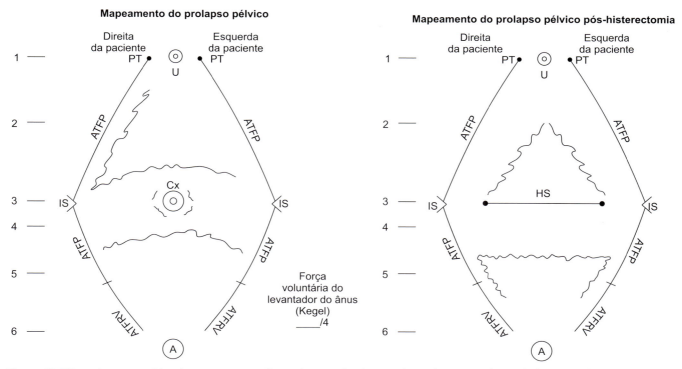

Figura 20.5 Desenho esquemático do exame para avaliação do tamanho do pessário. Podem ser usados os dedos ou o colpômetro de Raine. (A: ânus; U: uretra; Cx: cérvice; ATFRV: arco tendíneo da fáscia retovaginal; ATFP: arco tendíneo da fáscia pélvica; IS: espinha isquiática; HS: cúpula vaginal.)

Cistocele central

O defeito da fáscia endopélvica ocorre no centro em sentido longitudinal da parede vaginal anterior, sendo decorrente da desinserção central ou rotura central da fáscia endopélvica.

Diagnóstico por ultrassonografia 2D e 3D

A ultrassonografia do assoalho pélvico vem ganhando importância na última década. Publicações internacionais, como as de Dietz e outros autores europeus, advogam seu uso em todas as pacientes de modo a identificar os problemas e interferir de maneira mais adequada.

Abordagem clínica

As pacientes diagnosticadas com distopia genital podem ser submetidas ao tratamento clínico, sendo a terapia conservadora a opção de primeira linha para todas as mulheres com POP.

Nos tratamentos conservadores destacam-se o fortalecimento dos músculos do assoalho pélvico, como exercícios de Kegel, e a fisioterapia. Os exercícios pélvicos são conhecidos por seus benefícios, uma vez que melhoram a força muscular e aliviam os sintomas, mas a fisioterapia está indicada apenas nos prolapsos dos estágios iniciais I e II. Outros métodos conservadores consistem na mudança do estilo de vida, como perder peso e cessar o tabagismo. Considerado o pilar do tratamento conservador, o pessário vaginal é um anel de uso ginecológico que sustenta os órgãos pélvicos, sendo produzido com silicone, composto inerte para a mucosa vaginal, não alergênico, durável, esterilizado em autoclave e inodoro, com duração de 3 a 5 anos, aproximadamente. Em virtude do aumento da média de idade da população, o tratamento com pessário se tornou mais frequente, auxiliando a solução dos problemas que não podem ser resolvidos por meio de cirurgia. O tratamento tem poucas contraindicações, apresentando pequenas taxas de complicações e bons índices de continuidade.

Quando a cirurgia não pode ser realizada ou a paciente não quer se submeter à cirurgia, os pessários não prometem a cura, mas poderão ajudar na redução do prolapso uterino, do prolapso de cúpula vaginal ou da bexiga e do reto e garantir melhor qualidade de vida. Existem inúmeros modelos em diversos tamanhos (variando entre 56 e 100mm de diâmetro) com medidas e diâmetros especialmente desenhados para resolver as mais variadas formas de prolapso uterino, prolapso de cúpula vaginal, retoceles, enteroceles e cistoceles com ou sem incontinência urinária. Em virtude desse número de variáveis, a aplicação de um pessário sempre ocorre por tentativas e o(a) profissional deve ter disponíveis no mínimo dois ou três tamanhos diferentes.

A escolha do número adequado depende da história clínica, do toque vaginal, do trofismo vaginal e da perspicácia do examinador. Devem ser levados em consideração os fatores relacionados com a paciente, como estado hormonal, atividade sexual e histerectomia prévia. O toque ginecológico dará ao médico uma ideia muito aproximada do diâmetro e do trofismo vaginal. Para escolher o tamanho deve ser realizado toque vaginal com os dedos indicador e médio, separando os dois dedos para avaliar por quantos centímetros estão separados. Ao ser colocado, o pessário deve ser posicionado atrás da sínfise púbica e se apoiar posteriormente no corpo perineal.

Outro método que facilita a determinação do diâmetro do pessário para cada paciente é denominado colpômetro de Ranie (Figura 20.5). Seu mecanismo medidor é simples: o instrumento se abre no fundo vaginal e oferece uma escala para a leitura em centímetros colocada junto a seu cabo.

Tratamento cirúrgico

O tratamento cirúrgico se caracteriza por três abordagens: obliterativa, reparativa e reconstrutiva. As técnicas cirúrgicas dos procedimentos obliterativos são a colpocleise de Lefort e a colpocleise completa, que consistem no fechamento do canal vaginal e são indicadas para mulheres que não apresentam mais desejo de exercer a função sexual. Entre as técnicas cirúrgicas reparativas são destacadas a fixação sacral e a fixação ao ligamento sacroespinhoso. Por fim, as técnicas reconstrutivas são as que se utilizam de enxertos, como as telas de polipropileno. O sucesso do procedimento é definido pela cura dos sintomas de abaulamento da parede vaginal. A cirurgia pode promover o surgimento de sintomas urinários e intestinais, o que deve ser levado em consideração nos estudos que avaliam o tratamento cirúrgico.

Obliteração

Caracteriza-se pela colpocleise de Lefort, em que é realizada a colpotomia anterior e posterior, unindo as paredes da vagina e fechando o canal vaginal, determinando o estreitamento da vagina e impedindo o descenso das vísceras pélvicas em direção ao hiato genital (Figura 20.6).

Cirurgias reparadoras

Nas cirurgias reparadoras na parede vaginal anterior são utilizados tecidos nativos e realizada a reinserção dos ligamentos e fáscias a seu local de origem na tentativa de manter a paciente em pleno funcionamento clínico (Figuras 20.7 a 20.9).

Cirurgias reconstrutivas

As cirurgias reconstrutivas são aquelas em que necessariamente se utiliza algum tipo de enxerto de origem biológica (já não se utiliza) ou sintética e que são caracterizados

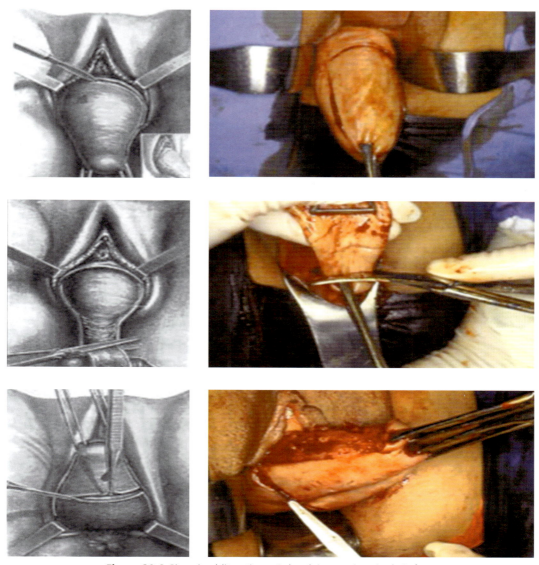

Figura 20.6 Cirurgia obliterativa – Colpocleise ou cirurgia de Lefort.

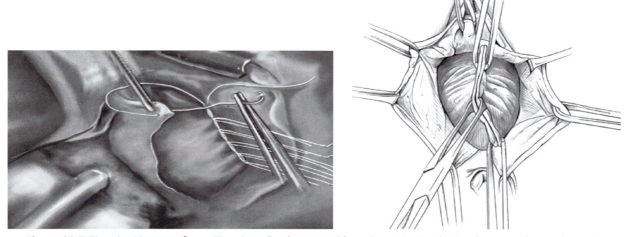

Figura 20.7 Cirurgia sítio-específica – Cirurgia realizada com tecido nativo – técnica clássica de reparo de parede anterior.

152 SEÇÃO IV | Cirurgia em Uroginecologia

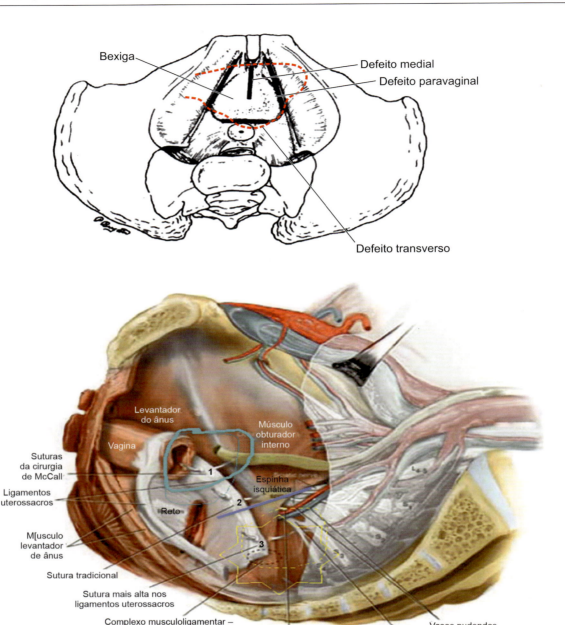

Figura 20.8 Reconstrução do anel pericervical – Pontos mais utilizados de correção do prolapso apical associado ao prolapso de parede anterior – Refixação do anel pericervical ao complexo ligamentar cardinal-uterossacro. (*1*: Suturas da cirurgia de McCall – plicatura dos ligamentos uterossacros no nível da cúpula vaginal/ligamento cardinal; *2*: sutura tradicional, um pouco mais acima, levando os ligamentos uterossacros ao ligamento cardinal bilateralmente; *3*: sutura mais alta nos ligamentos uterossacros, também chamada *High McCall* – plicatura alta dos ligamentos uterossacros até o ligamento cardinal bilateralmente.)

pelo uso de tela/malha de polipropileno de poros grandes e baixa densidade.

As cirurgias reconstrutivas são uma solução adotada por muitos cirurgiões do assoalho pélvico no sentido de tentar diminuir as taxas de recorrência das técnicas operatórias clássicas.

No entanto, em algumas partes do mundo esse tipo de procedimento vem sendo banido da prática médica por apresentar problemas relacionados com a exposição e a extrusão desses materiais.

Cabe salientar que na prática médica corrente é utilizado material sintético apenas nos prolapsos genitais complexos de estágio avançado, tipos III ou IV, não devendo ser usado em mulheres com menos de 50 anos de idade por comprometer possivelmente sua vida sexual (Figuras 20.10 a 20.13).

CAPÍTULO 20 | Correção dos Prolapsos Genitais de Parede Vaginal Anterior 153

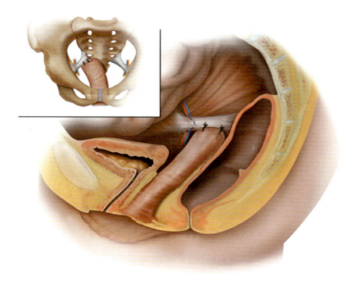

Figura 20.9 Cirurgia de fixação do anel pericervical ao ligamento sacroespinhoso.

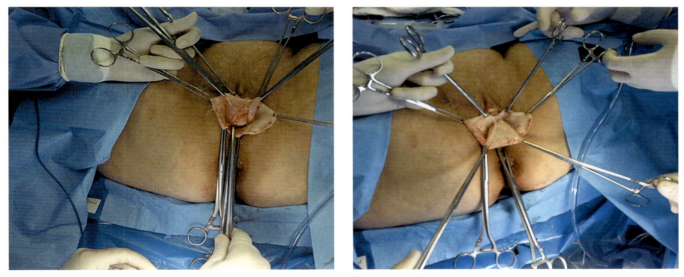

Figura 20.10 Visualização da fáscia endopélvica *in vivo*.

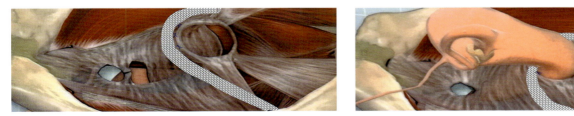

Figura 20.11 Histeropexia ortotópica. (Cedida pelo Professor Paulo Palma, 2016.)

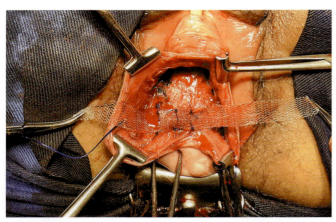

Figura 20.12 Fixação da tela sintética (*sling* vaginal) ao anel pericervical.

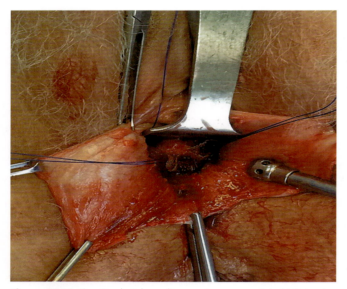

Figura 20.13 Fixação da tela ao ligamento sacroespinhal bilateral.

CONSIDERAÇÕES FINAIS

É muito importante que a correção do prolapso de parede anterior da vagina seja associada a alguma técnica de correção do prolapso apical. O desgarramento da fáscia endopélvica vesicovaginal do anel pericervical tem sido demonstrado em pelo menos 80% de todos os prolapsos de parede anterior. Portanto, a simples realização de técnicas clássicas de reparo da fáscia, como a cirurgia de Kelly-Kenedy, sem a plicatura da fáscia no complexo cardinal uterossacro se aplica somente aos casos de defeito central, que representam a minoria dos casos de prolapso de parede anterior.

DeLancey reforça em seus artigos em jornais internacionais que sempre existe o defeito apical nas cistoceles de grande volume e/ou no estágio III ou IV. Esse detalhe pode fazer toda a diferença no tratamento correto dessa distopia genital que se configura como a mais prevalente de todas.

Deve haver prudência ao se utilizar de material sintético em cirurgia vaginal. Avisar e pedir consentimento informado a todos os pacientes deve constituir prática corrente na condução do tratamento.

Não se deve utilizar material de uso abdominal, como malhas exclusivas para hérnias abdominais, mas sim aqueles *kits* apropriados e estudados para uso na via vaginal.

No tratamento cirúrgico dos prolapsos, o mais importante é a indicação adequada da cirurgia. O conhecimento anatômico e a destreza cirúrgica, embora importantes, não garantem isoladamente o sucesso do tratamento.

O uso de material sintético pela via vaginal passa por um tempo de prudência e deve ser utilizado naquelas pacientes cujas intercorrências possam ser controladas e tratadas. Essa é a maneira correta de pensar.

Para o sucesso do tratamento, os objetivos devem ser claros, associando as expectivas da pacientes às metas do tratamento com melhora dos sintomas e a satisfação da paciente, como lembrado por Linda Brubaker e Bob Schull em um artigo de 2005. Esse deve ser o objetivo de todos os envolvidos no tratamento das distopias e disfunções do assoalho pélvico.

Leitura complementar

Batista Cândido E, Giarolla L, da Fonseca AMM, Castro Monteiro MV, Carvalho TS, Silva Filho AL. Conduta nos prolapsos genitais.

Bezerra LRPS, Oliveira E, Bortolini MAT et al. Comparação entre as terminologias padronizadas por Baden e Walker e pela ICS para o prolapso pélvico feminino. Rev Bras Ginecol e Obs 2004; 26(6): 441-7.

Boyles SH, Weber AM, Meyn L. Procedures for pelvic organ prolapse in the United States, 1979-1997. American Journal of Obstetrics and Gynecology 2003; 188:108-15.

Bump RC, Norton PA. Epidemiology and natural history of pelvic floor dysfunction. Obstet Gynecol Clin North AM 1998; 25(4):723-746.

Carley ME SJ. Urinary incontinence and pelvic organ prolapse in women with Marfan or Ehlers-Danlos syndrome. Am J Obstet Gynecol 2000; 182:1021-3.

Clemons JL, Aguilar VC, Tillinghast TA, Jackson ND, Myers DL. Patient satisfaction and changes in prolapse and urinary symptoms in women who were fitted successfully with a pessary for pelvic organ prolapse. American Journal of Obstetrics and Gynecology 2004; 190:1025-9.

Coelho SCA, Giraldo PC, Florentino JO, Castro EB, Brito LGO, Juliato CRT. Can the pessary use modify the vaginal microbiological flora? A cross-sectional Study. Disponível em: http://repositorio.unicamp.br/jspui/handle/REPOSIP/312544.

Cundiff GW, Amundsen CL, Bent AE et al. The PESSRI study: symptom relief outcomes of a randomized crossover trial of the ring and Gellhorn pessaries. American Journal of Obstetrics and Gynecology 2007; 196.

DeLancey JOL. The hidden epidemic of pelvic floor dysfunction: Achievable goals for improved prevention and treatment. American Journal of Obstetrics and Gynecology 2005; 192:1488-95.

Demográficas e socioeconômicas – DATASUS 2000. Disponível em: http://datasus.saude.gov.br/informacoes-de-saude/tabnet/demograficas-e-socioeconomicas.

FEBRASGO – Federação Brasileira das Associações de Ginecologia e Obstetrícia. Manual de Orientação – Uroginecologia e Cirurgia Vaginal. 2010; 1-148.

Foxman B. Epidemiology of urinary tract infections: incidence, morbidity, and economic costs. Disease-a-Month 2003; 49(2):53-70.

Girão, Manoel et al. Ginecologia – Unifesp. 1. ed. Manole 2009; 312.

Haylen BT, De Ridder D, Freeman RM et al. An International Urogynecological Association/International Continence Society Joint Report on the Terminology for Female Pelvic Floor Dysfunction. Neurourology and Urodynamics 2010; 29:4-20.

Hendrix S, Clark A, Nygaard IA, Barnabei V, McTiernan A. Pelvic organ prolapse in the women's health initiative: gravity and gravidity. American Journal of Obstetrics and Gynaecology 2002; 186:1160-6.

Hoffman BL, Schorge JO, Schaffer JI, Halvorson LM, Bradshaw KD, Cunningham FG. Ginecologia de Williams. 2014: 246-80.

Horst W, Silva J. Prolapsos de órgãos pélvicos: revisando a literatura. Arq Catarin Med 2016; 24(1):91-101.

Irion KL, Porto NS, Moreira JS, Daudt CAS. Protocolo integrado de procedimentos diagnósticos e terapêuticos. Prim Congr Sul Am Cir Torácica. Porto Alegre, RS. J Pneumol 1992; 18:(34)81.

Juliato C, Santos Júnior L, Haddad J et al. Mesh surgery for anterior vaginal wall prolapse: a meta-analysis. Rev Bras Ginecol e Obs/RBGO Gynecol Obstet [Internet] 2016; 38(7):356-64. Disponível em: http://www.thieme-connect.de/DOI/DOI?10.1055/s-0036-1585074.

Komesu YM, Rogers RG, Rode MA et al. Pelvic floor symptom changes in pessary users. American Journal of Obstetrics and Gynecology 2007; 197.

Lone F, Thakar R, Sultan AH, Karamalis G. A 5-year prospective study of vaginal pessary use for pelvic organ prolapse. International Journal of Gynecology and Obstetrics 2011; 114:56-9.

Manchana T. Ring pessary for all pelvic organ prolapse. Archives of Gynecology and Obstetrics 2011; 284:391-5.

Nygaard I, Barber MD. Prevalence of symptomatic pelvic floor disorders in US women. JAMA, 2008 Sep 17; 300(11):1311-6.3

Patel M, Mellen C, O'Sullivan DM, LaSala CA. Impact of pessary use on prolapse symptoms, quality of life, and body image. American Journal of Obstetrics and Gynecology 2010; 202.

Rodrigues AM, de Oliveira LM, Martins KF et al. Risk factors for genital prolapse in a Brazilian population. Rev Bras Ginecol Obstet 2009; 32:17-21.

Sartori et. al. In: Sartori JP, Sartori MG, Girão MJ (eds.). Queixas urinárias segundo o grau de prolapso uterino. In: Anais do IV Congresso Latino-Americano de Uroginecologia y Cirurgia Vaginal. Vitória, 1995. p.9.

Sung VW, Hampton BS. Epidemiology of Pelvic Floor Dysfunction. Obstet Gynecol Clin North Am 2009; 36(3):421-43.

Swift SE, Pound T, Dias JK. Case-control study of etiologic factors in the development of severe pelvic organ prolapse [Internet]. International Urogynecology Journal and Pelvic Floor Dysfunction. 2001; 12:187-92. Disponível em: http://www.ncbi.nlm.nih.gov/entrez/query.fcgi?-cmd=Retrieve&db=pubmed&dopt=Citation&list_uids=11451007 .

The WHOQOL Group. The World Health Organization Quality of Life Assessment: position paper from the World Health Organization. Social Science and Medicine 1995; 10:1403-09.

Tinelli A, Malvasi A, Rahimi S et al. Age-related pelvic floor modifications and prolapse risk factors in postmenopausal women. Menopause 2010; 17(1):204-12.

Visco AG, Yuan LW. Differential gene expression in pubococcygeus muscle from patients with pelvic organ prolapse. Am J Obstet Gynecol 2003; 189:102-12.

21

Correção dos Prolapsos Genitais de Parede Vaginal Posterior

Simone dos Reis Brandão da Silveira

INTRODUÇÃO

Os prolapsos genitais acometem metade das mulheres após os 50 anos de idade e durante toda a vida acredita-se que a incidência possa variar entre 30% e 50%. O prolapso genital é mais comum em menopausadas, multíparas, mulheres obesas e em pacientes com doenças que alterem o colágeno. Os fatores que mais influenciam o aumento do risco para o desenvolvimento do prolapso genital, segundo Swift e cols., são a idade, o peso dos recém-nascidos de mulheres que tiveram parto vaginal e a história de cirurgias prévias no assoalho pélvico.

Por ser a vagina um órgão multicompartimental, em geral os prolapsos dos compartimentos anterior, posterior e apical estão associados, o que ocorre principalmente nos grandes prolapsos. Assim, o objetivo do tratamento cirúrgico é corrigir todos os defeitos existentes na vagina sempre com base em um diagnóstico preciso dos defeitos identificados. Neste capítulo é enfatizado o tratamento cirúrgico dos defeitos do compartimento posterior, deixando claro que o tratamento do prolapso genital passa pela identificação e o tratamento de todos os defeitos diagnosticados.

A prevalência do prolapso do compartimento posterior varia entre 12,9% e 18,6% com incidência anual estimada em 5,6 casos a cada 100 mulheres por ano.

As pacientes com defeito posterior geralmente apresentam retocele, enterocele ou ambas as condições, acompanhadas ou não de defeito perineal ou do hiato genital.

APRESENTAÇÃO CLÍNICA

O diagnóstico do prolapso genital é clínico. Uma anamnese detalhada e dirigida e um exame físico minucioso e atento para identificar os defeitos do assoalho pélvico bastam para um diagnóstico adequado de modo a promover uma boa indicação cirúrgica.

Sintomas

As pacientes com prolapso genital geralmente se queixam de desconforto ou peso vaginal que piora ao esforço, na posição supina ou no final do dia. Algumas pacientes reclamam simplesmente de palpar o prolapso para a higiene e outras de sangramento, secreção ou infecção, em consequência de úlceras de pressão. A fim de estabelecer um diagnóstico preciso dos efeitos do prolapso na função vaginal é fundamental a anamnese para caracterizar os sintomas urinários, intestinais e sexuais. No caso do compartimento posterior, os sintomas intestinais, como disfunção evacuatória, são mais evidentes. O Quadro 21.1 descreve as queixas que poderão estar presentes na anamnese para diagnóstico do prolapso genital.

Quadro 21.1 Anamnese do prolapso genital

Queixas urinárias	Queixas intestinais	Queixas sexuais
Hesitação miccional	Constipação	Dispareunia
Jato fino	Sensação de evacuação incompleta	Coito obstruído
Intermitência	Esforço para evacuar	Vagina flácida
Esforço para urinar	Manobras para esvaziamento retal	Perda ou diminuição da libido
Sensação de esvaziamento incompleto	Redução do prolapso para evacuar	Dificuldade em manter relação
Gotejamento pós-miccional	Urgência fecal	Constrangimento
Manobras para urinar	Incontinência anal	
Retenção urinária		
Aumento da frequência		
Urgência		
Redução do prolapso para urinar		
Incontinência urinária		
Infecção urinária		

CRITÉRIOS DIAGNÓSTICOS/PROPEDÊUTICA COMPLEMENTAR

No exame físico observa-se o descenso da parede vaginal posterior. Para diferenciar retocele de enterocele é necessário o toque retal. DeLancey descreveu três tipos de prolapso do compartimento posterior:

- **Defeito distal:** a fáscia se destaca do corpo perineal.
- **Defeito no terço médio da vagina:** a fáscia se destaca do músculo levantador do ânus para fechar o hiato genital.
- **Defeito proximal:** a fáscia se destaca dos ligamentos uterossacros:
  - **Enterocele por tração:** ocorre quando o fundo de saco posterior é tracionado para baixo por um prolapso cervical ou de cúpula.
  - **Enterocele por pulsão:** ocorre quando a alça intestinal distende o septo retovaginal.

Para a quantificação do prolapso genital procede-se ao exame de POP-Q. Para a parede vaginal posterior são marcados os seguintes pontos:

- **Ap:** ponto marcado que penetra 3cm na parede vaginal posterior a partir da fúrcula vaginal.
- **Bp:** ponto mais distante do prolapso na parede vaginal posterior.
- **TVL ou CVT:** comprimento total da vagina.

Obviamente, todos os pontos do POP-Q deverão ser marcados para o devido estadiamento dos compartimentos vaginais. Na classificação de POP-Q, o estadiamento do prolapso se apresenta da seguinte maneira:

- **E0:** ponto Bp acima ou no ponto −3.
- **EI:** ponto Bp entre o ponto −2 e o −1.
- **EII:** ponto Bp entre o ponto −1 e o +1.
- **EIII:** ponto Bp no intervalo entre o ponto +1 e o comprimento total da vagina −2.
- **EIV:** ponto Bp abaixo do comprimento total da vagina −2.

Exames de imagem

Os exames de imagem podem ajudar no diagnóstico do prolapso posterior e oferecer uma localização mais precisa dos defeitos, mas não são obrigatórios para o diagnóstico. Auxiliam a visualização dos músculos e ligamentos do assolho pélvico e atualmente são uma poderosa arma para estudos dos defeitos e controle do tratamento. A ultrassonografia e a ressonância magnética dinâmica têm nível de evidência II com grau de recomendação B para o diagnóstico de prolapso do compartimento posterior.

Ultrassonografia 2D/3D/4D

Além de avaliar os compartimentos anterior e apical, a ultrassonografia mostra a integridade do músculo levantador do ânus e a presença de avulsão do hiato genital.

Ressonância magnética dinâmica

Capaz de identificar tanto estruturas musculares como ligamentares, é uma ferramenta importante para o estudo dos prolapsos genitais. Além disso, auxilia o diagnóstico de trauma, defeito ou avulsão do músculo levantador do ânus.

Defecografia e manometria

A defecografia e a manometria auxiliam o estudo da fisiologia evacuatória para diagnóstico de suas disfunções e demonstram a anatomia anorretal, sendo de importância para o diagnóstico diferencial entre enterocele, intussuscepção e prolapso da mucosa do reto. A defecografia, que tem papel valioso para diferenciar retocele de enterocele, é o exame fundamental para o diagnóstico diferencial (Figuras 21.1 a 21.3).

CAPÍTULO 21 | Correção dos Prolapsos Genitais de Parede Vaginal Posterior

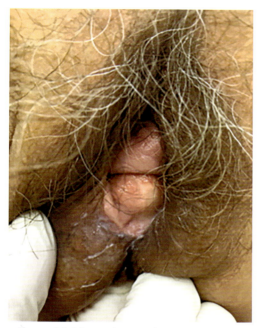

Figura 21.1 Retocele central e rotura perineal.

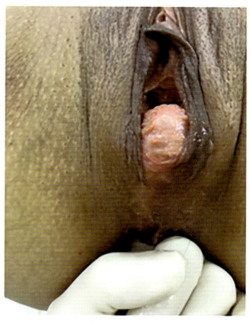

Figura 21.3 Toque retal – identificação dos defeitos fasciais.

Os defeitos do compartimento posterior talvez tenham o tratamento menos preocupante para o cirurgião, uma vez que a recidiva cirúrgica é baixa quando comparada à dos defeitos dos compartimentos anterior, principalmente, e apical.

Vias de correção
- Reparo vaginal.
- Reparo abdominal:
  - Aberta.
  - Laparoscópica.
  - Robótica.

Tipos de reparo
- Reparo com tecido nativo – colporrafia.
- Reparo com tela.

Via vaginal

Reparo vaginal com tecido nativo

O reparo vaginal com tecido nativo consiste na identificação dos defeitos e em sua sutura. Mesmo que no exame físico tenham sido diagnosticados os defeitos posteriores, o toque retal no intraoperatório é medida de grande importância para a identificação dos defeitos que serão reparados. Faz-se o toque retal após a dissecção da mucosa vaginal posterior, medida essa que irá direcionar o cirurgião para a altura da fáscia em que será feita a plicatura, além de proteger contra possíveis lesões de reto. O reparo fáscial é tratado conforme o defeito identificado, a saber:

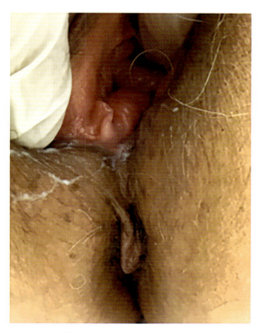

Figura 21.2 Retocele lateral.

ABORDAGEM

Com base na teoria integral, o tratamento cirúrgico dos prolapsos genitais passa pelo princípio de restauração da anatomia e da função vaginal a partir do restabelecimento do equilíbrio anatômico. Desse modo, tratar prolapso genital significa averiguar todos os seus defeitos e repará-los em conjunto. Neste tópico, porém, será descrito somente o tratamento do compartimento posterior da vagina.

- **Defeito distal:** plicatura da fáscia pré-retal distal no corpo perineal.
- **Defeito no terço médio da vagina:**
  - Plicatura central da fáscia pré-retal com redução da retocele média.
  - Plicatura lateral da fáscia pré-retal com redução da retocele lateral.
  - Plicatura do defeito transverso apical da fáscia pré-retal no anel pericervical.
- **Defeito proximal/apical:** fechamento e excisão da enterocele e reforço do defeito apical (culdoplastia de McCall, fixação no sacroespinhal).

Reparo vaginal com tela

O reparo vaginal com tela para tratamento do prolapso do compartimento posterior está indicado para os casos em que há a associação dos defeitos posterior e apical. As telas estão indicadas nos casos de grandes defeitos, defeitos combinados e fáscia ruim, mas não para o tratamento da retocele primária.

Via abdominal

A escolha da técnica para reparo abdominal, seja aberta, laparoscópica ou robótica, depende da experiência e das preferências do cirurgião, tendo sempre em mente que a via aberta é mais invasiva do que as demais.

O uso dessa via é mais específico para o tratamento do defeito posterior nível I de DeLancey – as enteroceles. Os objetivos das técnicas abdominais são o fechamento do saco herniário e o tratamento do defeito apical. Esse defeito pode ser tratado por plicatura dos ligamentos uterossacros ou pela fixação do ápice vaginal no promontório com tela.

Reparos concomitantes ao tratamento da retocele/enterocele

- **Reparo perineal:** aproximação dos músculos bulbocavernoso e transverso superficial do períneo nos casos de rotura perineal.
- **Reparo do esfíncter anal:** identificação e reparo de lesão do esfíncter anal.

Complicações

Além das complicações inerentes a qualquer procedimento cirúrgico, a correção do prolapso posterior pode apresentar complicações, como lesão de reto, dispareunia, fístula retovaginal e disfunção evacuatória *de novo* (Figuras 21.4 a 21.7).

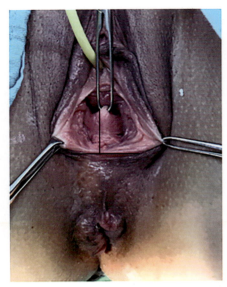

Figura 21.4 Incisão na mucosa vaginal para dissecção da fáscia pré-retal.

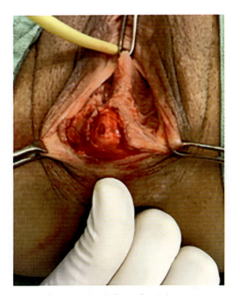

Figura 21.5 Identificação do defeito fascial para correção com tecido nativo.

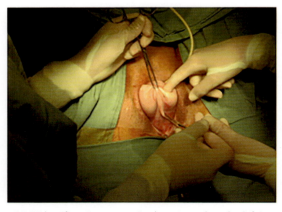

Figura 21.6 Identificação e correção da enterocele e do defeito apical.

CAPÍTULO 21 | Correção dos Prolapsos Genitais de Parede Vaginal Posterior

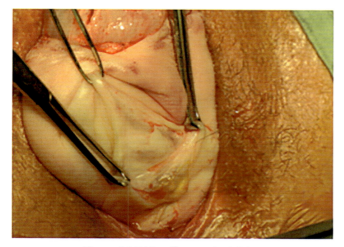

Figura 21.7 Identificação do defeito.

Plicatura da fáscia distal do centro tendíneo do períneo (Figuras 21.8 a 21.11)

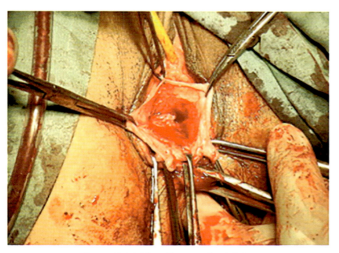

Figura 21.8 Identificação do defeito.

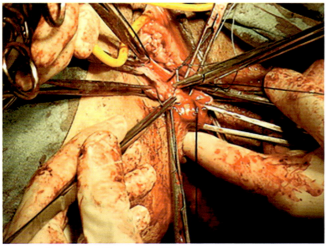

Figura 21.9 Plicatura da fáscia no tendão perineal.

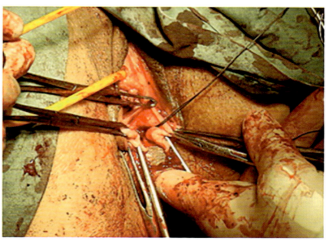

Figura 21.10 Sutura.

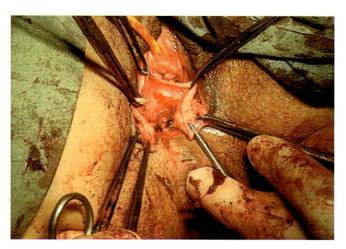

Figura 21.11 Redução da retocele distal.

CASOS ILUSTRATIVOS

- **Caso 1**: paciente de 25 anos de idade que apresentou rotura perineal e de esfíncter anal no pós-parto, sendo realizada cirurgia para reconstrução do períneo e do esfíncter anal (Figuras 21.12 a 21.19).

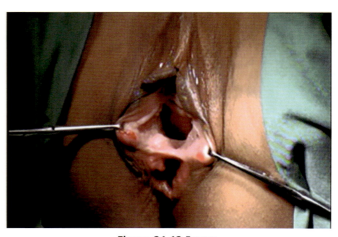

Figura 21.12 Exame.

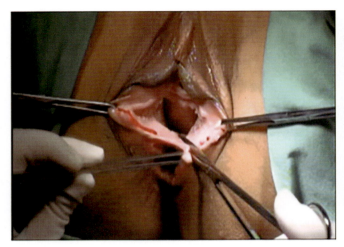

Figura 21.13 Abertura.

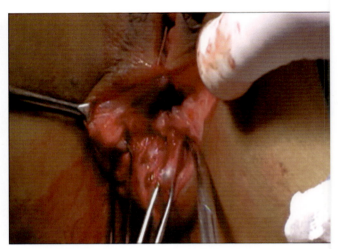

Figura 21.16 Identificação do esfíncter anal externo.

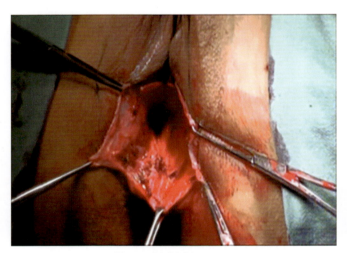

Figura 21.14 Dissecção.

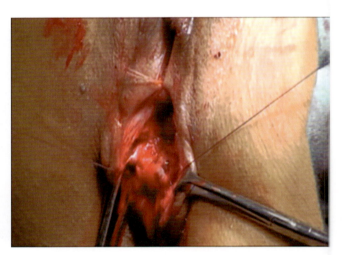

Figura 21.17 Esfincteroplastia – *overlapping*.

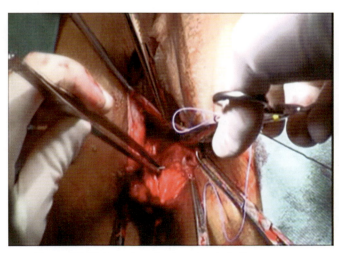

Figura 21.15 Aproximação do músculo bulbocavernoso.

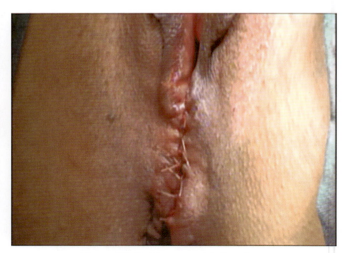

Figura 21.18 Pós-operatório imediato.

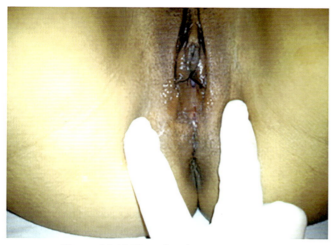

Figura 21.19 Trinta dias de pós-operatório.

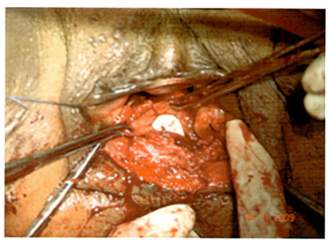

Figura 21.22 Lesão de reto.

- **Caso 2:** paciente com prolapso vaginal total fez correção do compartimento posterior com reparo com tecido nativo e apical com aproximação dos ligamentos uterossacros, apresentando prolapso da mucosa retal no pós-operatório imediato (Figuras 21.20 e 21.21).
- **Caso 3:** paciente com prolapso do compartimento posterior realizou reparo com tecido nativo e apresentou lesão de reto na dissecção (Figura 21.22).

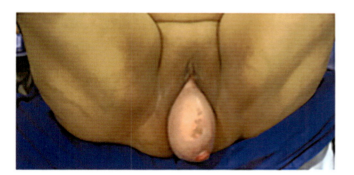

Figura 21.20 Prolapso total.

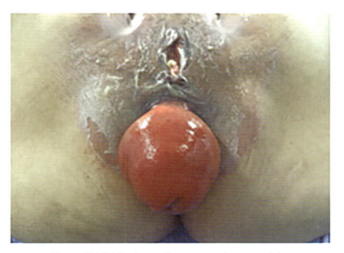

Figura 21.21 Prolapso de reto no pós-operatório.

ESCOLHA ENTRE REPARO COM TECIDO NATIVO X TELA

Ao longo dos últimos 9 anos, essa discussão vem sendo travada entre cirurgiões, pacientes, indústria, sociedades médicas e agências regulatórias. O uso de material sintético para o tratamento do prolapso genital representou uma descoberta importante para o tratamento das recidivas. Por se tratar de um método promissor, os cirurgiões começaram a usá-lo e a técnica foi se popularizando. Com o tempo, porém, seu uso se tornou indiscriminado e sem critério quanto às telas e com a falta de treinamento dos cirurgiões, assim como com o uso de materiais não adequados para o assoalho pélvico, como as telas para hérnia abdominal, principalmente em países em desenvolvimento como o Brasil. Esses fatores levaram à utilização descontrolada dos materiais sintéticos na vagina. Em 2011, o Food and Drug Administration (FDA) barrou o uso das telas e obrigou as sociedades médicas, os médicos e as pacientes a reverem seu uso para o tratamento dos prolapsos genitais.

Assim, tudo ficou para trás e adiante ao mesmo tempo na tentativa de padronizar o uso desses materiais, padrão esse que passou, então, para os médicos, pela avaliação do tipo de defeito, das condições da fáscia a ser reparada, da idade da paciente e da habilidade dos cirurgiões para execução da técnica. Para a indústria, estabeleceu-se que ao serem desenvolvidos materiais sintéticos para o tratamento dos prolapsos, eles deveriam ser testados em todas as suas fases e não simplesmente liberados no comércio à semelhança de outros testados, e as pacientes deveriam ser esclarecidas e concordar com o uso desses materiais.

A respeito dos prolapsos posteriores, Marks e Goldman fizeram uma revisão para avaliar qual seria o padrão-ouro para o tratamento desses prolapsos, analisando três estudos clínicos randomizados, controlados e comparativos entre tela e reparo com tecido nativo. Os autores concluíram que, pesando o uso de material sintético, a cura objetiva e subjetiva e as complicações, não há benefício em seu uso para o tratamento dos prolapsos posteriores.

Recentemente, Madson e cols. revisaram os casos de tratamento do prolapso posterior na Suécia. Nesse levantamento de 9 anos foram avaliadas a resposta e as complicações de 3.908 casos operados com reparo com tecido nativo e 80 com tela. Os autores concluíram que o reparo com tecido nativo deve ser o padrão-ouro para o tratamento da retocele primária.

Na mesma linha, a Associação Internacional de Uroginecologia (IUGA) e a Sociedade Internacional de Incontinência (ICS), em 2012, padronizaram as pacientes elegíveis para o uso de material sintético ou biológico para o tratamento dos prolapsos. Em caso de prolapso do compartimento posterior, acreditam que as pacientes não se beneficiariam com o uso desses materiais e que as pacientes com recorrência de prolapso do compartimento posterior associado a outros defeitos poderiam ter um possível benefício com o uso desses materiais.

CONSIDERAÇÕES FINAIS

- O diagnóstico dos defeitos é a chave para o sucesso terapêutico.
- O reparo com tecido nativo é o padrão-ouro para o tratamento das retoceles.
- A via vaginal é a preferencial para o tratamento das retoceles.
- As cirurgias associadas, quando pertinentes, como reconstrução de períneo e de esfíncter anal, devem ser realizadas concomitantemente ao tratamento das retoceles.

- A via abdominal está mais indicada para o tratamento de enteroceles.
- Quando existe enterocele, o compartimento apical deve ser sempre tratado, seja pela via vaginal, seja pela abdominal.
- O toque retal é uma ferramenta fundamental para auxiliar o cirurgião e também para prevenir lesão retal.

Leitura complementar

Wheeler TL, Gerten KA, Richter HE, Duke AG, Varner RE. Outcomes of vaginal vault prolapse repair with a high uterosacral suspension procedure utilizing bilateral single sutures. Int Urogynecol J Pelvic Floor Dysfunct 2007 Jan 31.

Swift SE, Pound T, Dias JK. Case-control study of etiologic factors in the development of severe pelvic organ prolapse. Int Urogynecol J Pelvic Floor Dysfunct 2001; 12(3):187-92.

Collinet P, Belot F, Debodinance P, Ha Duc E, Lucot JP, Cosson M. Transvaginal mesh technique for pelvic organ prolapse repair: mesh exposure management and risk factors. Int Urogynecol J Pelvic Floor Dysfunct 2006 Jun; 17(4):315-20. Epub 2005 Oct 15. Karram M, Maher C. Surgery for posterior vaginal wall prolapse. Int Urogynecol J 2013; 24:1835-41.

Haylen B, Maher C, Barber MD et al. Erratum to: An International Urogynecological Association (IUGA)/International Continence Society (ICS) joint report on the terminology for female pelvic organ prolapse (POP). Int Urogynecol J 2016; 27:655-84.

Grimes CL, Lukacz ES. Posterior vaginal compartment prolapse and defecatory dysfunction: are they related? Int Urogynecol J 2012; 23:537-51.

Sultan AH, Monga A et al. An International Urogynecological Association (IUGA)/International Continence Society (ICS) joint report on the terminology for female anorectal dysfunction. Int Urogynecol J 2017; 28:5-31.

Madsen LD, Nussler E, Kesmodel US, Greisen S, Bek KM, Glavind-Kristensen M. Int Urogynecol J 2017; 28:49-57.

Davila GW. Optimizing safety and appropriateness of graft use in pelvic reconstructive surgery: the 2nd IUGA grafts roundtable. Int Urogynecol J 2012; 23(Suppl 1).

Marks BK, Goldman HB. What is the gold stantard for posterior vaginal wall prolapse repair: mesh orn ative tissue? Curr Urol Rep 2012; 13:216-21.

Rachaneni S, Atan IK, Shek KL, Dietz. Digital rectal examination in the evaluation of rectovaginal septal defects. Int Urogynecol J 2017; 28:1401-5.

22

Correção dos Defeitos Apicais

Leonardo Robson Pinheiro Sobreira Bezerra | Fernanda Silva Lopes |
Andreisa Paiva Monteiro Bilhar | Kathiane Lustosa Augusto | Sara Arcanjo Lino Karbage

INTRODUÇÃO

O prolapso de órgão pélvico (POP) é uma condição comum que afeta mais de 3 milhões de mulheres nos EUA, e sua prevalência está aumentando. Mais de 300.000 mulheres são submetidas a cada ano à cirurgia para POP, e o risco da cirurgia para POP ou incontinência urinária ao longo da vida é de 11%. Enquanto 40% a 75% das mulheres demonstram algum grau de prolapso no exame físico, os sintomas são variáveis e muitas delas são assintomáticas até que o prolapso atinja ou ultrapasse o hímen.

O prolapso apical consiste na descida do útero, do colo do útero ou da cúpula vaginal após histerectomia para o plano himenal. Apesar de algumas mulheres apresentarem apenas prolapso anterior ou posterior, a perda de suporte apical é comum entre aquelas cujo prolapso da parede anterior se estende além do hímen. Na verdade, mulheres com cistocele de alto estágio quase sempre têm perda significativa de suporte apical, e é essa perda que causa o defeito da cistocele.

Existe um crescente reconhecimento de que um suporte adequado para o ápice vaginal é componente essencial de reparo cirúrgico duradouro em mulheres com prolapso avançado. Por causa da significativa contribuição do ápice para o suporte vaginal anterior, a melhor correção cirúrgica das paredes anterior e posterior pode falhar, a menos que o ápice seja adequadamente fixado. Alguns estudos mostraram que a taxa de reoperação do prolapso em 10 anos se reduziu significativamente quando foi realizado um procedimento concomitante de suporte apical.

APRESENTAÇÃO CLÍNICA

As pacientes podem referir sensação de peso ou "bola na vagina" e também podem senti-lo ao tocar e vê-lo com a ajuda de um espelho. Esses sintomas costumam piorar ao longo do dia, após longos períodos em pé ou durante atividade física e costumam melhorar na posição deitada. Também podem ser mais proeminentes durante as manobras de Valsalva e a defecação. Em alguns casos, as pacientes se referem à necessidade de reduzir o prolapso manualmente para aliviar os sintomas e permitir a micção ou a defecação (ordenha vaginal). Os sintomas mais inespecíficos, como "sensação de peso" em baixo ventre e dor em membros inferiores ou na região lombar, também são relatados. Em casos de prolapsos mais avançados, também podem acontecer espessamento da mucosa, sangramento por ulceração de contato e até mesmo infecção.

Em geral, o prolapso passa a ser sintomático a partir do estágio II, ou seja, quando se aproxima ou ultrapassa o hímen. Entretanto, parece ocorrer grande variação individual e cultural. Em linhas gerais, há a orientação de que sejam

SEÇÃO IV | Cirurgia em Uroginecologia

tratados apenas os casos sintomáticos, uma vez que o objetivo maior é a melhora da qualidade de vida da paciente com POP. Um achado eventual de distopia sem correlação com sintomatologia ou impacto na qualidade de vida não justifica intervenção. Para a decisão quanto à terapêutica é sempre indicado questionar a paciente sobre o impacto dessa condição em sua qualidade de vida.

CRITÉRIOS DIAGNÓSTICOS/PROPEDÊUTICA COMPLEMENTAR

Além da inspeção padrão da genitália externa, a avaliação do prolapso é feita por meio de um espéculo dividido, devendo incluir manobras de esforço.

O POP é medido e descrito na literatura por meio de métodos validados e não validados. O exame de quantificação do POP (POP-Q) é um dos sistemas de estadiamento validados mais utilizados. No sistema POP-Q, o estágio do prolapso é definido por seu limite, e o ponto-chave é a avaliação individual de cada compartimento vaginal (anterior, posterior e apical). O prolapso pode ocorrer na parede vaginal anterior, na parede vaginal posterior ou no ápice, sendo o suporte apical considerado a "pedra angular" do suporte pélvico feminino. Infelizmente, a perda desse suporte muitas vezes não é reconhecida.

Além dos exames vaginal e retal, a ultrassonografia do assoalho pélvico pode ser uma ferramenta de diagnóstico útil. A ultrassonografia transvaginal descreve o útero e os anexos antes da cirurgia, exclui patologias pélvicas extrauterinas e uterinas antes de cirurgias que preservam o útero e avalia o comprimento cervical ou a relação entre o corpo e o colo do útero, já que o alongamento cervical após a cirurgia com preservação do útero pode resultar em sintomas persistentes.

Assim como a defecografia, a ressonância magnética dinâmica pode ser usada para a obtenção de imagens dos três compartimentos em repouso, durante o esforço e durante as contrações do assoalho pélvico. Portanto, pode visualizar condições de prolapso complexas e/ou recorrentes, sendo particularmente adequada para avaliação do prolapso retal interno/intussuscepção e de perdas ou retenção de fezes.

TRATAMENTO

Atualmente não há diretrizes ou recomendações sobre o grau de prolapso apical suficiente para justificar correção cirúrgica ou quando um procedimento apical deve ser incorporado à cirurgia reconstrutiva para o prolapso.

Abordagem conservadora

As opções conservadoras incluem observação clínica, reabilitação do assoalho pélvico, pessário, redução dos fatores de risco conhecidos, como obesidade, tabagismo e constipação crônica, além de suporte digital durante a defecação. Ressalte-se, ainda, a presença de associação entre carga de trabalho física, levantamento ocupacional de peso e prolapso. O treinamento muscular do assoalho pélvico direcionado deve pelo menos ser oferecido às pacientes com estágios inferiores de prolapso (estágios I e II) para reduzir os sintomas e a incontinência urinária de estresse concomitante.

Os pessários podem ser considerados a solução ideal que eventualmente evita a progressão do POP, podendo ser um tratamento de primeira linha na terapia conservadora e com possibilidade de utilização em quaisquer compartimento e grau de prolapso em todas as fases da vida. Eles também podem ser instalados com sucesso na maioria das mulheres (50% a 100% dos casos); no entanto, o sucesso da manutenção é bem inferior (14% a 67%), sendo relatada melhora nos sintomas de prolapso, na incontinência de estresse, na bexiga hiperativa, nos distúrbios de defecação, na função sexual e na imagem corporal. As indicações podem incluir a preferência da paciente por tratamento conservador, especialmente quando existe o desejo de gestações futuras, o planejamento temporário da família para um procedimento cirúrgico e o risco aumentado de complicações operatórias.

Abordagem cirúrgica

Os procedimentos podem ser categorizados como reconstrutivos ou obliterativos e realizados por via vaginal ou abdominal com ou sem histerectomia concomitante. Além disso, os procedimentos abdominais podem ser executados por laparotomia convencional ou por técnicas minimamente invasivas, incluindo laparoscopia e robótica. Também podem ser realizados usando sutura em tecido nativo ou com malha sintética ou enxerto biológico.

A técnica utilizada depende da preferência e do treinamento do cirurgião, mas a individualização da cirurgia para cada paciente é importante porque cada técnica apresenta suas próprias taxas de sucesso e de complicações. Fatores como estado de saúde, histórico médico e cirúrgico, gravidade do prolapso, objetivos da paciente, custo do procedimento e os riscos de doença recorrente e cirúrgicos são considerações importantes para a decisão quanto à intervenção cirúrgica.

Vale salientar que a remoção do útero não garante o suporte apical, pois existem diferentes pontos de fixação apical na pelve em ligamentos duráveis e fortes, como os ligamentos sacroespinhoso, sacrotuberoso e longitudinal, que não são afetados por lesões relacionadas com o nascimento ou o envelhecimento, como será abordado a seguir.

Culdoplastia de McCall

A culdoplastia de McCall foi inicialmente descrita como um procedimento realizado durante a histerectomia e os ligamentos uterossacros proximais eram plicados na linha média para obliterar o fundo de saco posterior e evitar a formação de enterocele futura. O procedimento modificado envolve a colocação lateral de uma a três suturas permanentes através do ligamento ulterossacro, seguido pelo peritônio do fundo de saco e pela espessura completa da parede vaginal posterior com uma sutura final através do ligamento ulterossacro oposto para prender a linha média e suspender o ápice vaginal.

Essa técnica é considerada a mais anatômica entre os reparos apicais. A parte proximal do complexo uterossacro-cardinal é a mais apropriada, apresentando força suficiente para suspender a vagina no nível 1, enquanto a parte distal está muitas vezes danificada e fraca em pacientes com prolapso. Assim, compreender a anatomia desse ligamento é essencial para a realização desse procedimento, uma vez que é importante usar a parte forte e profunda do ligamento para a obtenção de um resultado durável.

A culdoplastia de McCall é um procedimento seguro com altas taxas de sucesso e de reoperação, variando de 0% a 14%. Os riscos incluem lesão uretral ou obstrução do posicionamento da sutura. Essa culdoplastia está associada a lesão ureteral, ligadura do ureter e desvio ureteral medial em cerca de 6% (1% a 11% dos casos) e, portanto, é recomendada a cistoscopia intraoperatória. O procedimento ainda não é exigente em termos de recursos e pode ser realizado em locais com poucos recursos financeiros.

Suspensão nos ligamentos uterossacros

A suspensão nos ligamentos uterossacros eleva o ápice vaginal para remanescentes proximais desses ligamentos com abordagem cirúrgica intraperitoneal. A técnica é realizada por via vaginal ao identificar o ligamento e colocar uma sutura permanente através dele, distal à espinha isquiática, porém o mais próximo possível. Essa sutura é então colocada através do peritônio posterior e do ápice vaginal e realizada contralateralmente. Uma a três suturas podem ser colocadas em cada lado. Para as mulheres submetidas à histerectomia previamente, tanto a entrada no peritônio como a identificação dos ligamentos uterossacros podem ser difíceis.

Embora esse procedimento possa ser realizado via abdominal mediante abordagem aberta ou laparoscópica, a via transvaginal é a mais comum. Ele restaura a vagina até seu eixo normal com um sucesso objetivo médio de 85% (48% a 96%) e uma taxa média de reoperação de 5,8% (0% a 12%), mas também apresenta taxa de lesão ureteral de 1% a 11% com recomendação de cistoscopia para documentar desobstrução ureteral bilateral.

Fixação no ligamento sacroespinhoso

Um dos procedimentos transvaginais mais populares e amplamente relatados para correção do prolapso apical consiste na fixação no ligamento sacroespinhoso, localizado entre a espinha isquiática e a parte inferior do sacro e do cóccix, repousando no músculo coccígeo, e que muitas vezes é referido como complexo ligamentar coccígeo-sacroespinhoso.

O procedimento suspende o ápice vaginal até o ligamento sacroespinhoso, uni ou bilateralmente, por meio de uma abordagem extraperitoneal. Quando realizado unilateralmente, o eixo vaginal é desviado para o ligamento sacroespinhoso ipsilateral. As taxas de sucesso anatômico variam de 64% a 97%, e a satisfação da paciente, de 80% a 90%.

Apesar da baixa taxa de recorrência, o prolapso do compartimento anterior parece repetir-se mais facilmente do que o posterior. Muitos autores sugeriram que isso se deve à deflexão da vagina na direção posterior, que puxa a parede vaginal anterior posteriormente e expõe o compartimento anterior a maior carga de peso. Uma fixação bilateral oferece mais pontos de fixação, mas talvez encurte a parte funcional da vagina e exponha mais o compartimento anterior, não tendo benefício demonstrável. Cabe ressaltar que a fixação transvaginal no ligamento sacroespinhoso também exige um comprimento vaginal adequado para que seja atingido o ligamento.

Embora pouco frequentes, as complicações sérias associadas incluem dor nas nádegas e lesão neurovascular sacral/pudendo. A dor nas nádegas ocorre em 3% a 15% das pacientes e normalmente melhora em 6 semanas após o procedimento. Lesões neurovasculares são raras, mas, quando ocorrem, costumam envolver os nervos ou os vasos pudendos e o glúteo inferior e/ou sacral. Uma das complicações é a lesão retal, e por isso as correções são realizadas mais comumente para o lado direito a fim de prevenir lesões no reto.

A fixação no ligamento sacroespinhoso consiste, portanto, em um procedimento com alta taxa de sucesso e seguro para as mulheres que desejam preservar o útero e de baixo custo, podendo ser realizado em locais com poucos recursos financeiros. Contudo, o conhecimento da anatomia do ligamento sacroespinhoso é essencial para sua realização.

Fixação iliococcígea

A suspensão do ápice vaginal à fáscia iliococcígea bilateral é uma opção aceitável para restaurar o suporte apical. No entanto, as pesquisas em torno da fixação iliococcígea são limitadas a séries de casos e coortes retrospectivas.

A dissecção pararretal inicial é semelhante à realizada para fixação no ligamento sacroespinhoso, mas a sutura para fixação da cúpula vaginal utiliza a fáscia do músculo iliococcígeo logo abaixo da espinha isquiática e lateral ao reto, onde há muito menos vasos e nervos importantes. Nesse local de fixação, o eixo vaginal não é distorcido significativamente nem desviado anterior ou posteriormente. Além disso, o comprimento vaginal médio não é significativamente reduzido.

Sacrocolpopexia/sacro-histeropexia abdominal

O procedimento padrão-ouro para o prolapso de cúpula é a sacrocolpopexia, que suspende o ápice vaginal com reforço fibromuscular vaginal anterior e posterior com uma tela fixada ao ligamento longitudinal anterior do sacro no nível do promontório ou no osso sacral (S2). Apresenta taxas de sucesso entre 78% e 100%, sendo o procedimento preferido quando a capacidade vaginal é reduzida e é importante a função sexual contínua. A sacro-histeropexia é uma variação da sacrocolpopexia para prolapso apical sem histerectomia em mulheres sem riscos ou sinais clínicos de patologia uterina que desejam a preservação do órgão. Nessa técnica, o útero se mantém sustentado por uma tela e ligado à parte anterior do ligamento longitudinal sobre o sacro.

Existem inúmeros vasos próximos ao sacro, sendo limitado o espaço seguro para a sutura. As variações anatômicas vasculares e suas rotas são difíceis de antecipar, e a lesão vascular pode ser muito perigosa. Além disso, o ureter está muito próximo do promontório sacral, que é um marco para a sacrocolpopexia, e sua localização também varia. Então, a exposição do ligamento longitudinal anterior no nível do promontório exige a identificação de estruturas anatômicas vulneráveis. A dissecção do compartimento anterior deve ser desenvolvida até o colo vesical para reduzir complicações como lesão vesical e fístula vesicovaginal. Outras complicações incluem erosão da tela, obstrução do intestino delgado e íleo pós-operatório.

A abordagem laparoscópica tem-se mostrado clinicamente equivalente com maior satisfação e taxas de sucesso objetivas e menores morbidade perioperatória, perda sanguínea, permanência hospitalar e taxas de reoperação. Todavia, envolve a necessidade de grande experiência e tempo cirúrgico mais longo. Quando comparada com o procedimento assistido por robótica, resulta em menos tempo cirúrgico, dor e custo.

Existem dados conflitantes em relação à histerectomia concomitante como fator de risco modificável para a exposição da tela. Em relação às complicações associadas à tela, recomenda-se limitar a quantidade de tela e usar tela de polipropileno sintético monofilamentar macroporoso. A evidência atual sugere que os materiais biológicos (enxofre ou xenoenxerto) produzem resultados anatômicos inferiores.

Telas vaginais para reparo apical

Múltiplos *kits* de tela vaginal foram fabricados para auxiliar a suspensão apical com o objetivo de melhorar o sucesso e a durabilidade mediante o uso de uma abordagem transvaginal extraperitoneal minimamente invasiva. Após inúmeras complicações, o Food and Drug Administration (FDA) passou a recomendar que os médicos monitorem as pacientes com mais cuidado e divulguem as complicações graves, incluindo aquelas que possam afetar a qualidade de vida, resultando em dor, cicatrização e estreitamento vaginal. Concluíram ainda, após outros registros de complicações, que a maioria dos casos de prolapso não necessita de telas, as quais devem ser usadas quando outras opções não estão disponíveis e os riscos e benefícios já foram discutidos com a paciente. Além disso, é recomendado treinamento especializado, o que provavelmente reduzirá significativamente as complicações relacionadas com essas telas. As advertências excluíram especificamente as telas transvaginais para *sling* de uretra média e/ou as abdominais para sacrocolpopexia.

Durante o procedimento, uma fita de tela sintética é posicionada através do espaço isquiorretal e do músculo iliococcígeo em ambos os lados até o nível da cúpula vaginal e preso na linha média da cúpula. O procedimento aproxima zonas frouxas dos ligamentos uterossacrais, sendo necessária a compreensão da anatomia pararretal para realização desse procedimento, e não devem ser utilizadas telas multifilamentares.

Cirurgia de Manchester (Donald-Fothergill)

A cirurgia de Manchester consiste em amputação cervical com mobilização e fixação dos ligamentos cardinais na região anterior do colo uterino, seguida de colporrafia anterior para apoiar a vagina Esse procedimento pode ser considerado ocasionalmente para o tratamento de casos de alongamento do colo uterino e em mulheres que desejam manter o útero. A incompetência cervical pós-Manchester pode ocasionar partos prematuros, com a estenose cervical podendo acarretar dismenorreia mecânica e infertilidade secundária.

Procedimentos obliterativos

Tanto a colpocleise pela técnica de LeFort como a colpocleise total são consideradas procedimentos obliterativos em que a abertura vaginal é fechada para prevenir o prolapso uterino ou visceral recorrente. Esses procedimentos costumam ser realizados em mulheres mais idosas sem atividade sexual. As supostas vantagens da cirurgia obliterativa nessa população são a redução do tempo cirúrgico e da morbidade perioperatória e risco muito baixo de recorrência do prolapso. A taxa de eventos adversos graves após esse procedimento parece ser baixa. Em geral, importantes complicações decorrentes de cirurgia em idosas (cardíacas, pulmonares e cerebrovasculares) ocorrem em aproximadamente 2% dos casos, e as complicações maiores decorrentes da própria cirurgia apresentam uma taxa de aproximadamente 4%.

A colpocleise geralmente é realizada em mulheres com antecedentes de histerectomia, mas pode ser executada com histerectomia vaginal concomitante. O procedimento é completado pela remoção de todo o epitélio vaginal e fechamento do prolapso com uma série de suturas em bolsa para inverter o prolapso. Em seguida, é feito um reparo anterior e posterior para reforçar. O procedimento de LeFort é realizado quando o útero será mantido e consiste na remoção de grande porção retangular do epitélio vaginal anterior e posterior, no fechamento dessa área com uma série de suturas verticais em várias linhas, e é finalizado com uma perineorrafia. As bordas do epitélio lateral, quando fechadas, criam canais que permitem a drenagem da secreção vaginal.

A colpocleise é um procedimento eficaz para tratamento de prolapso avançado com taxas de sucesso de 90% a 100% em pacientes que não mais preservam a atividade sexual e promove alívio dos sintomas do assoalho pélvico sem morbidade significativa.

CONSIDERAÇÕES FINAIS

Existem vários métodos para correção do prolapso apical, não havendo nenhuma resposta sobre o procedimento a ser adotado. Durante a decisão devem ser considerados vários fatores, como estágio do POP-Q, condições médicas, dificuldade do procedimento, possíveis eventos adversos, possibilidade de recorrência e atividade sexual. Reconhecer as possibilidades cirúrgicas e compreender os pontos fortes e fracos de cada técnica torna possível a escolha de um tratamento adequado, dependendo do resultado desejado por cada mulher.

Leitura complementar

Alas Na, Anger GT. Management of apical pelvic organ prolapse. Curr Oral Rep 2015 May; 16(5):33. doi: 10.1007/s11934-015-0498-6.

Barber Md, Brubaker L, Burgio KL et al.; Eunice Kennedy National Institute of Child Health and Human Development Pelvic Floor Disorders Network. Comparison of 2 transvaginal surgical approaches and perioperative behavioral therapy for apical vaginal prolapse: the OPTIMAL randomized Trial. JAMA 2014 Mar; 311(10):1024-34. doi: 10.1001/jamaq.2014.1719.

Maher C, Feiner B, Baessler K, Christmann-Schmid C, Haya N, Brown J. Surgery for women with apical vaginal prolapse. Cochrane Database Syst Rev 1016 Oct 1; 10:CD012376.

Meister MR, Sutcliffe S, Lowder Jl. Definitions of apical vaginal support loss: a systematic review. Am J Obstet Gynecol 2017 Mar; 216 (3):232.e1-232.e14. doi: 10.1016/j.ajog.2016.09.078. Epub 2016 Sep 15.

23

Implicações Éticas e Jurídicas do Uso de Material Sintético em Uroginecologia

Múcio Barata Diniz | Luciana Dadalto | Carla Vasconcelos Carvalho

INTRODUÇÃO

O uso de telas nas disfunções do assoalho pélvico tem sido debatido em todo o mundo. Ao mesmo tempo que revolucionou o tratamento da incontinência urinária com uma técnica muito menos invasiva, segura e eficaz, os resultados e as complicações do tratamento do prolapso dos órgãos pélvicos têm levantado muitos questionamentos e sido alvo de inúmeros processos judiciais, principalmente nos EUA.

O prolapso dos órgãos pélvicos (POP) é uma patologia benigna muito comum entre as mulheres, e estima-se que a prevalência do prolapso sintomático seja em torno de 3% a 6 % da população feminina. A chance de uma mulher ser operada por prolapso genital durante sua vida gira em torno de 13%, e aproximadamente um terço dessas cirurgias consistirá em reoperações.

A cirurgia geral utiliza telas sintéticas para correção de hérnias abdominais desde a década de 1950 e, hoje, seu uso tem indicações bem definidas com excelentes resultados e baixo índice de complicações. Na década de 1990, pesquisadores em uroginecologia começaram a estudar o uso de telas sintéticas para o tratamento de defeitos do assoalho pélvico e, em 1996, Ulmsten e cols. revolucionaram o tratamento da incontinência urinária de esforço (IUE) quando descreveram uma cirurgia minimamente invasiva, utilizando uma tela cirúrgica de polipropileno.

Ao mesmo tempo, surgiram as primeiras pesquisas sobre o uso de tela sintética para o tratamento do prolapso genital. Inicialmente, eram cortadas e inseridas nos compartimentos vaginais, mas logo em seguida os laboratórios iniciaram a produção de *kits* com tela pré-cortada e agulhas próprias para o procedimento. Em 1996, o Food and Drug Administration (FDA), órgão regulador americano, liberou o primeiro produto de malha cirúrgica especificamente para uso em IUE e, em 2002, esse primeiro produto foi liberado especificamente para uso nos casos de POP.

Enquanto as técnicas cirúrgicas convencionais para correção do POP apresentavam episódios de recidiva em torno de 30%, com os *kits* vaginais as taxas de recidiva eram inferiores a 10% e, rapidamente, o uso de telas em cirurgias uroginecólogicas aumentou de maneira exponencial. Somente nos EUA, estima-se que um milhão de mulheres receberam uma tela vaginal. Médicos do mundo inteiro começaram a utilizar esses *kits* para correção do prolapso, nem sempre recebendo treinamento adequado e sem mesmo conhecer os resultados e as complicações no seguimento a longo prazo dessas pacientes.

Em 2008, o FDA emitiu uma primeira notificação alertando sobre complicações associadas ao uso de telas e, em 2011, procedeu a nova notificação, indicando que as complicações relacionadas com a tela não eram raras e que as pacientes deveriam ser informadas previamente a respeito dos riscos associados. As principais complicações encontradas e relatadas foram: erosões e exposições de tela (muitas delas necessitando de reoperação), dor e dispareunia (algumas de difícil tratamento), infecções, sangramento e perfuração de órgãos (bexiga e intestino). Além disso, o FDA recomendou que os cirurgiões só deveriam utilizá-las após treinamento adequado e afirmou que os dados da literatura não comprovaram benefício subjetivo superior quando comparado ao das telas com as cirurgias convencionais.

Os litígios decorrentes de complicações com o uso das telas vaginais nos EUA sofreram enorme aumento a partir dessa última notificação do FDA, passando de 730 em 2011 para 33.000 em 2014, e a maioria dos processos judiciais envolve o uso de telas para tratamento de incontinência urinária. Até 2014 chegaram à Justiça mais de 70.000 processos.

Em decorrência da notificação do FDA de 2011 e do aumento dos litígios, vários laboratórios retiraram do mercado os *kits* vaginais para tratamento do POP.

Em 2017, o uso de tela vaginal para tratamento do POP foi banido ou permitido apenas para pesquisa em países como Austrália, Nova Zelândia e Reino Unido, com a justificativa de que os últimos estudos internacionais não comprovaram que os benefícios sobrepujariam os riscos. O banimento não atinge a tela para prolapso que utiliza a via abdominal (colpossacrossuspensão – CSS) ou a tela para tratar incontinência urinária.

Muito preocupante é o fato de que os *slings* de uretra média são os casos mais frequentes de litígio, mesmo sendo considerada a cirurgia primária para incontinência urinária por todas as sociedades representativas e também reconhecida pelo FDA, que em sua notificação de 2011 se concentrou no uso de telas vaginais para prolapso e não nos *slings*. Todas as sociedades internacionais que tratam do assunto produziram declarações embasando o uso do *sling* de uretra média como a cirurgia preferida para o tratamento da IUE. Essas declarações se fundamentam nos resultados de estudos que comprovam que o *sling* de uretra média demonstrou, inclusive no longo prazo, eficácia igual ou melhor do que qualquer técnica cirúrgica e apresenta um índice muito baixo de complicações.

A última revisão da Cochrane, que comparou o uso de telas vaginais com a cirurgia convencional para correção do POP, concluiu que seu uso está associado a menor reincidência do prolapso, mas a uma taxa maior de reoperação. O risco-benefício de seu uso na cirurgia "primária" não justifica sua utilização, mas é possível que as mulheres com alto risco de recorrência sejam beneficiadas.

O uso de telas sintéticas na cirurgia do POP está associado a complicações não observadas com as técnicas tradicionais. A taxa de erosão da tela varia entre 12% e 8%, e muitas pacientes necessitam ser reoperadas por complicações das telas.

INDICAÇÕES PARA USO DE TELAS SINTÉTICAS

Diante desse cenário é necessário questionar quais seriam, então, as indicações atuais de uso de tela sintética com base na evidência na literatura moderna.

No tratamento da IUE, os *slings* retropúbicos ou transobturatórios são a opção primária de tratamento cirúrgico após a falha do tratamento conservador com baixo índice de recidivas a longo prazo e de complicações.

No tratamento do POP, o uso de telas vaginais deve ser limitado às pacientes com alguma falha em tratamento cirúrgico anterior (principalmente de parede vaginal anterior ou apical), àquelas com risco alto de falha da cirurgia convencional, às que têm prolapso nos estágios 3 ou 4 ou àquelas com comorbidades que impeçam cirurgias maiores, como a colpossacrossuspensão. Antes do uso de telas, essas pacientes devem ser muito bem orientadas, esclarecendo os riscos e os benefícios do procedimento e solicitando o consentimento informado.

Com o uso da tela abdominal, a CSS é considerada cirurgia efetiva para o tratamento do prolapso e envolve a colocação da tela sintética no ápice da vagina, fixando-a no ligamento anterior do sacro. Pode ser utilizada a via abdominal, laparoscópica ou robótica. As candidatas são mulheres com vagina curta, com alguma patologia intra-abdominal ou com fator de risco para recorrência do prolapso (menos de 60 anos de idade, prolapso nos estágios 3 ou 4 e índice de massa corporal > 26). A CSS com tela tem risco menor de recidiva, porém está associada a índice maior de complicações do que o reparo vaginal com tecido nativo.

Para as mulheres com prolapso apical no estágio 3 ou 4 e fatores de risco para recidiva (pacientes jovens, obesidade, POP avançado, atividades de alto impacto e falha em tratamento cirúrgico anterior), a colpossacrofixação oferece melhores resultados.

GRAU DE EVIDÊNCIA

- Comparado com a cirurgia que utiliza tecido nativo, o uso de tela vaginal tem melhor resultado anatômico e subjetivo, porém está associado ao aumento da mórbida (nível A).
- O uso de tela sintética ou biológica no reparo da parede vaginal posterior não melhora os resultados (nível A).
- A CSS com tela sintética tem risco menor de recorrência do POP, mas está associada a índice maior de complicações do que a cirurgia para correção do compartimento apical com tecido nativo (nível B).

- A tela vaginal para correção do prolapso deve ser limitada a pacientes de alto risco (prolapso recorrente, contraindicação para CSS). Antes da cirurgia, deve ser obtido o consentimento informado e realizada discussão exaustiva sobre os riscos e benefícios (nível C).
- Os cirurgiões que utilizam telas sintéticas na vagina para correção de prolapsos devem receber treinamento específico e realizar um grande número de cirurgias. Eles também devem aconselhar detalhadamente as pacientes sobre os riscos e benefícios com o uso desses materiais.

ASPECTOS ÉTICOS E JURÍDICOS

Percebe-se o quanto o tema levanta questões éticas e jurídicas. Além disso, os dados sobre a judicialização desses procedimentos preocupam e podem fazer muitos profissionais desistirem de utilizar a técnica com medo de responder a processo.

Diante desse cenário, é preciso entender que um bom profissional – técnico e ético – não deve deixar de utilizar determinada técnica, mas, sim, cercar-se de precauções que evitem e/ou minimizem litígios, como:

- **Comunicação adequada com a paciente:** estudos comprovam que um dos principais motivos de litígio envolvendo cirurgias é a comunicação inadequada. A paciente, na maioria das vezes, não deseja sucesso, mas ser reconhecida em sua humanidade e receber cuidado para suas fraquezas.
- **Ausência de discussão a respeito dos riscos:** comumente os profissionais afirmam às pacientes que o procedimento "é simples", esquecendo que qualquer procedimento cirúrgico tem seus riscos. Portanto, é imprescindível apresentar à paciente esses riscos e estar disposto a discuti-los.
- **Ausência/falha do prontuário médico:** o prontuário é usado como a prova principal em processos que envolvem a relação médico-paciente. Por isso, deve ser preenchido de maneira legível, sem abreviaturas e com o mínimo possível de termos técnicos. Além disso, deve conter todas as informações a respeito da paciente, ainda que o profissional considere algumas informações dispensáveis por serem óbvias ou repetitivas.
- **Ausência/falha do termo de consentimento livre e esclarecido (TCLE):** o direito à informação é constitucional no Brasil, de modo que todo paciente deve receber esclarecimento sobre as opções terapêuticas, bem como ter a oportunidade de decidir a respeito delas. Especificamente no tocante à relação médico-paciente, é preciso ressaltar que esta tem sido enquadrada pelos tribunais brasileiros como relação de consumo, estando, portanto, sujeita às regras do Código de Defesa

do Consumidor (CDC), onde está previsto o dever de informação do fornecedor do serviço – nesse caso, o médico. Assim, todo e qualquer procedimento cirúrgico deve ser precedido de um TCLE construído com a paciente e escrito em linguagem acessível. Devem ser evitados modelos prontos em que a paciente apenas assine, sem que lhe seja dada a oportunidade de discutir as informações.

CONSIDERAÇÕES FINAIS

O uso de material sintético na uroginecologia é tema novo e bastante polêmico. Contudo, as pesquisas têm sido bem-sucedidas na demonstração de situações específicas, sendo imperioso que o profissional mantenha uma boa comunicação com a paciente e se utilize da documentação adequada (TCLE e prontuário) para se defender em caso de eventual litígio.

Leitura complementar

Alam P, Iglesia CB. Informed consent for reconstructive pelvic surgery. Obstet Gynecol Clin North Am 2016; 43(1):131-9.

Chapple CR, Cruz F, Deffieux X et al. Consensus statement of the European Urology Association and the European Urogynaecological Association on the use of implanted materials for treating pelvic organ prolapse and stress urinary incontinence. Eur Urol 2017; 72(3):424-31.

Committee Opinion No. 694: Management of mesh and graft complications in gynecologic surgery. Obstet Gynecol 2017; 129(4):e102-e8.

CREMESP. Relação médico-paciente: um encontro. São Paulo: CREMESP, 2017.

Digesu GA, Swift S, Handley V. Informed consent checklists for midurethral slings: a common-sense approach. Int Urogynecol J 2017; 28(11):1639-43.

FDA. Public health notification: serious complications associated with transvaginal placement of surgical mesh in repair of pelvic organ prolapse and stress urinary incontinence 2008. Disponível em: http://www.fda.gov/medicaldevices/safety/alertsandnotices/publichealthnotifications/ucm061976.htm. Acessado em: 20 de outubro de 2008.

FDA. Safety communications: update on serious complications associated with transvaginal placement of surgical mesh for pelvic organ prolapse 2011. Disponível em: http://www.fda.gov/MedicalDevices/Safety/AlertsandNotices/ucm262435.htm. Acessado em: 13 de julho de 2011.

Gamarra J. Responsabilidad civil médica. Vol. 1 e 2. Montevidéu: Fundación de Cultura Universitária, 2012.

Kuhlmann-Capek MJ, Kilic GS, Shah AB, Diken ZM, Snyder RR, Phelps JY. Enmeshed in controversy: use of vaginal mesh in the current medicolegal environment. Female Pelvic Med Reconstr Surg 2015; 21(5):241-3.

Maher C, Feiner B, Baessler K, Christmann-Schmid C, Haya N, Marjoribanks J. Transvaginal mesh or grafts compared with native tissue repair for vaginal prolapse. Cochrane Database Syst Rev 2016; 2:CD012079.

Nager CW. Midurethral slings: evidence-based medicine vs the medicolegal system. Am J Obstet Gynecol 2016; 214(6):708.e1-5.

Pelvic Organ Prolapse. Female Pelvic Med Reconstr Surg 2017; 23(4):218-27.

Soares, FR. Consentimento informado: panorama e desafios. In: Milagres M, Rosenvald N (eds.). Responsabilidade civil, novas tendências. Induiutaba: Editora Foco, 2017; 475-85.

Souders CP, Eilber KS, McClelland L et al. The truth behind transvaginal mesh litigation: devices, timelines, and provider characteristics. Female Pelvic Med Reconstr Surg 2018; 24(1):21-5.

Three countries ban the use of vaginal mesh in prolapse surgery IUGA: the official newsletter. 2017; 12(4). Released January 19, 2018.

Ulmsten U, Henriksson L, Johnson P, Varhos G. An ambulatory surgical procedure under local anesthesia for treatment of female urinary incontinence. Int Urogynecol J Pelvic Floor Dysfunct 1996; 7(2):81-5; Discussion 5-6.

Wilkins MF, Wu JM. Lifetime risk of surgery for stress urinary incontinence or pelvic organ prolapse. Minerva Ginecol 2017; 69(2):171-7.

Wu JM, Matthews CA, Conover MM, Pate V, Jonsson Funk M. Lifetime risk of stress urinary incontinence or pelvic organ prolapse surgery. Obstet Gynecol 2014; 123(6):1201-6.

Zwain O, Aoun J, Eisenstein D. Minimally invasive surgery in pelvic floor repair. Curr Opin Obstet Gynecol 2017; 29(4):276-81.

24

Cirurgia Robótica no Tratamento das Distopias Pélvicas

Ricardo Hissashi Nishimoto | Bruno Mello Rodrigues dos Santos

INTRODUÇÃO

O prolapso genital consiste no descenso da parede vaginal anterior e/ou posterior, assim como do ápice da vagina (útero ou cúpula vaginal após histerectomia), e representa uma desordem anatômica do assoalho pélvico relacionada diretamente com a idade, tendo grande impacto na qualidade de vida. Cerca de 30% das pacientes entre 59 e 89 anos de idade procuram atendimento médico em decorrência das desordens do assoalho pélvico, sendo estimado um aumento de 46% das pacientes acometidas por prolapso genital nos próximos 40 anos.

O tratamento cirúrgico visa restaurar a anatomia pélvica, preservando as funções urinária, intestinal e sexual com a menor taxa de recorrência e complicações. O tratamento cirúrgico ideal para o prolapso genital deve ser efetivo, durável, com baixa taxa de morbidade e custo-efetivo.

Historicamente, o reparo cirúrgico das distopias genitais é realizado pelas vias vaginal e abdominal, e várias são as técnicas cirúrgicas descritas, o que demonstra a inexistência de técnica ideal para correção cirúrgica do prolapso genital.

Apesar de os procedimentos vaginais apresentarem vantagens em relação à morbidade, ao tempo de internação e à convalescença, as taxas de sucesso a longo prazo são menores quando comparadas às da sacrocolpopexia abdominal. Desse modo, a abordagem abdominal é considerada o padrão-ouro no tratamento cirúrgico do prolapso de cúpula vaginal, atingindo taxa de sucesso de 93% a 99% e complicações relacionadas com a tela de menos de 6%. Em 2010 foram realizados nos EUA aproximadamente 34.000 procedimentos de sacrocolpopexia, mas a morbidade associada à laparotomia torna o acesso abdominal menos favorável.

Diante desse cenário, em 1994 foi adotado o acesso laparoscópico na tentativa de diminuir a morbidade do acesso laparotômico. No entanto, a rigidez dos instrumentais laparoscópicos faz com que a sutura intracorpórea e a dissecção em pequenos espaços se tornem um desafio.

Em 2005 foi descrita a primeira sacrocolpopexia com a utilização de acesso minimamente invasivo assistido por plataforma robótica. A visão tridimensional e os instrumentos articulados da tecnologia robótica, associados à melhor ergonomia do cirurgião, possibilitam a realização de tarefas consideradas complexas em laparoscopia pura, o que garantiu a difusão e a adoção da tecnologia pelos cirurgiões pélvicos.

TÉCNICA CIRÚRGICA
Preparo pré-operatório e instrumentos

O preparo pré-operatório não difere do realizado para outros acessos abdominais. A profilaxia antitrombótica de-

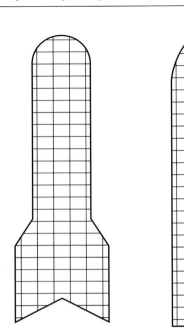

Figura 24.1 Desenho esquemático do molde das telas pré-cortadas: posterior em Y e anterior retangular.

pende do protocolo de cada hospital, não sendo necessário o preparo intestinal de rotina.

O sistema Da Vinci é utilizado na configuração de quatro braços com óptica de 0 grau, sendo usados tesoura, pinça bipolar, pinça Prograsp e porta-agulha robóticos.

Uma valva maleável intravaginal é necessária para apresentação das paredes vaginais anterior e posterior durante sua dissecção. Duas telas pré-cortadas são utilizadas (Figura 24.1), sendo a anterior retangular e a posterior em formato de Y.

Segundo Sergent, a tela de polipropileno macroporosa e a de poliéster multifilamentar com tamanho do poro > 1mm são as mais recomendadas. Próteses absorvíveis e não absorvíveis ultraleves aumentam o risco de recorrência do prolapso.

Posicionamento da paciente, dos trocartes e do robô

Sob anestesia geral, é posicionado um cateter uretral de demora. A paciente é posicionada em litotomia e em Trendelenburg (20 a 30 graus), com os braços ao lado, paralelos ao corpo, devendo ser tomado cuidado em relação à proteção dos pontos de apoio/pressão do corpo. De acordo com o modelo da plataforma robótica, um trocarte laparoscópico de 11 ou 12mm ou robótico de 8,5mm para a óptica é posicionado supraumbilicalmente, após confecção do pneumoperitônio. Dois trocartes robóticos são posicionados, sob visão, a 9cm de cada lado do trocarte da óptica, no nível da cicatriz umbilical. Um quarto trocarte robótico é posicionado 3cm cranialmente à espinha ilíaca anterossuperior esquerda. Um portal laparoscópico para o assistente é posicionado entre o trocarte da óptica e o do instrumental robótico à direita da paciente, e o robô é posicionado lateral e perpendicularmente à mesa cirúrgica no modelo Da Vinci Xi e lateral e paralela ou obliquamente (30 graus) à mesa cirúrgica no modelo Si.

Posicionamento do reparo para tração uterina em direção à parede anterior do abdome

Um reparo transdérmico é confeccionado 3cm cranialmente ao púbis com o objetivo de incorporar o fundo uterino e tracioná-lo anteriormente (Figura 24.2). No caso de histerectomia prévia, esse tempo cirúrgico é omitido.

Identificação e dissecção do promontório

Com auxílio do quarto braço, o cólon sigmoide é tracionado lateralmente para a esquerda, objetivando apresentar o tecido pré-sacral (Figura 24.3). Procede-se à abertura do peritônio parietal posterior com dissecção do tecido anterior ao periósteo do promontório. Uma hemostasia cuidadosa deve ser feita de modo a evitar os vasos ilíacos.

Dissecção do peritônio parietal

Um túnel é criado sob o peritônio parietal da pequena pelve com extensão do promontório à cúpula vaginal com o objetivo de possibilitar a passagem das telas anterior e posterior através do túnel coberto por peritônio. Outra alternativa consiste em uma incisão superficial do peritônio na mesma direção, a qual é suturada sobre a tela no final do procedimento, devendo ser tomado cuidado para evitar a lesão do ureter direito durante a realização desse tempo cirúrgico.

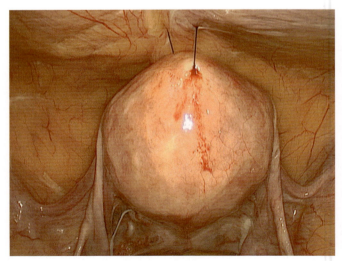

Figura 24.2 Tracionamento do útero anteriormente.

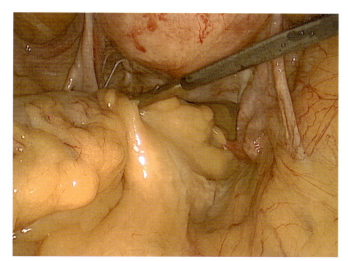

Figura 24.3 Identificação do tecido pré-sacral, anterior ao promontório.

Abertura do espaço de Douglas e dissecção da parede posterior da vagina

Realiza-se uma incisão em U invertido na reflexão peritoneal que recobre o ápice vaginal no espaço de Douglas e se procede à dissecção entre o ápice vaginal e o reto em um plano relativamente avascular, com liberação da parede posterior da vagina até o nível do introito vaginal. Faz-se, então, a dissecção lateral com liberação do reto da fáscia dos levantadores do ânus (Figura 24.4). Dessa maneira previnem-se a lesão inadvertida dos vasos hemorroidários e a inervação do reto.

Fixação da tela posterior à fáscia dos levantadores do ânus e à parede posterior da vagina

A tela posterior em formato de Y é posicionada posteriormente à parede vaginal com sua bifurcação voltada caudalmente. Os dois "braços" do Y são fixados de cada lado no levantador dos ânus com ponto simples de fio inabsorvível 0 (Figura 24.5). Um terceiro ponto simples é dado superficialmente na porção mais distal da parede posterior da vagina para fixação da porção medial da tela.

Inserção da valva vaginal com dissecção da parede vaginal anterior

O peritônio parietal é incisado no nível da reflexão da bexiga na parede anterior da vagina. Para facilitar a identificação dos limites da bexiga é possível enchê-la com 120mL de solução salina. Uma valva maleável é inserida gentilmente na vagina e posicionada no fórnice anterior para apresentar a parede vaginal anterior. Essa manobra facilita a correta identificação do plano de dissecção entre a vagina e a bexiga. A dissecção é realizada distalmente até o nível do trígono vesical.

Fixação da tela anterior à parede vaginal anterior

A parte anterior da tela é fixada à parede anterior da vagina por meio de sutura contínua ou pontos separados com fio inabsorvível 0 (Figura 24.6). Se o útero está presente, o ligamento largo é incisado e a porção cranial da tela é passada através da incisão para que as duas telas juntas possam ficar no compartimento posterior da cúpula vaginal.

Passagem das telas sob o peritônio parietal

A pinça Prograsp robótica é passada através do túnel criado previamente sob o peritônio parietal direito (Figura 24.7). As porções proximais de ambas as telas são apreendidas e tracionadas até o promontório. Deve-se tomar cuidado para não torcer as telas. Se o cirurgião decidir não confeccionar

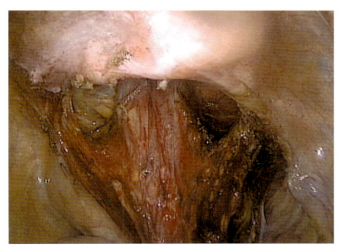

Figura 24.4 Dissecção lateral com liberação do reto da fáscia dos levantadores do ânus.

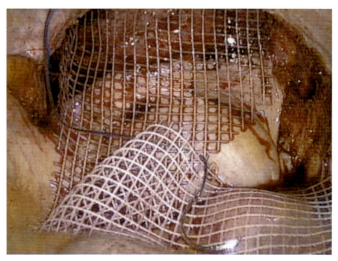

Figura 24.5 Posicionamento da tela posterior.

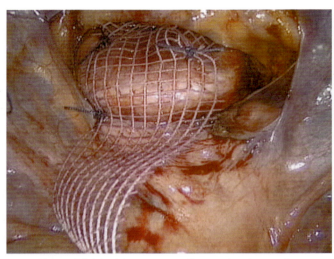

Figura 24.6 Posicionamento e fixação da tela anterior.

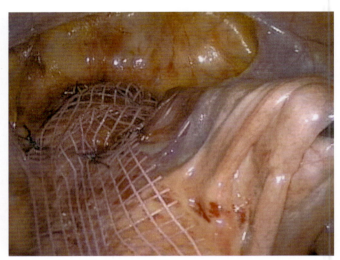

Figura 24.7 Posicionamento final da tela fixada no promontório.

o túnel, a tela deve ser coberta com o peritônio no final da cirurgia.

Fixação das partes proximais das telas ao promontório sacral

As porções proximais das telas anterior e posterior são fixadas ao periósteo do promontório sacral por meio de ponto inabsorvível 2-0, envolvendo as duas telas (Figura 24.8). O reposicionamento anatômico da vagina é realizado mediante a inserção vaginal da valva maleável em direção ao promontório. A tensão das telas é ajustada com a valva posicionada intravaginalmente. Deve-se tomar cuidado para não aplicar tensão excessiva nas telas de modo a evitar erosão futura ou o aparecimento de nova incontinência urinária.

Retroperitonização das telas

Para cobrir as telas, evitando contato com o intestino, o peritônio parietal próximo à superfície anterior e posterior da cúpula vaginal e do promontório sacral é suturado com pontos contínuos e fio absorvível 3-0 (Figura 24.9).

APLICABILIDADE DA TÉCNICA ASSISTIDA POR ROBÔ

Em levantamento da literatura, Lee relata, em um total de 363 pacientes com seguimento médio de 28 meses, um tempo operatório de 202 minutos, perda sanguínea estimada em 43mL, procedimento cirúrgico concomitante para o tratamento de incontinência de esforço em 70% das vezes e cura objetiva em 94% e subjetiva em 95% das

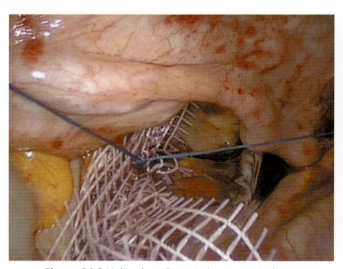

Figura 24.8 União das telas anteriores e posteriores.

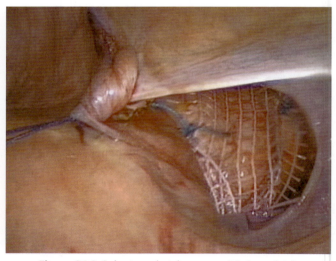

Figura 24.9 Cobertura da tela com peritônio parietal.

pacientes. As taxas de complicação indicam taxa de conversão para cirurgia aberta de 1% de erosão da tela, 1% de lesões vesicais, 0,3% de lesões retais, 3% de incontinência urinária *de novo*, 4% de sintomas urinários do trato inferior e 1% de dispareunia.

Em estudo retrospectivo de 95 pacientes submetidas a sacrocolpopexia entre 2006 e 2011 no Instituto de Cirurgia Robótica Vattikuti, na Bélgica, a técnica foi indicada em pacientes que costumam apresentar prolapsos de graus 3 ou 4, e 9,5% das pacientes já haviam sido operadas por acesso vaginal ou abdominal previamente. Histerectomia prévia fora realizada em 40% das pacientes, e 15,8% das pacientes haviam sido operadas para incontinência urinária previamente. O tempo operatório mediano foi de 101 minutos, com perda de sangue estimada em 30mL e internação mediana de 4 dias. Lesão vaginal ou vesical peroperatória ocorreu em 3,2% das pacientes, todas reconhecidas e tratadas imediatamente sem intercorrências futuras. Urgência miccional *de novo* ocorreu em 10,5% das pacientes, todas tratadas com anticolinérgicos, e apresentando melhora clínica depois de algumas semanas. Após seguimento mediano de 34,8 meses, a persistência do prolapso ocorreu em quatro pacientes. A incontinência urinária de esforço persistiu, embora em grau menor, em cinco pacientes. Nenhuma delas se queixou de dispareunia. A cura objetiva do prolapso ocorreu em 95,8% das pacientes dessa série.

Em estudo randomizado conduzido na Cleveland Clinic Foundation, 38 pacientes foram submetidas à sacrocolpopexia laparoscópica e 40 à técnica robótica. O tempo operatório foi de 67 minutos a mais, em média, na técnica robótica, acrescentando um custo médio de US$ 1.936. Os resultados anatômicos e funcionais foram semelhantes entre os grupos.

Em revisão da literatura e metanálise, 1.488 pacientes foram incluídas no estudo. Tratamento concomitante para incontinência foi utilizado em 38% das pacientes, sendo 33% submetidas à histerectomia concomitante, com tempo operatório médio de 194 minutos, perda sanguínea estimada em 50mL, menos de 1% de taxa de transfusão e 1% de conversão para cirurgia aberta. O tempo médio de internação foi de 2 dias.

Embora se trate de técnica relativamente nova, estudos respaldam a adoção da sacrocolpopexia robótica quando disponível e realizada por equipe com experiência nessa técnica.

DISCUSSÃO

O prolapso de órgão pélvico é uma condição comum na população feminina, e cerca de 7% a 19% das pacientes necessitam de cirurgia ao longo da vida. O objetivo do procedimento é o tratamento do defeito anatômico, mantendo a fisiologia do assoalho pélvico, bem como a preservação ou a restauração das funções geniturinária e intestinal.

Várias técnicas cirúrgicas, com diferentes abordagens, podem corrigir o prolapso de órgãos pélvicos, mas ainda se discute qual a melhor maneira de fazê-lo. A sacrocolpopexia abdominal é considerada atualmente o padrão-ouro de tratamento, e a via laparoscópica foi desenvolvida para redução da morbidade relacionada com a laparotomia. No entanto, por ser tecnicamente complexa e exigir longa curva de aprendizado, essa via não se tornou popular, restringindo-se a poucos centros de referência. Por promover a visão tridimensional e contar com instrumentos com seis graus de liberdade, o sistema robótico conseguiu aliar a vantagem da cirurgia minimamente invasiva à relativa facilidade de aprendizado. Embora tenham sido descritas poucas séries de casos, a cirurgia robótica já vem assumindo papel relevante no tratamento dos prolapsos pélvicos e, mesmo que a questão do custo do procedimento e da disponibilidade da plataforma robótica ainda seja um entrave à sua disseminação em nosso meio, há que ser considerada no tratamento dos prolapsos pélvicos.

ESTUDOS DE CUSTO

Diversos estudos tentaram levantar os custos da sacrocolpopexia. Em estudo com a metodologia da Universidade de Duke, os autores descreveram que a sacrocolpopexia robótica custou US$ 8.508 por procedimento *versus* US$ 7.353 da cirurgia laparoscópica e US$ 5.792 para a sacrocolpopexia aberta. A sacrocolpopexia robótica se tornava semelhante, no quesito custo, à laparoscópica quando o tempo operatório daquela atingia 149 minutos.

O custo da cirurgia robótica envolve uma série de questões, incluindo o volume de cirurgias de cada instituição, não sendo possível utilizar essas cifras em nosso meio. Há que atentar também para o custo social do procedimento. Quando uma pessoa retorna mais rapidamente às atividades sociais e laborativas, a sociedade como um todo tem benefício econômico, mas essa questão dificilmente é avaliada em estudos de custo.

CONSIDERAÇÕES FINAIS

Tanto a sacrocolpopexia laparoscópica como a robótica são técnicas já consagradas, e as várias séries de casos publicadas mostram resultados semelhantes com taxas de cura comparáveis às da técnica aberta, mas com morbidade perioperatória favorecendo as técnicas minimamente invasivas, embora a análise de custos favoreça a abordagem aberta.

Leitura complementar

Benson JT, Lucente V, McClellan E. Vaginal versus abdominal reconstructive surgery for the treatment of pelvic support defects: a prospective randomized study with long-term outcome evaluation. Am J Obstet Gynecol 1996; 175:1418-21; Discussion 1421-2.

Freeman RM, Pantazis K, Thomson A et al. A randomised controlled trial of abdominal versus laparoscopic sacrocolpopexy for the treatment of post-hysterectomy vaginal vault prolapse: LAS study. Int Urogynecol 2013; 24:377-84.

Ganatra AM, Rozet F, Sanchez-Salas R et al. The current status of laparoscopic sacrocolpopexy: a review. Eur Urol 2009; 55:1089-105.

Hudson CO, Northington GM, Lyles RH, Karp DR. Outcomes of robotic sacrocolpopexy: a systematic review and meta-analysis. Female Pelvic Med Reconstr Surg 2014; 20(5):252-60.

Karram M, Goldwasser S, Kleeman S, Steele A, Vassallo B, Walsh P. High uterosacral vaginal vault suspension with fascial reconstruction for vaginal repair of enterocele and vaginal vault prolapse. Am J Obstet Gynecol 2001; 185:1339-42; Discussion 1342-3.

Lee RK, Mottrie A, Payne C, Waltregny D. A review of the current status of laparoscopic and robot-assisted sacrocolpopexy for pelvic organ prolapse. European Urology 2014; 65:1128-37.

Lima MIM, Lodi CTC, Lucena AA et al. Prolapso genital. Femina 2012; 40:69-77.

Luber KM, Boero S, Choe JY. The demographics of pelvic floor disorders: current observations and future projections. Am J Obstet Gynecol 2001; 184:1496-501.

Maher C, Feiner B, Baessler K, Adams EJ, Hagen S, Glazener CM. Surgical management of pelvic organ prolapse in women. Cochrane Database Syst Rev 2010; CD004014.

Nygaard IE, McCreery R, Brubaker L et al. Abdominal sacrocolpopexy: a comprehensive review. Obstet Gynecol 2004; 104:805-23.

Olsen AL, Smith VJ, Bergstrom JO, Colling JC, Clark AL. Epidemiology of surgically managed pelvic organ prolapse and urinary incontinence. Obstet Gynecol 1997; 89:501-6.

Paraiso MFR, Jelovsek JE, Frick A, Chen CCG, Barber MD. Laparoscopic compared with robotic sacrocolpopexy for vaginal prolapse. Obstetrics & Gynecology 2011; 118:1005-13.

Ploumidis A, Spinoit AF, De Naeyer G et al. Robot-assisted sacrocolpopexy for pelvic organ prolapse: surgical technique and outcomes at a single high-volume institution. European Urology 2014; 65:133-145.

Rivoire C, Botchorishvili R, Canis M et al. Complete laparoscopic treatment of genital prolapse with meshes including vaginal promontofixation and anterior repair: a series of 138 patients. J Minim Invasive Gynecol 2007; 14:712-8.

Serati M, Bogani G, Sorice P et al. Robot-assisted sacrocolpopexy for pelvic organ prolapse: a systematic review and meta-analysis of comparative studies. European Urology 2014; 66:303-18.

Sergent F, Desilles N, Sabourin J.-C, Marie J.-P , Bunel C, Marpeau L. Promontofixation: quelles prothèses choisir? Étude expérimentale et Clinique. Gynécologie Obstétrique & Fertilité 2014; 42: 499-506

25

Uso do Laser *e da* Radiofrequência *em* Uroginecologia

Zsuzsanna Ilona Katalin de Jármy Di Bella | Marair Gracio Ferreira Sartori

INTRODUÇÃO

O acrônimo LASER (*Light Amplification by Stimulated Emission of Radiation*) corresponde a qualquer aparelho que produza radiação eletromagnética monocromática nas regiões visível, infravermelha ou ultravioleta, e tem inúmeras aplicações, desde a soldagem até a cirurgia. A energia é produzida em forma de luz (feixe paralelo, concentrado e monocromático) por meio de estimulação elétrica.

Portanto, o *laser* produz diferentes efeitos térmicos conforme o tecido ao transformar energia luminosa em calor. De acordo com a temperatura, a energia térmica pode vaporizar, carbonizar, coagular, estimular neocolagênese ou simplesmente aquecer o tecido. A luz age no metabolismo energético celular da mitocôndria, aumentando a síntese de adenosina trifosfato.

Em medicina, o primeiro *laser* de CO_2 de aplicação contínua foi utilizado na década de 1960 para o rejuvenescimento facial, mas as complicações, como cicatrizes, manchas e feridas, eram frequentes. Posteriormente surgiu o CO_2 fracionado, utilizado desde 2007 no Brasil.

O *laser* de CO_2 fracionado age em micropontos, formando microzonas térmicas de energia, havendo áreas expostas e não expostas, o que se conhece como *laser* ablativo. A água tecidual absorve a energia da luz e a transforma em calor. O *laser* de CO_2 emite comprimentos de onda de 10.600nm (infravermelho distante) e tem alta afinidade pela água.

Já o *laser* de érbio, também utilizado em uroginecologia, emite um comprimento de onda de 2.940nm e tem o poder de absorção pela água 10 vezes maior do que o de CO_2. Desse modo, o dano térmico caudado pelo *laser* de CO_2 é de 50 a 150nm, enquanto o do érbio é de 10 a 20nm, tornando-o três vezes menos doloroso do que o *laser* de CO_2, o qual, porém, tem maior poder de hemostasia.

Por sua vez, a radiofrequência consiste na emissão de onda eletromagnética situada na faixa entre 30KHz e 300MHz, com os aparelhos de alta frequência, utilizados com finalidade similar ao *laser*, trabalhando na faixa de 4MHz. Foi aplicada inicialmente na ginecologia para a vaporização tecidual e tratamento de lesões induzidas pelo papilomavírus humano (HPV).

A configuração monopolar emite energia por meio de um eletrodo que tem ponto de contato no tecido a ser tratado, podendo dispor de um eletrodo indutivo e um de retorno. A energia caminha de um eletrodo para outro. A profundidade atingida é de 3 a 6mm, produzindo remodelação do colágeno. Essa técnica é empregada em casos de flacidez vulvar.

No modo bipolar, dois eletrodos ativos são incorporados a um aplicador único e a corrente passa pelos tecidos entre os eletrodos. A penetração tecidual é menor do que a obtida no monopolar, atingindo apenas 2mm. Também é usada em casos de flacidez tecidual.

O modo tripolar agrupa os sistemas mono e bipolar. A energia passa entre os três eletrodos, gerando calor simultaneamente nas camadas superficiais e profundas da pele. Esse aparato tem sido mais usado em dermatologia, em casos de flacidez tecidual ou para a quebra de septos de gordura.

O modo multipolar agrupa três ou mais eletrodos com intensa alternância de polaridade, distribuindo a energia homogeneamente sobre a pele. A ação ocorre na derme e na epiderme, sendo mais ativa na derme e não no tecido celular subcutâneo.

Os modos descritos equivalem à modalidade de radiofrequência não ablativa, que promove elevação de temperatura, atingindo até 40°C, com a finalidade de desnaturar e remodelar o colágeno, diminuindo a flacidez tecidual. Uma das críticas ao uso da radiofrequência não ablativa diz respeito à menor duração de seus efeitos. Faz-se necessário o uso de gel hidrofílico para sua aplicação, que também promove maior hidratação da pele, melhorando os resultados da técnica.

A aplicação da radiofrequência monopolar não ablativa tem bons resultados, segundo Lordelo e cols., na flacidez vulvar com melhora do aspecto da vulva (aumento do volume dos lábios com diminuição das rugas) e da função sexual.

A modalidade não ablativa atua por meio da transmissão de calor, mantendo a epiderme intacta. Já a modalidade ablativa causa dano térmico à epiderme com cicatrização mais demorada.

As técnicas fracionadas, apesar de ablativas, causam pequeno dano epidérmico. A radiofrequência fracionada microablativa utiliza microagulhas equidistantes que liberam a corrente de modo bipolar, criando áreas de pele afetadas intercaladas com áreas não afetadas em semelhança à laserterapia fracionada. As áreas do epitélio não atingidas pela corrente aceleram a recuperação das áreas afetadas.

Estudos histológicos demonstram que a profundidade da ablação térmica depende do pulso e da intensidade da corrente aplicada, variando entre 100 e 150μm. O diâmetro das colunas de ablação varia entre 80 e 120μm.

EFEITOS DO *LASER*

Entre os principais efeitos do *laser* destacam-se a retração do colágeno e a manutenção tecidual sem destruição. Atinge-se a temperatura tecidual de 60 a 65°C; o efeito fototérmico penetra até 5mm de profundidade e o efeito mecânico ocorre nos tecidos mais profundos.

A ponteira vaginal do *laser* fracionado atinge profundidade de 0,2 a 0,5mm da parede vaginal, agindo principalmente sobre os fibroblastos, que são as células-chave para a produção de colágeno, e na matriz extracelular, composta por fibras elásticas, proteases e glicosaminoglicanos. Na Figura 25.1A é mostrada a posição da ponteira vaginal. Imediatamente após a aplicação são observados vários pontilhados brancos, demonstrando as áreas onde o *laser* penetrou, como mostra a Figura 25.1B.

Novas fibras colágenas são produzidas pelo efeito térmico, em um processo conhecido como neocolagênese.

Desse modo, ocorre a retração do colágeno superficial, bem como a reorganização do colágeno profundo. Além disso, também há a formação de novos conglomerados proteoglicanos e ácido hialurônico, retenção de água nesse

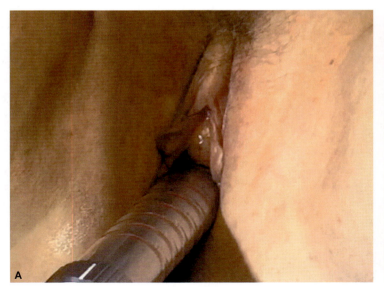
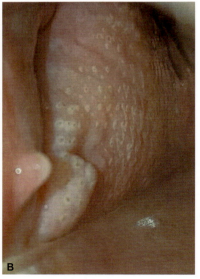

Figura 25.1 Aplicação vaginal de *laser* de CO_2. **A** Observe a ponteira vaginal marcada centímetro a centímetro. **B** Observe o aspecto pontilhado na mucosa.

novo tecido com contração da mucosa e aumento dos vasos sanguíneos, culminando com a melhora do trofismo vulvovaginal, o qual se caracteriza pela maior espessura do epitélio vaginal e da elasticidade vaginal.

EFEITOS DA RADIOFREQUÊNCIA

Assim como acontece com a laserterapia, o calor produzido pela radiofrequência ocasionará desnaturação do colágeno, contração de suas fibras, ativação de fibroblastos com neocolagenogênese e remodelamento de tecido.

As ponteiras apresentam em sua extremidade 64 microagulhas de 200μm de diâmetro e 1mm de comprimento, distribuídas no formato de oito colunas com oito agulhas cada. A ponteira utilizada para aplicação vaginal é mais longa (Figuras 25.2 e 25.3).

Critérios diagnósticos/propedêutica complementar

A expressão *rejuvenescimento vulvovaginal não cirúrgico* é relativamente nova e engloba o uso do *laser* e da radiofrequência para o tratamento das disfunções funcionais e estéticas do trato geniturinário feminino, sendo adotado em caso de síndrome geniturinária da pós-menopausa (SGUM) e frouxidão vaginal, que podem cursar juntas ou separadas. A frouxidão vaginal é queixa comum de mulheres na menacme e também na pós-menopausa, principalmente entre aquelas que tiveram parto vaginal.

A SGUM, antes denominada atrofia vulvovaginal, é a condição mais estudada na literatura e apresenta respostas muito satisfatórias à laserterapia, assim como à aplicação da radiofrequência (Figura 25.4). Ela se caracteriza por sintomas vaginais relacionados com o efeito do hipoestrogenismo na pós-menopausa, como secura e ardor vaginal, dispareunia, prurido, vestibulodínia e sangramentos na relação sexual.

As alterações atróficas também afetam os epitélios vesical e uretral, desencadeando sintomas como disúria, noctúria, incontinência urinária, infecções de repetição e urgência urinária.

Estudos em andamento sobre o tratamento da incontinência urinária, tanto de esforço como em caso de bexiga hiperativa, mostram que essas tecnologias apresentam resultados controversos e não há no momento respaldo para tratamentos com este fim.

Em uma série de 65 mulheres com SGUM e incontinência urinária de esforço (IUE) que realizaram três aplicações mensais consecutivas de *laser* de érbio vaginal, houve melhora significativa da secura vaginal e da dispareunia, além da melhora da IUE avaliada pelo questionário de qualidade de vida ISIQ.

Em casuística maior, envolvendo 175 mulheres com IUE ou incontinência urinária mista (IUM), foi obtida melhora da IUE e da IUM 1 ano após duas a três aplicações mensais utilizando os questionários de qualidade de vida ISIG e ISI, respectivamente de (77% e 34%, respectivamente), sendo os resultados superiores na IUE.

Ainda em relação aos efeitos da laserterapia vaginal na IUE, há relatos de que mulheres normotróficas apresentam melhores resultados do que as com sobrepeso, assim como as mulheres até 40 anos de idade, quando comparadas com as com mais de 60 anos.

Os parâmetros urodinâmicos tendem a melhorar após a laserterapia com incremento dos valores do fluxo médio, da sensação de primeiro desejo miccional, do volume vesical que desencadeia o desejo imperioso de urinar e da pressão máxima de fechamento uretral.

Outra interessante indicação para a laserterapia e a radiofrequência é a frouxidão vaginal, caracterizada pela sensação de vagina larga e alargamento do introito vaginal. Decorrente dos partos e do envelhecimento, em razão da hipotonia muscular que rodeia a vagina, promovendo disfunções orgásmicas, alterações sensitivas vaginais e até IUE, trata-se de uma queixa comum que afeta a qualidade de vida sexual de muitas mulheres independentemente do estado hormonal.

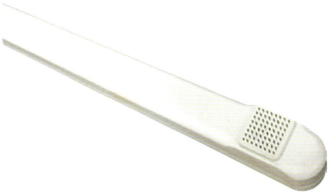

Figura 25.2 Ponteira para aplicação da radiofrequência vaginal.

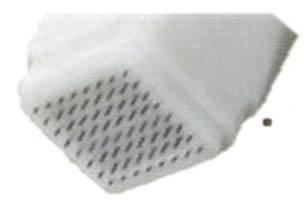

Figura 25.3 Ponteira para aplicação da radiofrequência vulvar.

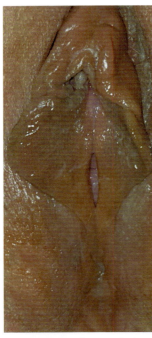
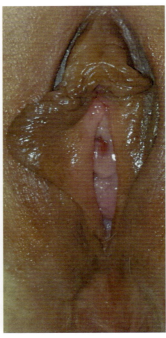

Figura 25.4 Aplicação de *laser* de CO_2 vulvar e 30 dias após. (Imagens cedidas pela Dra. Ana Lucia Sayeg.)

Além disso, prolapsos genitais caracterizados por uretrocistocele e retocele, com maior ponto de descida próximo ao introito vaginal e definidas como estágio I ou II da classificação de POP-Q, também podem apresentar boa resposta às aplicações de *laser* ou radiofrequência.

Ninfoplastias e marsupialização de cisto de glândula de Bartholin também podem ser tratadas por ambas as técnicas no modo vaporização, promovendo recuperação mais rápida e menos sangramento do que as técnicas cirúrgicas tradicionais.

Em relação aos critérios diagnósticos para indicação dessas técnicas, prevalecem a anamnese e o exame ginecológico. Embora a literatura médica ainda não apresente subsídios detalhados, os melhores resultados são obtidos nos casos menos graves de incontinência urinária, prolapso genital e sintomas de frouxidão vaginal. Já na SGUM não existe critério específico para o uso do *laser* e da radiofrequência, tendo especial indicação nas mulheres que não podem utilizar estrogenoterapia (antecedente de câncer mamário e fenômenos tromboembólicos, trombofílicas) ou naquelas que não se adaptam à terapêutica tópica hormonal por tempo prolongado.

Não é necessária a propedêutica complementar e não existem contraindicações descritas até o momento, salvo a infecção vulvovaginal ativa. Pacientes com antecedentes de herpes devem realizar profilaxia antes da aplicação da radiofrequência ou do *laser*. Indica-se o famciclovir ou similar a cada 12 horas por 5 dias. Quando a atrofia vulvovaginal é muito importante, pode haver dificuldade para a introdução da ponteira de *laser* ou do espéculo para a aplicação da radiofrequência.

WAVETRONA IC 6000 TO

O UCH utiliza tecnologia de energia eletromagnética senoidal com frequência de trabalho de 4MHz, produzindo vaporização cutânea de maneira semelhante à tecnologia do *laser* de CO_2, que trabalha com bases biofísicas semelhantes.

A energia eletromagnética de 4MHz é conduzida por ondas de radiofrequência fracionadas, mantendo a pele íntegra entre os pontos vaporizados.

Durante o procedimento, observa-se leve contração da pele, pois o colágeno se contrai a temperaturas pouco acima de 60ºC. A radiofrequência é conduzida através do tecido biológico usando a água intracelular rica em "cloreto de sódio", e por isso atinge as camadas mais profundas da pele, provocando grande produção de colágeno nos próximos 6 meses e oferecendo à paciente um resultado semelhante ao de um *peeling* profundo, porém com retorno praticamente imediato às atividades habituais. Eritema e leve edema pós-tratamento regridem entre 24 e 48 horas e microcrostas saem da formação entre 5 e 7 dias.

ABORDAGEM

Recomendam-se três aplicações a intervalos mensais em ambas as técnicas (laserterapia fracionada e radiofrequência microablativa) para o tratamento das disfunções urogenitais, como a SGUM, e da frouxidão vaginal. Recomenda-se também a aplicação de anestésico local com ação cutânea (lidocaína 4% ou a associação lidocaína e tetracaína) para a aplicação no introito vaginal e vulvar 1 hora antes do procedimento, protegendo a região com um filme plástico para melhor absorção do anestésico. Para as aplicações vaginais é possível utilizar xilocaína *spray* imediatamente antes do procedimento. O epitélio vaginal deve ser limpo com gaze seca e levemente umedecido com soro fisiológico em ambas as técnicas. A mesma conduta deve ser adotada para tratamento da região vulvar. Quando o objetivo é o tratamento da incontinência, aplica-se sob a região infrauretral dupla passagem da ponteira, devendo ser evitada a superposição de aplicação do *laser* ou da radiofrequência, pois a manutenção de parte do tecido sem o efeito do calor é importante para o resultado.

LASERTERAPIA

Tanto o *laser* de CO_2 como o de érbio são aplicados com ponteiras de 360 graus, que promovem pequenas perfurações equidistantes. A camisa é introduzida até o fundo vaginal e, a seguir, a ponteira. Iniciam-se os disparos

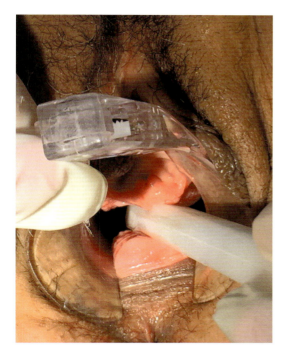

Figura 25.5 Aplicação da radiofrequência microablativa vaginal.

enquanto se rotaciona o conjunto para atingir igualmente todas as paredes vaginais e vai-se retirando o conjunto centímetro a centímetro. A seguir, faz-se a aplicação vulvar com a ponteira específica, sendo recomendados o uso de dexpantenol por 3 a 5 dias na região vulvar e a abstinência sexual por 7 dias.

RADIOFREQUÊNCIA

O espéculo descartável é introduzido na vagina, seguido da ponteira vaginal até o fundo, realizando-se os disparos sequencialmente no sentido longitudinal, do terço superior ao inferior, sem sobreposição das aplicações e sob visão direta. O eletrodo deve ser mantido paralelamente à mucosa e levemente pressionado contra ela. O procedimento é repetido, rodando-se o espéculo para permitir a aplicação em todas as paredes vaginais (Figura 25.5). Como a região vestibular é a mais sensível, é o último local a receber os disparos.

No Quadro 25.1 são apresentadas as características de cada uma das técnicas.

A laserterapia tem custo bem mais elevado do que a radiofrequência microablativa, embora sua aplicação seja mais confortável para o ginecologista; no entanto, não se observa o epitélio vaginal durante a aplicação do *laser*. Por outro lado, para a aplicação da radiofrequência é necessário o uso de um espéculo vaginal, possibilitando a visualização do epitélio vaginal durante o tratamento.

Quadro 25.1 Características da laserterapia e da radiofrequência

Tipo	Laserterapia CO$_2$/érbio microablativa	Radiofrequência microablativa
Anestésico local	Introito vaginal e vulva	Introito vaginal e vulva
Necessidade de espéculo	Específico (gaiola)	Descartável
Ponteiras vaginal e vulvar	Sim	Sim
Visão direta na aplicação vaginal	Não	Sim
Aspecto tecidual após aplicação	Hiperemiado com pontos brancos	Hiperemiado com pontos brancos
Forma de aplicar	Sem contato da ponteira com o epitélio	Contato da ponteira com as microagulhas no epitélio

CONSIDERAÇÕES FINAIS

Tanto a laserterapia como a radiofrequência microablativas são técnicas pouco invasivas, não cirúrgicas, e que podem ser indicadas para o tratamento da SGUM, da incontinência urinária de esforço e da frouxidão vaginal. Recente revisão sistemática, seguida de metanálise que compilou 14 trabalhos, totalizando 542 pacientes, concluiu haver melhora dos sintomas e da qualidade de vida das mulheres na pós-menopausa, bem como recuperação da mucosa vaginal, embora os estudos tenham sido considerados de baixa qualidade.Portanto, ainda são poucas as evidências científicas para a mudança da prática clínica.

Leitura complementar

Alexiades-Armenakas M, Dover JS, Arndt KA. Unipolar versus bipolar radiofrequency treatment of rhytides and laxity using a mobile painless delivery method. Lasers Surg Med 2008; 40(7):446-53.

Badin AZ, Moraes LM, Gondek L, Chiaratti MG, Canta L. Laser lipolysis: flaccidity under control. Aesthetic Plast Surg 2002; 26(5):335-9.

Domochowski RR, Avon M, Ross J et al. Transvaginal radiofrequency treatment of the endopelvic fascia: a prospective evaluation for the treatmemt of genuine stress urinary incontinence. J Urol 2003; 169(3):1028-32.

Fistonic N, Fistonic I, Gustek SF et al. Minimally invasive, non-ablative Er: YAG laser treatment of stress urinary incontinence in women- a pilot study. Lasers Med Sci 2016; 31(4):635-43.

Gambacciani M, Torelli MG, Martella L et al. Rationale and design for the Vaginal Erbium Laser Academy Study (VELAS): an international multicenter observational study on genitopurinary syndrome of menopause and stress urinary incontinence. Climateric 2015; 18(Suppl I):43-48.

Kamilos MF, Borrelli CL. Nova opção terapêutica na síndrome genituri-nária da menopausa: estudo piloto utilizando radiofrequência fracio-nada microablativa. Einstein 2017; 15(4):445-51.

Kim HK, Kang SY, Chung YJ, Kim JH, Kim MR. The recent review of the genitourinary syndrome of menopause. J Menopausal Med 2015; 21(2):65-71.

Lolis MS, Goldberg DJ. Radiofrequency in cosmetic dermatology. Der-matol Surg 2012; 38(11):1765-76.

Lordêlo P, Leal MRD, Brasil CA, Santos JM, Lima MCNPC, Sarto-ri MGF. Radiofrequency in female external genital cosmetics and sexual function: a randomized clinical trial. Int Urogynecol J 2016; 27(11):1681-7.

Ogrinc U, Sencar S, Lenasi H. Novel minimally invasive laser treatment of urinary incontinence in women: Laser in Surgery and Medicine 2015; 47:689-97.

Pitsouni E, Grigoriadis T, Falagas ME, Salvatore S, Athanasiou S. Laser therapy for the genitourinary syndrome of menopause. A systematic review and meta-analysis. Maturitas 2017; 103:78-88.

Quereshi AA, Tenenbaum MM, Myckatyn TM. Nonsurgical vulvovaginal rejuvenation with radiofrequency and laser devices: a literature review and comprehensive update for aesthetic surgeons. Aesthetic Surg J 2017; 1-10.

Sadick N, Rothaus KO. Aesthetic applications of radiofrequency devi-ces. Clin Plast Surg 2016; 43(3):557-65.

Salvatore S, Nappi RE, Zerbinati N et al. A 12 week treatment with frac-tional CO2 laser for vulvovaginal atrophy: a pilot study. Clim 2014; 17:363-9.

Shin MK, Choi JH, Ahn SB, Lee MH. Histologic comparison of micros-copic treatment zones induced by fractional lasers and radiofrequen-cy. J Cosmet Laser Ther 2014; 16(6):317-23.

Vizintin M, Lukac M, Kazic and M. Tettamanti. Erbium laser in gynecolo-gy, Climact 2015; 18(Suppl 1):4-8.

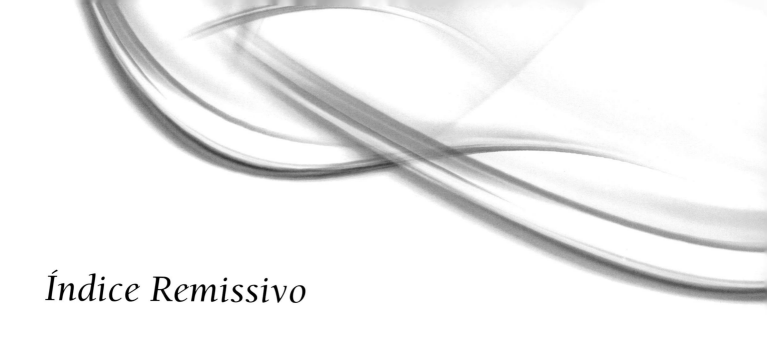

Índice Remissivo

A
Anatomia cirúrgica do assoalho pélvico feminino, 3
- corpo perineal, 10
- fáscia endopélvica e ligamentos do assoalho pélvico envolvidos na suspensão e no suporte dos órgãos pélvicos, 7
- pelve e pontos de referência, 3
- vísceras do assoalho pélvico, 5

Ânus, 5
Anuscopia, 85
Artéria
- epigástrica inferior, 10
- femoral, 10
- ilíaca, 10
- pudenda externa profunda, 10

Articulação sacroilíaca, 4
Assoalho pélvico feminino
- anatomia cirúrgica, 3
- atleta, 21
- - abordagem, 26
- - apresentação clínica, 23
- - critérios diagnósticos/propedêutica complementar, 24
- gravidez, 43, 47
- parto, efeitos, 47
- - abordagem multidisciplinar, 50
- - implicações para estudos futuros, 51
- - lesão obstétrica, 48

- - mecanismo, 49
- - pontos de destaque, 51
- - vias, 48
- puerpério, 47

B
Bexiga, 5
- hiperativa, abordagem farmacológica, 105
- - anticolinérgicos, 106
- - beta3-adrenérgicos, 107
- - estrogênios, 107

C
Cirurgias
- incontinência urinária de esforço, 125
- - colpossuspensão de Burch, 126
- - complicações, 133
- - - bexiga hiperativa, 139
- - - cistite, 135
- - - disestesia, 138
- - - dispareunia, 138
- - - dor crônica, 138
- - - erosão uretral ou vesical, 136
- - - exposição/extrusão vaginal, 137
- - - fístulas, 138
- - - infecção da ferida, 135
- - - lacerações e perfurações uretral ou vesical, 133, 134
- - - obstrução, 140

- - - osteomielite, 135
- - - perfuração vesical, 136
- - - persistência da incontinência, 139
- - - populações específicas, 142
- - - sangramento, 134
- - injeções periuretrais, 127
- - recidivada, 129
- - *slings* autólogos, 126
- - *slings* de incisão única, 127
- - *slings* retropúbicos, 126
- - *slings* transobturatórios, 126
- robótica no tratamento das distopias pélvicas, 175

Cistocele
- central, 150
- paravaginal lateral, 148
- transversa, 148

Cistometria
- enchimento, 73
- - interpretação e parâmetros, 74
- - relevância clínica, 75
- - técnica, 73
- miccional, 77
- - interpretação, 77
- - relevância clínica, 79
- - técnica, 77

Colonoscopia, 85
Colpossuspensão de Burch, 126
Compressas mornas no parto, 59
Corpo perineal, 10

187

D

Defecografia, 87
Defeitos apicais, 165
- apresentação clínica, 165
- cirurgia, 166
- - culdoplastia de McCall, 167
- - fixação iliococcígea, 167
- - fixação no ligamento sacroespinhoso, 167
- - Manchester, 168
- - sacrocolpopexia/sacro-histeropexia abdominal, 168
- - suspensão nos ligamentos uterossacros, 167
- - telas vaginais para reparo apical, 168
- diagnóstico, 166
Disfunções do assoalho pélvico, 89
- fisioterapia, 89
- - avaliação, 90
- - considerações, 94
- - entrevista, 90
- - exame físico, 90
- - exames complementares, 92
- pessários, uso, 109
- prevenção, 19
Dor pélvica crônica de causa urológica, 31
- definição, 31
- diagnóstico, 34
- - diferencial, 35
- epidemiologia, 32
- etiologia, 32
- patologia, 32
- tratamento, 37

E

Eletroneuromiografia, 87
Epi-No, 59
Episiotomia restritiva, 59
Espinha isquiática, 4
Estudo urodinâmico, 69
- análise crítica, 81
- cistometria
- - enchimento, 73
- - miccional, 77
- indicações, 70
- medida do volume residual, 73
- métodos de avaliação da função uretral, 79
- urodinâmica ambulatorial, 81
- urofluxometria, 70
- videourodinâmica, 81
Exame físico da mulher com queixa uroginecológica, 63

F

Fáscia endopélvica, 7
Fisioterapia na incontinência urinária, 99

Forame

- ciático maior e menor, 4
- obturador, 4
- sacral, 4

G

Gravidez e assoalho pélvico, 43

I

Ílio, 3
Incontinência
- anal, 113
- - apresentação clínica, 114
- - considerações, 120
- - critérios diagnósticos/propedêutica complementar, 115
- - tratamento
- - - *biofeedback* anal e eletroestimulação, 118
- - - cirúrgico, 118
- - - medicamentoso, 118
- - - medidas de promoção do esvaziamento retal, 118
- fecal, 83
- - apresentação clínica, 84
- - considerações finais, 87
- - exame físico, 84
- - - anuscopia, 85
- - - colonoscopia, 85
- - - inspeção da região perianal, 85
- - - retossigmoidoscopia rígida, 85
- - - toque retal, 85
- - propedêutica complementar, 86
- - - defecografia, 87
- - - manometria anorretal, 86
- - - ressonância magnética, 87
- - - tempo de latência do nervo pudendo e eletroneuromiografia, 87
- - - ultrassonografia endoanal, 86
- - - ultrassonografia endovaginal, 86
- urinária, 99
- - esforço recidivada, cirurgia, 129
- - esforço, cirurgias, 125
- - - colpossuspensão de Burch, 126
- - - complicações, 133
- - - considerações, 127
- - - injeções periuretrais, 127
- - - *slings* autólogos, 126
- - - *slings* de incisão única, 127
- - - *slings* retropúbicos, 126
- - - *slings* transobturatórios, 126
- - fisioterapia, 100
- - reabilitação, 100
- - tratamento, 99
Injeções periuretrais, 127
Inspeção da região perianal, 85
Intestino delgado, 6
Ísquio, 3

L

Laser, uso em uroginecologia, 181
Lesão obstétrica durante o parto vaginal, 48
Ligamento
- assoalho pélvico, 7
- Cooper, 4
- inguinal, 4, 10
- lacunar, 4
- pubouretrais, 14
- sacroespinhal, 4, 10
- sacrotuberoso, 4
- uretropélvicos, 14
- útero, 8
- uterossacros, 14

M

Manometria anorretal, 86
Massagem perineal (anteparto), 59
Material sintético, implicações éticas e jurídicas do uso, 171
Medida do volume residual, 73
Músculos do assoalho pélvico, 5

N

Nervos
- ciático, 11
- cutâneo femoral lateral, 11
- femoral, 11
- genitofemoral, 11
- ílio-hipogástrico, 11
- ilioinguinal, 11
- obturador, 11
- plexo lombar, 11
- pudendo, 11

P

Parto, efeitos sobre o assoalho pélvico, 47
- abordagem multidisciplinar, 50
- considerações, 51
- implicações para estudos futuros, 51
- lesão obstétrica, 48
- mecanismo, 48
- pontos de destaque, 51
- vias, 48
Pelve óssea, 3
- pontos de referência, 3
Períneo, 6
Pessários nas disfunções do assoalho pélvico, 109
Pressão uretral, avaliação, 79
Prevenção das disfunções do assoalho pélvico, 19
Prolapsos genitais de parede vaginal
- anterior, 145

- - abordagem clínica, 150
- - apresentação clínica, 148
- - cirurgia, 150
- - correção, 145
- - diagnóstico, 148
- posterior, 157
- - cirurgia, abordagem, 159
- - - complicações, 160
- - diagnóstico, 158
- - sintomas, 157
Púbis, 3

Q

Queixa uroginecológica, exame físico da
  mulher, 63

R

Radiofrequência, uso na uroginecologia,
  181
Região perianal, inspeção, 85
Ressonância magnética, incontinência
  fecal, 87
Reto, 5, 6, 7
Retossigmoidoscopia rígida, 85
Robótica no tratamento das distopias
  pélvicas, 175

S

Sacro, 3
Sínfise púbica, 4
Slings
- autólogos, 126
- incisão única, 127
- retropúbicos, 126
- transobturatórios, 126

T

Tempo de latência do nervo
  pudendo, 87
Tensão vaginal na micção e continência,
  14
Teoria integral na prática clínica, 13
- cirurgia reconstrutiva pélvica, 16
- cirurgias simuladas para identificação
  dos defeitos ligamentares, 16
- classificação dos defeitos, 15
- fundamentos anatômicos, 13
Toque retal, 85
Trauma perineal no parto, 57
- diagnóstico clínico, 59
- fatores de risco, 58
- grave, correção, 59

- métodos de prevenção, 59
- orientação às gestantes, 60
Tubérculo púbico, 4
Tuberosidade isquiática, 4

U

Ultrassonografia
- endoanal, 86
- endovaginal, 86
Uretra, 5
Urgeincontinência fecal, 84
Urodinâmica, 70
- ambulatorial, 81
Urofluxometria, 70
- interpretação, 71
- relevância clínica, 71
- técnica, 70
Útero, 5, 6

V

Vagina, 5
Videourodinâmica, 81
- relevância clínica, 81
- técnica, 81
Vísceras do assoalho pélvico, 5